최신

환자안전 간호

저자
구소연 김순영 김영경 김윤이
김인경 남호희 문숙자 박상환
박승미 박혜자 한유정

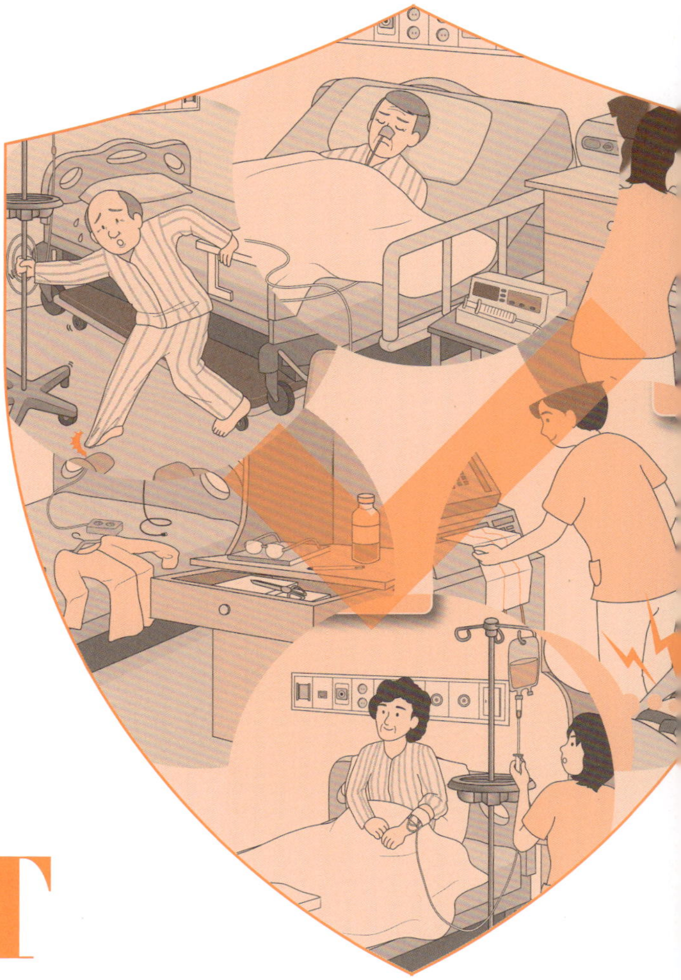

위험예지훈련을 통한
의료사고예방

PATIENT SAFETY in NURSING

머리말

최근 보건 의료 환경은 의료지식과 기술의 발전 그리고 정보통신의 발달 및 인터넷 확산 등으로 사회의 변화와 건강에 대한 패러다임 변화로 더 많은 사람들이 더 많은 의료혜택을 누리고 있지만, 한편으로는 의료사고 때문에 적지 않은 환자들이 귀중한 생명을 잃거나 불구가 되고 있으며, 해마다 크고 작은 의료사고가 발생하는 것으로 추정되고 있다. 따라서 세계보건기구(WHO)를 비롯하여 주요 선진국들은 환자안전에 대한 중요성을 인식하여 환자의 안전에 대한 광범위한 연구 및 의료사고 예방 활동에 노력을 집중하고 있다.

인간의 존엄성과 생명의 기본권을 존중하는 간호의 근본이념은 안전한 간호를 통해 구현된다고 할 수 있으며, 환자가 안전한 환경에서 안전한 처치를 받는 것은 기본적인 권리 중 하나에 해당된다. 의료기관을 방문하는 모든 환자와 가족들은 의료기관에서의 입원 및 진료를 받는 동안 안전하고 완벽한 보호와 돌봄을 기대하지만, 의학기술이 계속 발전하고 의료 수준이 높아지고 있음에도 환자의 안전은 위협받을 수 있기 때문에 환자와 가장 가까운 곳에서 안전 지킴이로서의 간호사의 역할은 매우 중요하다.

PREFACE

이 책은 환자안전, 낙상, 투약, 라인위험, 수술, 병원감염, 관리, 의료사고와 법률지식 등 8장으로 구성되어 있으며, 의료기관에서 가장 많이 발생할 수 있는 영역들을 구체적인 사례를 통해 학생들 스스로 문제점과 위험인자를 찾아내고 해결방안을 제시할 수 있도록 구성하였다. 또한 위험예지훈련이라는 기법을 통하여 자세한 대처방법들을 검토하고 있기 때문에 대학에서 공부하는 학생들뿐만 아니라 안전한 간호와 돌봄을 제공하는 의료기관 종사자 모든 분들께도 좋은 안내서가 될 수 있을 것이다. 따라서 본 교재를 통하여 환자안전과 간호에 대한 교수와 학생 간의 소통 및 이해의 계기가 되고 나아가 학습토론의 장에 필요한 자료로 활용되기를 바란다.

끝으로 이 책을 통하여 안전한 간호를 위한 위험예지활동이 활성화되고 간호의 질적 향상을 기대하면서, 이 책이 출판될 때까지 많은 수고와 지원을 해 주신 의학서원 임직원 모두에게 감사드립니다.

저자 일동

CONTENTS

CHAPTER 01 환자안전

CHAPTER 02 낙상

CHAPTER 03 투약

CHAPTER 04 라인 위험

CHAPTER 05 수술

CHAPTER 06 병원감염

CONTENTS

CHAPTER 07 관리

CHAPTER 08 의료사고와 법률지식

CHAPTER

01

환자안전

01 환자안전(patient safety)

현대 의료계의 추세

환자중심(patient-centered) 의료는 의료서비스 제공자가 환자의 요구와 필요에 맞춰 의료서비스를 제공하고 의료결정을 함께 내리는 방식을 의미한다. 이는 환자의 자율성과 자기결정권을 존중하며, 의료서비스 제공자와 환자 간의 상호작용을 강조하는 방식이다. 이를 통해 환자는 자신의 건강과 관련된 정보를 얻고, 의료결정에 참여할 수 있게 되며, 의료서비스 제공자는 환자의 요구와 필요를 파악하여 적합한 의료서비스를 제공할 수 있다.

미국, 유럽 등 의료 선진국뿐만 아니라 전 세계적으로 현대 의료계의 흐름은 환자중심(patient-centered) 의료를 향하여 나아가고 있다.

과거 의료진과 의료기관의 수가 적고 의료가 발달되지 않았던 시대에는 의료진이 의술을 베푸는 주체라는 인식이 강해 의료진 중심의 의료가 행해졌다.

환자중심 의료는 단순히 환자의 요구에 맞게 의료서비스를 제공하는 것뿐 아니라, 의료서비스 제공 과정에서의 환자 만족도를 고려하여 의료서비스 제공자의 역할과 의료서비스 제공 과정에서의 의사소통, 의료기술 등에 대한 개선이 필요한 부분이다. 이를 위해 환자와 의료서비스 제공자 간의 상호작용을 강화하고, 의료서비스 제공 과정에서의 환자 만족도를 고려한 서비스 개선이 필요하다. 또한, 의료서비스 제공자들은 의료서비스 제공 과정에서의 환자의 요구와 필요를 파악하고, 적절한 의료서비스를 제공함으로써 환자중심 의료를 실현할 수 있다.

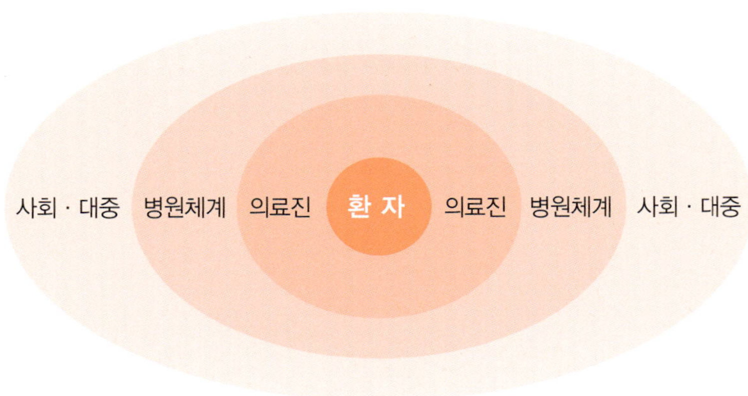

■ 환자중심 의료

의료진 중심의 의학에서 이루어졌던 의료진의 편의를 위한 시스템들이 환자중심으로 그 무게 중심이 옮겨감에 따라, 그간 간과되어 왔던 환자의 권리 보장과 환자안전(patient safety)의 중요성이 강조되고 이제는 범세계적으로 의료표준의 핵심으로 자리잡게 되었다.

의료기관과 의료진들은 환자가 존중받으며 제대로 된 치료와 의료서비스를 받을 수 있도록 지원해야 한다.

우리나라에서는 2002년 3월 의료법 제47조2를 통하여 "의료기관평가"가 법제화되어 2003년 8월 동 의료법 시행령 및 시행규칙이 공표되었고, 이에 따라 2004년 8월부터 의료기관평가가 시작되었으며, 특히 2007년부터의 평가 기준에는 "환자안전 및 질 향상 활동" 항목을 강화시켜서 국가적으로 환자안전에 대한 깊은 관심을 기울이기 시작하였다.

환자중심의 의료서비스 제공은 환자의 인권과 안전을 보장하기 위한 중요한 요소이다. 의료진이 환자를 중심으로 한 의료서비스를 제공하면서 환자의 의사결정권을 존중하고, 환자의 안전을 위한 다양한 노력을 기울이는 것이 필요하다. 환자안전은 의료진과 의료기관의 책임이며, 의료진은 환자안전을 위해 노력해야 한다. 의료기관은 안전한 의료서비스 제공을 위한 체계적인 시스템을 구축하고, 의료진들은 환자안전과 관련된 최신 지식과 기술을 습득하고 적극적으로 활용해야 한다.

또한, 환자주권주의의 강조로 인해 의료분쟁에 대한 대응 방식도 변화하고 있다. 과거에는 환자가 의료사고를 증명해야 했지만, 이제는 의료진이 증명할 책임을 갖게 되고 있다. 따라서 의료진들은 환자안전을 위한 철저한 노력과 함께 의료분쟁 대응에 대한 전문적인 지식과 능력을 갖추어야 한다.

- 의료기관은 환자가 진료를 받는 모든 과정에서 환자권리와 책임을 존중하고 보호하는 체계를 갖추고 이를 위해 노력하여야 한다. 또한 환자안전에 부정적인 영향을 미치는 사건 및 사고에 대한 관리체계를 구축하여 환자안전 위험요인을 감소시키고 개선 및 예방 전략을 수립·실행하는 등 환자안전을 증진하도록 노력하여야 한다.

2010년 11월 의료법 제58조 1항을 통해 자율적인 의료기관 인증제도가 도입되었다. 이 인증제도는 의료기관이 환자안전과 의료서비스의 질 향상을 위해 노력하여 국민에게 양질의 의료서비스를 제공하도록 하는 제도이다. 이는 과거 공급자 중심의 의료문화에서 소비자 중심의 의료문화로 전환되는 시점에서 중요한 역할을 하고 있다.

의료기관평가 인증제도는 의료기관이 환자안전과 의료서비스의 질 향상을 위해 자발적이고 지속적인 노력을 하여 국민에게 양질의 의료서비스를 제공하도록 하는 제도로 과거 공급자 중심 의료문화에서 소비자(환자 및 보호자) 중심의 의료문화로 전환되는 시점에 의료서비스에 대한 소비자의 인식이 높아짐에 따라 환자의 입장에서 의료기관들이 의료서비스의 제공 과정에 대한 규정을 만들어 일관되게 수행할 것을 요구하고 있다.

의료기관 종별 특성 및 규모에 따라 인증기준과 인증기간이 달라지며 2020년부터는 급성기병원, 치과병원, 한방병원, 요양병원, 정신병원, 재활의료기관 인증으로 구분되어 시행되고 있다.

환자가 안전한 환경에서 안전한 처치를 받는 것은 기본적인 권리 중 하나에 해당된다. 병원을 방문하는 모든 환자와 가족들은 병원에서의 입원 및 진료를 받는 동안 안전하고 완벽한 보호와 돌봄을 기대하지만(Kim, Kang, & Kim, 2007), 의학기술이 계속 발전하고 의료 수준이 높아지고 있음에도 환자의 안전은 더욱 더 위협받고 있다. 그 이유로는 처리 과정의 복잡성 증가, 변화의 증가, 정보의 과잉, 자의중증도나 취약성 등을 들 수 있다. (Kim,Kil,Min,Jung,&Choi,2009)

의료기관 평가제도와 인증제도의 차이

항목	의료기관 평가제도 (2004~2009)	의료기관평가 인증제도 (2009~)
기준	정량적	포괄적
목표	평가기준	환자안전, 지속적 질 향상
규정	수동적, 타율적 (최소수준 규정)	능동적, 자발적 (병원 자율규정)
조사관점	의료 공급자 (직능위주)	의료 소비자 (환자위주)
조사대상	대표선수 (수간호사, QI 담당자)	전직원 (의사, 간호사, 의료기술직, 미화원, 행정직원 등)
조사방법	단면적 (조사시점)	추적조사 (프로세스 흐름에 따라 조사)

안전간호의 필요성

일반적으로 질(quality)의 세 영역은 안전한 서비스(safe care), 최신의학지식에 따른 적절한 처치(practice consistent with current medical knowledge), 그리고 소비자 중심성(customization)을 포함한다. 안전은 "우연한 손상으로부터의 자유(freedom from accidental injury)"를 의미하며, 환자안전은 의료의 질을 나타내는 핵심 영역인 동시에 질을 논하기 이전에 기본적으로 확보되어야 할 환자의 권리이다.

- 미국의 국립의학연구소(Institute of Medicine, IOM)에서 발표한 "실수하는 것은 인간 : 보다 안전한 의료시스템 구축(To Err is Human : Building A Safer Health System)" 보고서에 따르면, 미국에서 치료를 위하여 병원에 입원한 3,360만 명 이상의 환자들 중 매년 적어도 44,000~98,000명의 환자들이 의료사고로 사망하고 있는 것으로 추정하고 있다. 이러한 결과는 같은 해에 미국에서 발생한 43,458명의 자동차사고 사망자라든가 42,297명의 유방암으로 인한 사망자 또는 16,516명의 에이즈 사망자보다도 더 많은 수치였다.

국제적으로 환자안전을 위한 의료를 주도하고 있는 기구 중 하나인 "국제 의료기관평가위원회(The Joint Commission International, JCI)의 "1억 시간 당 사망자 수(Deaths Per 100 Million Hours)"에 따르면 병원에서 의료사고로 사망하는 환자는 1억 시간 당 2,000명으로서, 이는 비행기사고로 사망하는 100명보다 20배나 많았고 교통사고로 사망하는 50명보다는 무려 40배나 많은 것으로 의료사고의 심각한 위험성을 보여주고 있다.

■ 1억 시간 당 사망자 수(Deaths Per 100 Million Hours)*

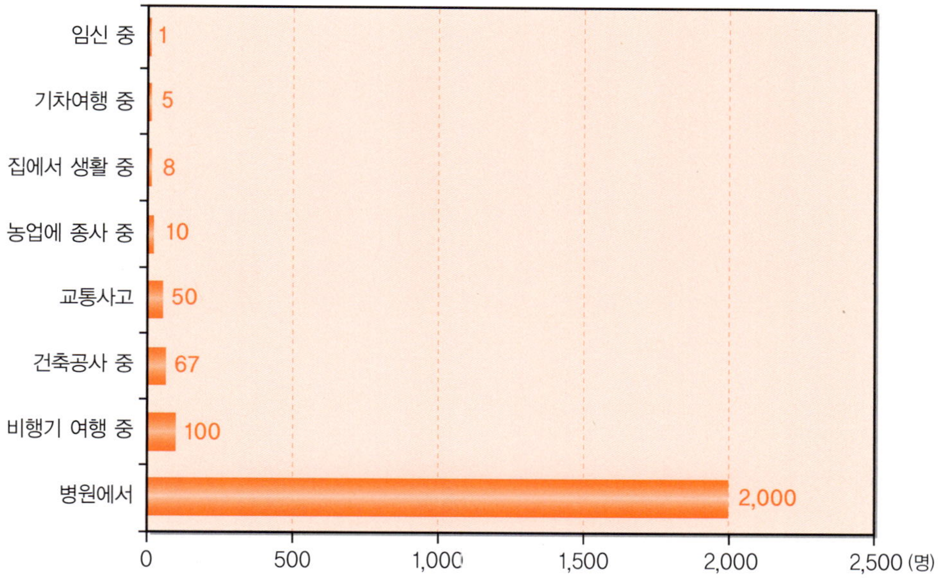

*http://www.who.int/patientsafety/events/04/4_Timmons.pdf

의료사고(adverse event)는 환자의 기저질환보다는 의학적 처치에 의해 유발된 손상을 말한다. 의료과오(medical error)에 의한 의료사고를 "예방 가능한 의료사고"라고 한다. 환자안전의 적신호가 되는 의료사고는 어떠한 국가나 지역에 국한되는 문제가 아니라 전 세계적으로 발생하는 일반적인 문제가 되고 있다.

각국의 보건의료체계 비교연구를 수행한 미국 보건단체인 커먼웰스기금(Commonwealth Fund)에서 출간한 보고서에 따르면, 2006년도에 인구 10만 명 당 수술 등 의료사고로 사망한 환자수가 프랑스, 독일, 미국, 영국, 캐나다 등 각 나라들에게서 정도의 차이만 있을 뿐 공통적으로 높게 나타나고 있다.

또한 커먼웰스기금에서 미국, 영국, 독일, 호주, 뉴질랜드, 캐나다 등 6개국 환자 2,300여명을 대상으로 2년간 조사한 결과 의료사고(부적절한 치료, 투약오류, 검사결과의 과실 등)를 경험한 환자들은 미국

34%, 캐나다 30%, 호주 27%, 뉴질랜드 25%, 독일 23%, 영국 22%로서, 모든 나라에 걸쳐 많은 환자들이 의료사고를 경험하고 있는 것으로 조사되었다.

■ 10만 명 당 의료사고 사망자 수(2006)*

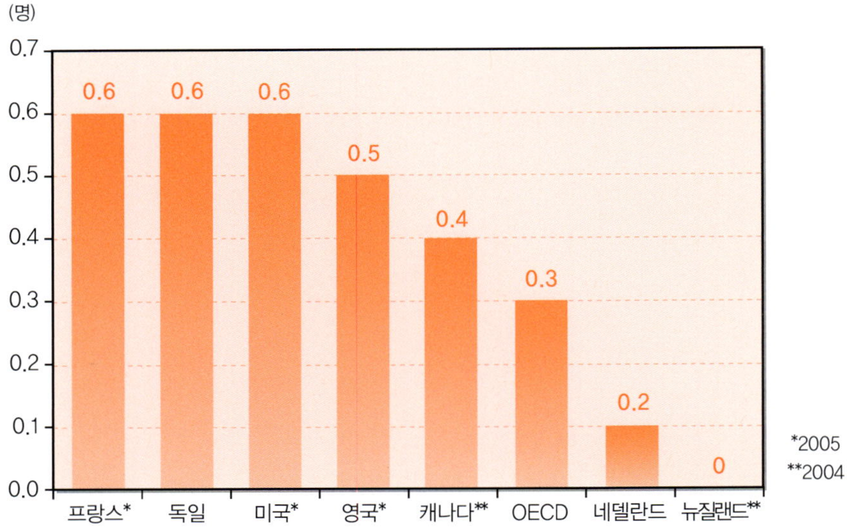

* 미국의료기관평가위원회(The Joint Commission), (https://www.commonwealthfund.org/chart/2010/deaths-due-surgical-or-medical-mishaps-100000-population-2006

■ 의료사고를 경험한 환자비율*

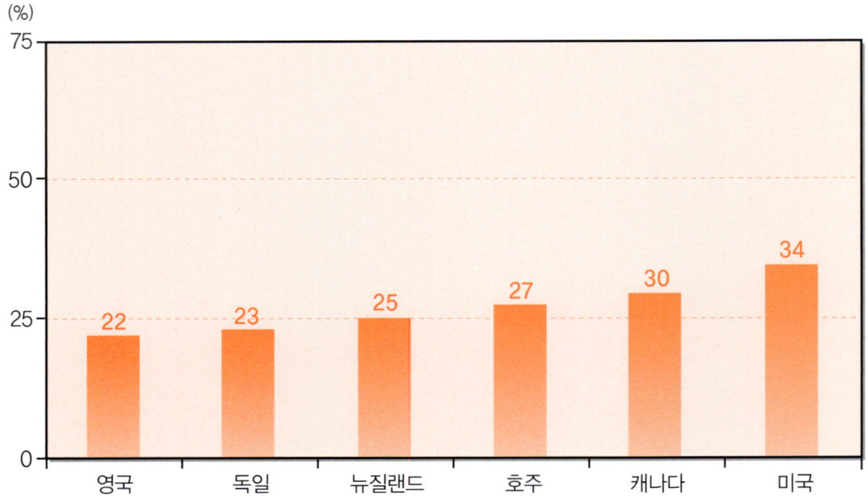

* C. Schoen et al., "Taking the Pulse of Health Care Systems : Experiences of Patients with Health Problems in Six Countries," Health Affairs Web Exclusive : W5-509~W5-525. Data from the Commonwealth Fund International Health Policy Survey of Sicker Adults. http://www.cmwf.org/usr_doc/870_Schoen_pulse_HA_itl.pdf

환자가 신체의 상해, 질병의 치료를 위하여 의료기관에 왔는데, 환자의 치료와 안전을 우선으로 하는 의료기관에서 오히려 의료사고를 당하여 질병을 얻거나 상해를 얻어서 신체에 손상을 받는다는 것은 황당하고도 심각한 상황이다. 의료사고는 무엇보다도 발생하지 않도록 하는 예방이 가장 중요하다.

이러한 예방적 접근방법은 아래와 같다.

1. 의료진의 교육과 훈련 강화 : 의료진은 진료 중에 발생 가능한 사고를 예측하고 예방하는 능력을 갖춰야 한다. 이를 위해 의료진들의 교육과 훈련을 강화하는 것이 필요하다.
2. 안전한 의료환경 구축 : 의료시설 내부에는 많은 위험요소가 존재한다. 의료환경에서 발생 가능한 안전사고를 예방하기 위해서는 의료시설 내부의 위험요소를 파악하고, 안전한 의료환경을 구축하는 것이 필요하다.
3. 의료정보 시스템의 강화 : 의료정보 시스템은 환자의 정보를 체계적으로 관리하여 의료진의 진료과정에서 발생 가능한 사고를 예방하는 데 중요한 역할을 하게 된다. 따라서 의료정보 시스템의 강화가 필요하다.
4. 환자 교육 : 환자들은 자신의 건강 상태와 치료 과정을 잘 이해하고, 진료과정에서 발생 가능한 사고에 대한 예방적 조치를 취할 수 있도록 교육되어야 한다.
5. 의료사고 보고체계의 개선 : 의료사고 발생 시 체계적인 보고체계가 있어야 한다. 의료사고 발생 시 신속하게 조사하고, 원인을 파악하여 예방책을 마련하는 것이 중요하다. 이를 위해 보고체계를 개선하는 것이 필요하다.
6. 객관적인 평가와 피드백 : 의료시설 내부에서 발생 가능한 안전사고를 예방하기 위해서는 객관적인 평가와 피드백이 필요하다. 의료시설 내부에서 발생한 안전사고를 조사하고, 이를 분석하여 개선할 부분을 파악하고, 개선 내용에 대한 피드백을 제공하는 것이 필요하다.

의료사고 영역

의료사고는 환자가 있는 곳이라면 언제 어디에서나 다양한 형태로 과실이 발생할 가능성을 안고 있으며 또 발생하고 있다. 심지어 병원에서 모든 일상적인 업무(the most routine tasks)가 의료사고의 위험을 내포하고 있기 때문에 모든 병원종사자의 세심한 주의가 필요하다[예 : 무염식(無鹽食, salt-free diet)을 주어야 할 환자에게 고염분 식사 제공 등].

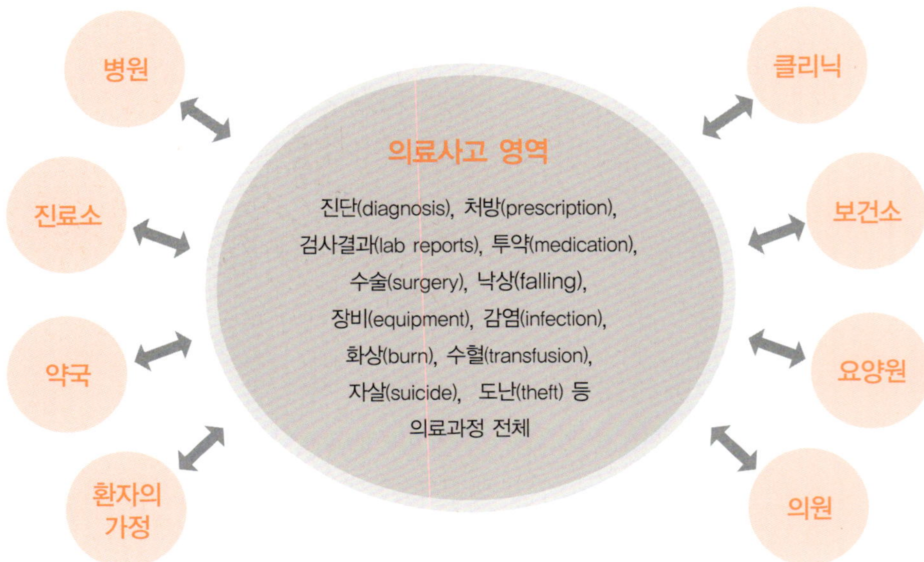

많은 나라에서 의료사고 보고를 의무화하고 의료사고 관리 시스템을 운영하고 있다. 이를 통해 의료사고 발생의 예방 및 대응 체계를 강화하고, 환자안전을 향상시키고 있다. 또한 보고된 사례를 국민에게 공개함으로써, 의료기관의 투명성과 책임성을 높이는 데도 큰 역할을 하고 있다. 이러한 시스템을 운영하는 것은 의료기관뿐만 아니라, 국가 차원에서 의료환경 개선에 대한 중요한 역할을 하고 있다.

우리나라는 환자 안전법을 통하여 의료사고 예방을 위한 정책들은 피해자에 대한 구제도를 체계적으로 마련하고 있다. 이를 통해 의료사고가 발생한 경우 적극적으로 대처하여 피해를 최소화하고, 피해자에 대한 보상과 치유가 되도록 해야 한다.

또한, 병원인증체계로 인하여 의료서비스의 질 향상을 위해 병원 간 정보교환이나 문제 공유화가 가능해졌기 때문에 이를 통해 의료서비스 제공에 필요한 정보가 신속하게 공유되어 보다 안전하고 질 높은 의료서비스가 제공될 수 있을 것이다.

이러한 노력들은 현대의 의료서비스가 병원 시설을 넘어서 국민과 함께 안전한 의료를 구축하는 시대로 변화하고 있음을 보여줄 수 있다. 이는 국민 건강 증진과 질 높은 의료서비스 제공을 위한 중요한 사회적 시스템으로 자리매김 한다.

환자안전 관련기관

환자안전에 대한 중요성을 인식하여 세계보건기구(WHO)를 비롯하여 주요 선진국들은 환자의 안전을 위한 단체, 조직, 기관 등을 설립하여 환자의 안전문제에 대한 광범위한 연구 및 의료사고 예방 활동에 노력을 집중하고 있다. 안전사고·적신호사건의 사례 수집, 근본 원인분석, 안전사고 예방을 위한 방안 모색 및 알림, 안전한 간호체계 연구·설계 및 실험, 의료진·의학전문가들과 환자들에게 의료사고 예방을 위한 필요정보 제공 및 교육, 환자안전에 대한 연구를 위한 기금모금, 환자안전을 위한 법적인 제도·환경 개선 등 여러 분야에서 다양한 활동들이 이들 기관에서 이루어지고 있는데, 이들 중 대표적인 기관으로 세계보건기구, 미국 의료기관평가위원회(Joint Commission, JC)와 국제 의료기관평가위원회(Joint Commission International, JCI)가 있다.

대한민국

- 환자안전보고학습시스템(https://api.kops.or.kr)
- 대한간호협회 지역환자안전센터(http://patientsafety.koreanurse.or.kr)

세계보건기구(World Health Organization, WHO)

- World Alliance for Patient Safety, http://www.who.int/patientsafety/worldalliance/en
- Patients for Patient Safety(PFPS), http://www.who.int/patientsafety/patients_for_patient/en

미국(United States)

- Agency for Healthcare Research and Quality(AHRQ), http://www.ahrq.gov/
- American Society of Medication Safety Officers(ASMSO), http://www.asmso.org/certification.html
- Emergency Care Research Institute(ECRI), https://www.ecri.org/Pages/default.aspx
- Food and Drug Administration(FDA), http://www.fda.gov/
- Institute for Healthcare Improvement(IHI), http://www.ihi.org/ihi
- Institute of Medicine(IOM), http://www.iom.edu/
- Institute for Safe Medication Practices(ISMP), http://www.ismp.org/

- Joint Commission International(JCI), http://www.jointcommissioninternational.org/
- Joint Commission on Accreditation of Healthcare Organizations(JCAHO), http://www.jointcommission.org/
- National Council for Patient Safety(NCPS), http://www.va.gov/NCPS/index.html
- National Guideline Clearinghouse™(NGC), http://www.guideline.gov/about/about.aspx
- National Patient Safety Foundation(NPSF), http://www.npsf.org/
- National Quality Forum(NQF), http://www.qualityforum.org/
- Pittsburgh Regional Health Initiative(PRHI), http://www.prhi.org/
- Safe Care Campaign, http://www.safecarecampaign.org/
- The Leapfrog Group, http://www.leapfroggroup.org/cp
- The Texas Medical Institute of Technology(TMIT), http://www.safetyleaders.org/
- United States Pharmacopeia(USP), http://www.usp.org/

캐나다(Canada)

- Canadian Council on Health Service Accreditation(CCHSA), http://www.accreditation.ca/en/default.aspx
- Canadian Patient Safety Institute(CPSI), http://www.patientsafetyinstitute.ca/English/Pages/default.aspx
- Institute for Safe Medication Practices(ISMP) Canada, http://www.ismp-canada.org/index.htm

호주 및 뉴질랜드(Australia and New Zealand)

- Australian Council on Healthcare Standard(ACHS), http://www.achs.org.au
- Australian Commission on Safety and Quality in Health Care(ACSQHC), http://www.health.gov.au/internet/safety/ publishing.nsf/Content/home
- Australian Patient Safety Foundation(APSF), http://www.apsf.net.au/

영국(United Kingdom)

- Lancaster Patient Safety Research Unit, http://www.lpsru.org.uk/
- National Patient Safety Agency(NPSA), http://www.npsa.nhs.uk/
- National Institute for Health and Clinical Excellence(NICE), http://www.nice.org.uk/
- The Health Foundation, http://www.health.org.uk/

국제의료기관평가위원회 (The Joint Commission International, JCI)

환자안전과 관련된 전 세계의 단체들 중 특히 주목해야 할 기관으로 "국제의료기관평가위원회(JCI)"가 있다. JCI는 검증받은 표준화된 방법으로 병원 등 의료기관이 환자의 안전을 최상위 가치에 두고 실천하고 있는지를 진단·평가하는 국제적인 인증기관이다. JCI는 환자의 진료경로를 환자가 병원에 들어서는 순간부터 퇴원할 때까지 치료의 전체 과정을 추적·관찰하여 진료의 질을 평가할 뿐만 아니라, 한 번 인증 받은 의료기관이라 하더라도 그 인증을 계속 유지하기 위하여 지속적으로, 끊임없이 의료의 안전과 질을 개선·향상시키도록 하는 것을 사명으로 하고 있다.

- JCI는 1951년에 미국외과의학회(ACS), 미국내과의학회(ACP), 미국병원협회(AHA), 미국의사협회(AMA) 등 미국 의료단체들이 중심이 되어 결성된 비영리 민간기구인 병원평가인증위원회(Joint Commission on Accreditation of Hospitals, JCAH)로 시작되었다.
- 그 후 1987년에 JCAH는 조직을 다양화하여 병원 이외의 장기요양시설 등 다른 보건의료기관까지 포함하는 의료기관평가인증위원회(Joint Commission on Accreditation of Healthcare Organizations, JCAHO)로 개칭하여 사업 영역을 확대하였으며, JCAHO의 인증 및 의료의 질 개선에 대한 관심이 세계적으로 증대됨에 따라, 1994년 JCAHO는 국제적인 의료 평가 조직인 국제의료기관평가위원회(Joint Commission International, JCI)를 출범시켰다.
- JCI 인증은 미국 내 병원의 95%가 받았고, 현재 전 세계에서 겨우 수백 개의 병원만 인증을 획득할 정도로, 엄격한 국제표준 의료서비스 심사를 통과한 의료기관에게만 발급하는 까다로운 인증제도이다.
  - 인증을 받기 위해서는 치료의 전체 과정에서 1,200여개의 항목에 걸쳐 세밀한 평가를 받고 통과해야 하기 때문에, 국제 사회에서 JCI 인증은 세계가 인정하는 가장 안전한 병원이 되는 의료서비스의 국제표준(global standard)으로 인식되고 있다.
- JCI 표준에서는 의료기관의 진료 업무 전반에 걸쳐 방법 및 절차, 환자안전관리 행위뿐만 아니라 의료의 질 향상, 진료서비스의 개선과 관련된 모든 분야의 노력이 반드시 의료기관 전체에 적용할 수 있는 내규와 절차 (Policy & Procedure)에 따라 이루어지도록 하고 있다. 이러한 점은 의료기관의 여러 부서와 다양한 직종이 포함된다는 것을 고려하여 총체적인 접근에서 계획되어야 하기 때문에 부서간, 직종간의 합의와 조정이 필수적이다.
  - 의사, 간호사를 포함한 모든 의료인은 환자의 요구를 파악하고 진료를 제공하는 데 있어서 환자를 돕고, 위험요인을 줄이는 진정한 개선이 어떻게 이루어질 수 있는지 이해해야 한다.
  - 의료기관의 리더와 관리자는 지속적으로 의료의 질 향상과 위험을 감소시키는 절차가 더욱 효율적으로 이루어질 수 있도록 시스템을 정비해야 하고, 또한 조직 내에서 인적, 물적인 모든 자원을 효과적으로 이용할 수 있는 방법을 모색해야 한다.

- 환자안전을 위한 최적의 결과를 얻을 수 있도록 모든 직원의 의식과 행동 변화를 포함한 조직 문화의 변화와 함께, 의사·간호사 등 의료인을 포함한 리더와 관리자의 분명한 리더십이 매우 중요하게 된다.

memo 우리나라의 JCI인증

JCI는 50년 이상 미국의료기관에 대한 인증사업을 하고 있는 의료평가위원회(The Joint Commission)가 해외병원들에 대한 인증을 통해 국제사회의 의료 질 향상과 환자안전 개선에 기여토록 설립한 미국의 비영리기관입니다. 2005년 세계최초로 WHO(World Health Organization·세계보건기구)의 환자안전 솔루션 협력 기관으로 지정됐고, 의료기관 인증에 대한 글로벌 스탠다드를 제공함으로서 의료기관 국제인증제도 중에서도 가장 공신력 있는 국제인증제도로 정평이 나있습니다.

JCI인증은 세계적으로 확대추세에 있으며, 2023년 현재 미국을 제외하고 전 세계적으로 70개국 1,000여개의 병원이 인증을 받았지만, 한국에선 JCI 인증 병원은 현재(2023.4.30.) 7곳에 불과합니다.

그 이유로 우리나라는 '의료기관인증제도'가 환자안전 기준을 포함한 국제수준(ISQua)의 인증기준으로 마련이 되었고, '의료기관인증제도'와 JCI(국제)인증 체계와의 차이가 많지 않습니다. 이에 따라 각 병원들의 업무 과중을 고려하여 이전에 취득하였던 국제(JCI)인증을 포기하는 곳이 늘어나고 있습니다.

의료과오(medical error)

환자안전과 직결되는 의료과오는 '의료실수', '의료사고' 또는 '의료과실'로 불리기도 하는데 의료현장에서 환자에 대한 안전한 간호와 관련하여, 이 책에서는 의료과오 용어 자체에 대한 복잡한 이론적, 학술적 측면의 연구 및 적용보다는, 간호가 이루어지는 모든 임상현장에서 환자가 병원에 들어서는 순간부터 퇴원할 때까지의 전체 과정 속에서, 가벼운 실수이거나 오류, 적신호사건 및 심각한 사고가 이미 발생한 경우(near miss)뿐만 아니라 그러한 실수나 사건, 사고가 발생할 뻔했던 경우까지를 모두 포함하는 것을 "의료사고"로 폭 넓게 정의하여 접근하고자 한다.

아무리 사소한 실수라 하더라도 임상에서는 환자의 생명과 직결되는 사례가 너무나도 많기 때문이다. 더욱이 영어로 된 용어가 한국어로 번역될 때는 번역자에 따라 명칭이 달라지기도 하기 때문에 용어에 집착하기보다는 이러한 환자의 안전을 위협하는 문제들을 다양한 시각으로 폭 넓게 생각해 보면서 함께 편안한 마음으로 안전한 간호를 만들어 나가는 것이 중요하다.

memo 과오

본래 과오(過誤, error)는 국어사전에서 과실(過失)과 같은 말로서 의미는 부주의나 태만 따위에서 비롯된 잘못이나 허물, 또는 부주의로 인하여, 어떤 결과의 발생을 미리 내다보지 못한 일을 말합니다.

한국어의 '과오'를 그대로 영어로 번역하면 error, fault, mistake, negligence 등 여러가지로 번역되는데, 영어에서의 이들의 의미는 문화적 차이 때문에 한국어에서의 '과오'와는 또다른 의미를 나타내고 있습니다.

관점에 따라 여러가지 용어로 다양하게 정의되고 있는 의료사고에 관한 주요용어들의 정의 및 관련된 연구들을 소개하면 다음과 같다.

- **전단적 의료** : 의료인이 어떤 위험성이 있는 의료행위를 실시하기 전에 환자로부터 동의를 얻지 않고 의료행위를 시행한 것을 말한다. 전단적 의료 행위는 불법행위이며, 형사·민사상의 모든 책임을 지게 된다.
- **주의의무** : 타인에게 유해한 결과가 발생되지 않도록 정신을 집중할 의무를 말한다.
- **주의의무태만** : 의무에 준하여 타당한 자격을 갖춘 사람이 동일하거나 또는 근사한 상황에서 할 일을 하지 않거나 또는 하지 말아야 할 일을 함으로써 다른 사람이나 그 소유물에 손상을 주는 가장 가까운 이유가 되었을 때, 업무능력이 있는 사람이 주의해야 할 의무를 다하지 않음으로써 남에게 손해를 입게 한 것을 의미한다. 간호사의 업무상 과실이란 대개 '주의의무태만'이다.
- **예견의무** : 간호사가 지식 부족으로 위험을 예견할 수 없었다면 이는 주의의무의 위반이 된다.
- **결과회피의무** : 예견 가능한 위험이 발생하는 경우에는 이를 피할 수 있는 수단을 강구해야 할 의무이며, 의료인에게는 나쁜 결과의 회피의무가 부과된다.
- **확인의무** : 간호사는 간호의 내용 및 그 행위가 정확하게 이루어지는가를 확인해야 하는 의무가 있다. 과실이 비록 행위자인 간호조무사의 행위에서 기인되어서 간호사에게는 구체적 과실이 없었다 할지라도 이들을 지도, 감독하고 확인해야 하는 의무가 있기 때문에 그 과실에 대해 확인을 태만히 한 책임을 추궁받게 된다.
- **의료사고**(medical accident) : 의료에 행해지는 공간에서 주로 환자를 피해자로 하여 생기는 모든 사고를 포함하는 개념으로, 의료행위가 개시되어 종료될 때까지의 전체 과정에서 예상하지 않은 결과가 발생한 모든 경우를 말한다(**보기 : 의료진의 과실로 인한 사고, 병원 복도가 미끄러워 넘어져서 부상을 당한 경우, 정신병자가 곁의 환자를 흉기로 살해한 경우등**).
- **의료과오**(medical error) : 미국 국립의학연구소(Institute of Medicine, IOM)에서는 치료의 한 과정에서, 계획된 것이 시행되지 않거나 잘못된 계획이 세워졌을 때 발생하는 것을 의료과오로 정의한다. 또한 의료사고 중에서 의사, 간호사 등 의료진의 과실이 있는 경우에 한정하여 다루기도 한다. 의사가 의료행위를 함에 있어 당연히 기울여야 할 업무상 주의의무를 소홀히 하여서 환자가 사망, 상해, 치료 지연 등 환자의 신체에 예상치 못한 나쁜 결과가 나타났을 경우가 대표적인 경우이다. 전문가에 따라서는 객관적으로 입증된 의료과오를 의료과실로 부르기도 한다.
- **근접 오류**(near miss) : 위기일발(close call)로 불리기도 하는데, 사고나 상해가 일어날 뻔했었던 사건을 말한다.

- **부주의**(mistake) : 인간의 행동은 '인식·판단·행동'이라는 패턴을 따르는데, 그 중 첫 번째인 인식단계에서 상황을 잘못 보거나 규칙·규정 등을 잘못 적용함으로 인하여 의도하지 않았던 결과가 발생하는 과실(error)을 말한다. '착오'라고도 하며, 환자를 진단했는데 그 진단 자체가 잘못되어 엉뚱한 약을 투약하는 경우 등이 이에 해당한다.
- **누락**(slip) : '실수'라고도 불리는데, '판단·행동'의 과정에서 의도하지는 않았지만 못 보고 깜빡 빠뜨리는 과실을 말한다.
- **위해 사건**(adverse event) : '부작용'으로 불리기도 하는데, 환자가 가지고 있는 질병이나 상태 때문이 아니라 환자를 진료하는 도중에 의학적 처치·절차에 의해 발생하는 상해를 말한다.
- **적신호사건**(sentinel event) : 미국 의료기관평가인증위원회(JCAHO)에서는 적신호사건을 환자에게 사망이나 심각한 신체적 또는 정신적인 상해를 수반하는 기대하지 않은 사건이나 위험으로 정의하며, 심각한 손상에는 특히 사지의 상실이나 기능장애를 포함하고 있다. 적신호사건은 의료과실과 동의어가 아니며 모든 적신호사건이 반드시 실수, 과실 때문에 발생한다거나 모두 적신호사건으로 끝난다고 볼 수는 없다. 이러한 사건들은 즉각적인 원인분석조사와 대응을 필요로 하는 위험한 신호가 되기 때문에 '적신호사건'이라 부르고있다.

memo 병원별 환자안전사고 관리시스템

우리나라에서도 의료기관에 따라 환자안전을 위한 자체 관리시스템을 운영이 운영되고 있습니다. 이들 의료기관들이 가지는 관리시스템의 공통점은 환자안전의 확보를 위하여 의료인들이 환자안전과 관련된 문제점을 함께 공유하고 학습하며 근본문제를 개선하는 것을 목적으로 하고 있습니다.

- 보고되어야 할 사례 : 적신호사건, 근접 오류, 부주의, 위해 사건 등 의료사고전체
- 보고방법 : 자체 양식을 통한 서면보고, 자체 전산 시스템을 통한 전산보고, 전담부서로유선보고
- 보고요소 : ①Who(누가발견?) ②When(언제발생?) ③What(무슨의료사고?) ④Where(진료과정중어디서?) ⑤Why(왜발생했나?) ⑥How(어떻게발견되었나?)

적신호사건(sentinel event)

미국 및 국제 의료기관평가위원회에서는 환자의 안전을 통한 의료의 질 향상을 위하여, 적신호사건에 초점을 맞추고 이의 보고를 권장 및 의무화하고 있으며, 보고된 적신호사건은 의료소송과 무관하도록 철저한 비밀유지를 통하여, 의료과실·사고의 예방 및 재발방지를 위해서만 적극 활용되고 있다. 또한, 해마다 '국가 환자안전 목표'(International Patient Safety Goals, IPSG)를 설정할 때에도 활용되고 있다.

한편, 이러한 적신호사건의 증가추세는 그만큼 의료과실이나 의료사고가 해마다 증가하는 추세를 나타내는 것으로 판단해서는 곤란하다. 위에서 설명한대로 적신호사건의 정의 자체가 '기대하지 않

은 위험'까지를 포함하고 있기 때문에, 그만큼 의료기관들의 환자안전에 대한 위험 예지활동이 활발해지고 있다는 점도 함께 고려해야 한다. 실제로 의료기관평가위원회(JC)에서 투약, 낙상 등 적신호 사건의 사례연구 결과 모든 의료기관들이 예방을 위하여 정보를 공유해야 할 중요하고도 근원적인 특정 주제에 대하여 뉴스레터 형식의 적신호사건 경보(**각종 적신호사건 경보들은 http://www.jointcommission.org/SentinelEvents/SentinelEventAlert 참조**)를 공표하고 있는데, 이에 따라 그 경보와 관련된 적신호 사건의 보고사례가 증가하기도 한다.

국내는 '환자안전보고학습시스템'을 통하여 그 사례를 확인할 수 있다. 환자 안전법이 시행된 2016년부터 현재까지의 보고 현황을 살펴 볼 때 명확히 사고 보고 건수가 증가함을 알 수 있다.

국내 연도별 환자안전사고 보고 현황 (2016 ~ 2022)

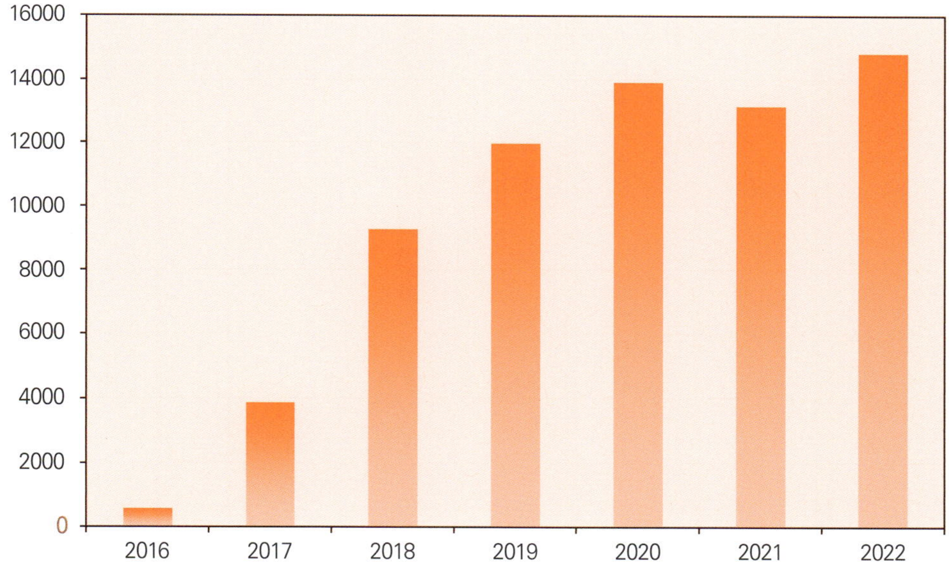

* 환자 안전법 시행일 2016.7.29.부터 12.31일까지 수치
* 환자안전보고 학습시스템(https://statistics.kops.or.kr/biWorks/dashBoardMain.do)

검토대상 적신호사건

JC에서 검토대상이 되는 적신호사건이란, 발생되는 사건들이 다양한 특성을 가진 광범위한 의료기관들에게 적용될 수 있는 사건을 말한다. 이와 관련하여 JC에서 검토하는, 그래서 보고를 권장하는 적신호 사건의 범주는 다음과 같다. **(출처: Joint Commission International 제6판기준집)**

- 환자의 질병상태와 상관없는 예기치 못한 사망, 다음을 포함하지만 국한하지는 않는다.
  - 환자의 질환 또는 기저질환의 자연적 경과와 무관한 예기치 않은 사망**(예: 수술후 감염이나 병원획득성 폐색전증으로 인한 사망)**
  - 만삭아사망
  - 자살
- 환자의 질병상태와 상관없는 주요기능의 영구적 손실
- 잘못된 부위, 잘못된 시술, 잘못된 환자에 대한 수술
- 혈액이나 혈액제제의 주입 또는 오염된 장기나 조직이식의 결과로 만성 또는 치명적인 질환이나 질병의 전염
- 신생아/소아 유괴 또는 신생아/소아가 친권자, 후견인이 아닌 제3자에게 보내지는 경우
- 병원내 심각한 범죄
  - 성폭력
  - 사망 또는 기능의 영구적 손실로 이어지는 직장 폭력
  - 환자와 직원, 의료종사자, 의과대학생, 연수생, 방문객 또는 병원 입점 업체직원의 살인

적신호사건 보고 현황

미국의료기관평가위원회(Joint Commission, JC)에 2018년부터 2020년까지 보고된 적신호사건은 환자 진료 관련이 972건으로 가장 많이 보고되었고, 수술 및 시술이 728건, 낙상 437건, 치료지연이 215건이 있었다.

미국의료기관평가위원회(The Joint Commission, JC) 적신호사건 보고 현황

Type of Sentinel Event	2018	2019	2020	Total
Anesthesia-Related Event	**13**	**20**	**3**	**58**
Care Management Events	**304**	**311**	**357**	**972**
Clinical alarm response	15	7	27	49
Delay in treatment	69	70	76	215
Fall	124	143	170	437
Infection related	3	5	2	10
Lab, Radiology, Pathology related events	5	8	8	21
Medication Management	33	29	24	86
Other	1	0	0	1
Perinatal Event	27	24	18	69
Pressure injuries	7	9	7	23
Restraint Related Event	7	5	5	17
Severe maternal morbidity	12	10	16	38
Transition of Care	1	1	2	4
VTE - Venous Thromboembolism	0	0	2	2
Environment Events	**42**	**45**	**30**	**117**
External environmental issues	0	2	0	2
Fire	20	27	30	77
Implantable device	2	0	0	2
Med/surg supply including disposable product	4	7	0	11
Medical equipment	15	8	0	23
Physical Environment	1	1	0	2
Product or Device Events	**0**	**0**	**15**	**15**
Med/surg supply including disposable product	0	0	1	1
Medical equipment	0	0	14	14
Protection Events	**86**	**87**	**89**	**262**
Assault	19	16	24	59
Drug OD	1	0	0	1
Elopement	9	14	11	34
Homicide	4	3	5	12
Abduction	0	0	2	2
Rape/sexual assault	12	21	23	56
Self-harm	41	33	24	98
Suicide	**83**	**96**	**81**	**260**
Suicide - emergency dept	3	8	2	13
Suicide - inpatient	38	39	27	104
Suicide - offsite w/in 72 hours	42	49	52	143
Surgical or Invasive Procedure Events	**272**	**237**	**219**	**728**
Burns	0	6	2	8
Op/Post-op complications	25	19	14	58
Other	5	5	2	12
Unintended retention of a foreign object	132	124	106	362
Wrong implant	7	9	4	20
Wrong patient	14	9	13	36
Wrong procedure	8	13	10	31
Wrong site	81	52	68	201
Unassigned**	**0**	**48**	**0**	**48**
Total	**800**	**844**	**794**	**2438**

* 미국의료기관평가위원회(The Joint Commission), The Joint Commission. (2021). Summary Data of Sentinel Events Reviewed by The Joint Commission. SE Statistics as of: 1/27/2021

적신호사건의 근본원인

JC에서 발표한 적신호의 근본 원인을 살펴보면 가장 큰 비중을 차지하고 있는 범주(category)는 "의사소통" 문제로 인한 것이었고 2번째로 많았던 적신호사건의 원인은 "환자사정"과 관계된 것이었다.

적신호사건을 감소시키기 위해서는 원인과 관련된 범주의 개선에 적극적으로 참여하는 것이 필요함을 보여주고 있다.

특히 의사소통과 관련해서 이 영역을 개선하기 위한 방법의 하나로 JC에서 강력하게 권장하고 있는 "크게 말하기 캠페인(Speak-up Campaign)"이 있으며 모든 범주의 개선을 위한 방법의 하나로는 본서 제1장 뒷부분에서 소개할 "위험예지훈련"이 있다.

memo 의사소통

적신호사건 원인 중 거의 70%를 차지할 정도로 가장 큰 비중을 차지하고 있는 "의사소통"의 범위는 너무나도 포괄적입니다. 0.5mg 약제 처방을 5mg으로 잘못 보는 미세한 부분부터 거대한 시스템 문제에 이르기까지, 단순한 부분에서 위계질서와 의료기관의 문화까지를 포함하는 복잡한 규정과 절차에 이르기까지, 미국적 사고(思考)에서의 "의사소통"의 문제는 우주왕 복선 챌린저호 폭발사고의 원인도 "의사소통"으로 판정될 정도로, 의료사고뿐만 아니라 거의 모든 사고의 원인으로 귀착되고 있습니다.

JC보고에 따르면 매년 적신호사건의 가장 큰 원인으로 지적되는 의사소통은, 이의 개선을 위한 노력과 활동이 있었음에도 이 부분의 감소가 이루어지지 않고 있고, 또한 의사소통의 결과는 경시되기도 하고 가시적이지도 않으며 의료사고의 전체 영역에서 복합적으로 작용하고 있습니다.

따라서 "의사소통" 문제는 의료기관에서의 QI활동 (Quality Improvement)이나, 이 책에서 제시하고 있는 "위험 예지훈련"처럼 낙상, 투약, 수술 등 간호 과정별로 구분하여 의료사고 예방을 위한 구체적인 항목으로 적용해가는 사고(思考)가 필요합니다.

JC에서도 의사소통을 개선하기 위하여 검사, 수술, 감염 등 여러 세부 분야에 걸쳐서 "크게 말하기" 캠페인을 진행하고 있습니다.

병원의 Q.I

● 질 관리(Quality assurance)와 질 향상 관리(QI; Quality improvement)의 차이

"의료에서 질은 위험(harm)은 피하고 유해성은 최소화하면서 적절한 치료효과를 유지(benefit)하는 것을 말한다."

정량화된 문제 측정과 반복적인 문제해결을 통해 의료 질을 향상시키는 것은 매우 중요하다. 질 관리(Q.A)는 질적 측정 과정에서 표준과 다소 다른 부분이 있거나 적정 수준을 평가하는 데 있어서 평균을 벗어나는 개인의 관리에 초점을 두게 된다. 이와 달리 QI는 업무효율 프로세스를 수립하여 모든 직원들의 업무수행능력을 전반적으로 향상시키는데 초점을 둔다.

질관리(Q.A)와 비교하여 질향상관리(Q.I)의 중요한 요소는 의료소비자와 의료공급자 모두에게 초점을 맞추어 지표의 평균에 맞추는 것이 아닌 전반적인 직원들의 향상을 꾀한다는 것이다. 이러한 방식으로 질향상관리(Q.I)는 전반적인 업무 수행능력을 배양하며 의료 질을 향상시킬 수 있다.

질향상관리(Q.I)는 전반적인 의료서비스의 질을 향상시키고, 비용을 절감하는 효과를 가지며, 타당하지 않은 시술과 사망률, 질병 유발율 등을 제한하는 역할을 한다. 또한, 환자의 불편과 소송을 사전에 예방하고 의료환경적 교육환경을 향상시킴으로써 의료수가의 효율성을 높이는 데 기여한다. 이러한 과정에서 의료소비자인 환자의 의식변화와 정부의 보건의료정책의 역할 또한 매우 중요하다.

이러한 사항 때문에 꾸준한 Quality Improvement(QI) 활동을 수행하기 위한 일련의 프로세스는 아래와 같다.

1. **주된 지표들의 확인** : QI 활동을 위해 개선해야 할 분야와 개선 방향을 파악하기 위해, 주요한 지표들을 확인한다. 이러한 지표들은 예를 들어, 환자 만족도, 치료 성공률, 의료 오류 발생률 등이 있다.
2. **우선 순위의 결정** : 확인된 지표들을 기반으로, QI 활동에서 우선 순위를 결정한다. 예를 들어, 개선해야 할 지표 중에서 가장 중요한 것을 먼저 개선하거나, 가장 쉽게 개선할 수 있는 것부터 시작하는 등의 방법을 사용할 수 있다.
3. **진료의 표준과 기준 개발** : QI 활동에서 개선해야 할 지표들에 대한 표준과 기준을 개발한다. 이러한 표준과 기준은 개선 방향을 정하는 데 중요한 역할을 한다.
4. **자료 수집과 평가** : 개선 방향을 정하고, 표준과 기준을 개발한 후에는 해당 지표를 수집하고 평가한다. 이러한 자료를 수집하기 위해서는 적절한 시스템과 도구를 사용해야 한다.
5. **평가, 핵심 원인 분석과 변화의 성취** : 자료를 수집하고 평가한 후에는, 해당 지표가 개선되도록 변화를 만들어내기 위해 핵심 원인 분석을 수행한다. 이를 바탕으로, 변화를 만들기 위한 계획을 수립하고 실행한다.
6. **결과의 정보 교환** : 변화가 이루어진 결과를 정보 교환한다. 이는 의료진 내부에서만이 아니라, 환자와 가족, 지역사회, 정부 등과 같은 다양한 이해관계자들에게 필요한 정보를 제공하는 것을 의미한다.
7. **재평가와 재설계** : QI 활동은 지속적으로 이루어져야 한다. 변화를 만들었던 결과를 평가하고, 필요한 경우에는 다시 설계와 실행을 반복하며 지속적인 개선을 이루어내야 한다.

환자안전법

환자안전법은 일명 '종현이법'이라고도 하며 2010년 5월 백혈병 환자 정종현 군(당시9세)이 빈크리스틴 투약오류로 인해 사망하면서 환자단체에서 환자안전법(종현이법) 제정에 대한 청원운동이 확산되며 시작되었다. 당시 환자는 3년간 총 16차례의 항암치료를 받았고 17차 항암치료만 받으면 완치되는 상황이었다. 하지만 정맥으로 주사해야 할 '빈크리스틴'을 동시에 함께 투여할 항암제 '시타라빈'으로 착오하여, 척수강내로 주사하여 사망하였다. 이 사건 이후에도 2012년 빈크리스틴 투약오류로 인한 사망사고가 재발되어 환자안전 문제의 심각성과 국가적 차원의 시스템적 접근의 필요성이 대두되었으며 환자안전법이 제정되는 배경이 되었으며 2016년 7월 환자안전법 시행령, 시행규칙이 제정되었다.

환자안전법 주요내용

- 보건복지부 장관은 환자안전종합계획을 5년마다 수립·시행하여야 하고, 보건복지부는 국가환자안전위원회를 두어야 한다.
- 보건복지부장관은 환자안전기준과 환자안전지표를 개발하여 보급하여야 한다.
- 보건의료기관의 장과 보건의료인은 국가와 지방자치단체의 시책을 따르고, 환자안전사고가 발생하지 않도록 시설·장비 및 인력을 갖추고 환자안전 활동에 환자와 보호자가 참여할 수 있도록 노력하여야 한다.
- 200병상 이상인 병원급 의료기관(종합병원은 100병상)은 환자안전위원회를 설치·운영하고, 환자안전 전담인력을 두어야 한다.
- 환자안전 전담인력은 정기적으로 교육을 받고, 환자안전사고 정보 수집·분석 및 관리·공유, 교육 등의 환자안전활동을 수행하여야 한다.
- 보건의료인이나 환자 등은 환자안전사고를 자율보고 할 수 있고 비밀이 보장되어야 한다.
- 보건복지부장관은 자율보고가 된 환자안전사고관련 조사·연구·공유에 필요한 환자안전사고 보고·학습시스템을 구축하여 운영하여야 한다.

인간적 실수일까?

의료과오의 원인을 크게 나누면 1) 인간이 갖는 특성(인적 요인), 2) 의료 현장의 특성, 3) 구조적인 특성, 이렇게 3가지로 구분 지을 수 있다.

1) 인간이 갖는 특성

인간의 사고와 행동에는 여러 가지 특성이 있다. 그 중에서도 '사람은 실수를 하는 동물이다'라는 말은 인간의 실수를 방지할 수 없는 한계를 지칭한다. 이러한 한계는 인간의 사고와 행동 특성으로 인해 발생하는 것이다.

첫째, 눈앞에 있는 것을 보면서도 다른 행동을 하는 경우. 인간의 주의 집중력이 한계로 인하여.
둘째, 기억이 애매하거나 기억 내용이 시간과 함께 바뀌는 경우. 인간의 기억 능력이 제한적이기 때문에.
셋째, 자신에게 유리한 방향으로 설명이나 내용을 이해하고 해결을 하려는 경우. 인식적 편향(bias) 때문에.
넷째, 자신의 체험과 학습에 따른 범위에서 해석, 이해하는 경우. 인간의 경험적 지식이 한계로 인하여.
다섯째, 보고 싶은 것만 보고, 듣고 싶은 것만 듣는 특성. 이는 인간의 정보 처리 능력이 한계가 있기 때문이다.

이러한 인간의 사고와 행동 특성으로 인해 실수를 하게 되지만, 이는 인간의 한계이기도 하다. 이러한 한계를 극복하고 개선하며 발전해 나가는 과정에서 학습하고 성장 하는 동력이 되기도 한다.

2) 의료 현장의 특성

① 사람과 사람의 개입 업무가 많고, ② 동시다발적 업무 수행이 요구되어 작업이 중단되며, ③ 응급 사태나 시간과의 다툼이 요구되고, ④ 장시간 집중력이 요구되며, ⑤ 집중력이 저하하는 시간대(심야, 야간)의 업무, ⑥ 완전 정지가 불가능한 작업 환경이라는 점 등을 들 수 있다.

이러한 인간의 특성에서 발생하는 요인과 의료 현장에서 발생하는 요인, 이 두 가지가 복합적으로 얽혀서 서로 영향을 주기 때문에, 무심코, 착각, 집중력 산만, 인식 부족 등의 이른바 인간적 실수(human error)를 일으키고 그 결과로 의료사고가 발생할 수 있다.

그리고 각각의 실수나 사고는 한 순간의 매우 일시적인 현상이지만, 실제로 그 배경에는 개인으로는 대처하기 어려운 시스템적 문제 등이 얽혀 있는 경우가 많이 있다.

다양한 요인이 모여 사고가 발생하지만, 실수가 생겼을 때 대개는 한 개인의 문제로 치부하고 그 개인을 비난하려는 경향이 있으나, 의료사고를 예방하고 환자안전을 향상시키기 위해서는 실수를 일으키는 상태를 교정하기 위한 체계적인 접근이 필요하다.

결과적으로 의료실수나 사고가 발생한 경우, 그 사건을 개인의 문제(개인귀속)로 처리하지 않고 조직적 문제(조직귀속)로 모두가 공유하여 해결에 임하는 자세가 중요하다.

3) 의료 현장의 구조적 특성

의료 현장은 사람과 사람의 개입이 많은 특성을 가지고 있다. 특히 응급 상황에서는 시간과의 다수의 숙달된 의료인들의 협력이 요구된다. 또한, 24시간 쉬지 않고 돌아가는 병원 특성상 의료 현장에서는 장시간 집중력이 필요하며 이는 집중력이 저하되는 야간 업무에도 변함없이 적용된다. 이러한 인간의 특성에서 발생하는 요인과 의료 현장에서 발생하는 요인이 복합적으로 얽혀서 의료 현장에서 인간적 실수가 유발된다.

의료사고의 발생에는 일반 대중들에게 많이 알려진 "썩은 사과 이론(theory of the bad apples)", 즉 소수의 나쁜 의사나 간호사들 때문에 의료사고가 발생한다고 보는 견해도 있다. 그러나 여러 연구 조사에 따르면 최신 시설과 의료장비가 갖추어진 초현대식 의료기관에서도 잘 훈련된 의료진들이 진료를 하는 과정에서 의료사고가 발생할 수 있다.

의사소통, 환자사정, 리더십, 의료기관의 문화 등 여러 요인들이 의료시스템 안에서 복합적, 구조적, 개인적으로 얽혀서 그 진료의 각 과정에서 형성된 틈새들이 검사-진단-치료-퇴원의 각 절차와 단계에서 걸러지지 못하고 지나가게 될 때, 그 지나온 틈새들이 겹치면 의료사고로 발전된다는 "스위스 치즈 모델(Swiss cheese model of accident causation)"의 설명이 지지되고 있다. 보이는 결과는 예전부터 형성되어 온 문제점들이 축적되어 발생하게 된다는 관점이다.

■ 스위스 치즈모델(Swiss cheese model of accident causation)*

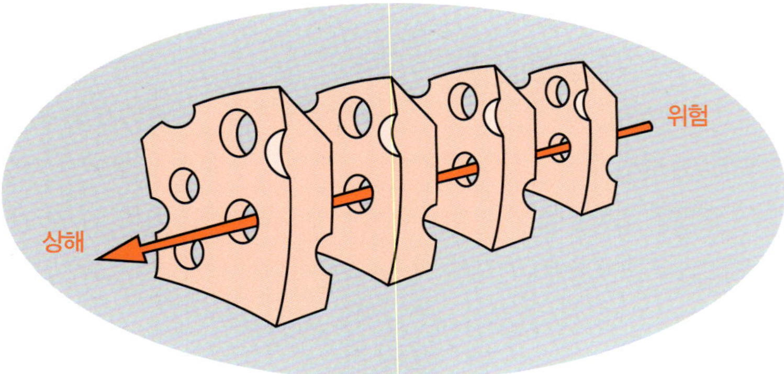

* Reason, J. T. (1990), Human Error, New York, Cambridge University Press

memo 시스템 개선을 통한 투약사고의 예방

외국에서 실시된 연구에 따르면, 회진에 약사들을 참여시켜 투약처방과 관련된 의료사고가 66%나 감소되었다는 결과가 나왔습니다. 미국의 한 보훈병원에서는 무선 주파수 기술을 활용하여 병원 전체의 투약사고를 70%나 감소시키는 등, 의료사고는 개인의 처벌보다는 의료기관의 시스템 개선을 통해 더 근본적으로 예방할 수 있다는 연구 결과도 있습니다.

그리고 미국 국립의학연구소(IOM)에서는 위에서 언급한 대로, 의료사고는 간단히 개인의 인간적 실수나 무관심의 축적으로 나타나는 것이 아니라, 시스템과 관련된 구조적인 문제 때문에 발생한다고 강조하고 있다. 이러한 구조적인 문제는 잘못된 의료전달체계 등과 같은 시스템과 관련된 문제가 더 많다는 점을 지적하고 있다.

의료기관에서 발생하는 사고는 매우 심각한 문제이며, 이를 예방하고 대처하기 위해서는 피드백 시스템을 구축하고 이를 개방적으로 운영하는 것이 중요하다. 이를 위해서는 단순히 개인의 책임이나 처벌에 초점을 맞추는 것보다는 조직 전체적인 시스템과 문화에 대한 개선이 필요하다. 의료기관에서 발생하는 사고를 예방하기 위해서는 전문적인 교육과 교육 후 지속적인 피드백 시스템이 필요합니다. 이를 통해 의료진들은 자신의 실수나 문제점을 파악하고 이를 개선해나갈 수 있다. 또한, 사고 발생 시 조직 전체적으로 사고를 분석하고 개선 방안을 모색하는 것도 중요하다. 이를 위해 각 부서간의 상호 영향 관계를 고려한 개선 방안을 마련하고 이를 개방적으로 공유하는 것이 필요하다.

또한 의료기관에서는 개인의 책임과 처벌뿐만 아니라 보상과 지원 시스템도 구축되어야 의료진들은 사고 발생 시 자신의 실수나 문제점을 솔직하게 보고하고 이를 개선할 수 있으며, 보상과 지원 시스템을 통해 의료진들은 더욱 열심히 일할 수 있게 될 것이다. 즉, 의료기관에서는 개인의 책임과 처벌에 초점을 두는 것이 아니라 조직 전체적인 시스템과 문화에 대한 개선을 추진하고 개방적으로 운영하는 것이 중요하다. 이를 위해 피드백 시스템을 구축하고 이를 개방적으로 운영하는 것이 필요하다.

현대 의료계에서는 환자안전의 향상을 위하여 이러한 개방적이고 적극적인 체계를 세우고 운영하는 노력이 요구되고 있다. 환자안전은 의료서비스의 핵심 가치 중 하나이며, 이를 향상시키기 위해서는 구조적인 개선뿐만 아니라, 간호사의 개인적인 노력과 더불어 의료전문가들의 균형있는 접근이 필요하다.

구조적인 개선으로 환자안전을 위한 체계적인 시스템과 프로토콜을 만들 필요가 있다. 이를 통해 간호사는 간호 환경에서 발생할 수 있는 위험을 예방하고 처리할 수 있는 방법을 학습할 수 있다. 하지만 모든 과실을 구조적 관점에서만 접근하는 것은 한계가 있다. 개인적인 요인이나 인간적 실수 등 구조적으로 해결할 수 없는 문제들도 존재하기 때문이다.

따라서 의료전문가들은 개인적인 요인과 구조적인 문제를 모두 고려한 균형있는 접근이 필요하다.

물론 이를 위해서는 간호사는 의료사고 예방활동에 적극적으로 참여하고, 개방적이며 건강한 의료 문화를 만들어 가는데 기여하여야 한다.

이에 관리자들뿐만 아니라 기타 전문 분야의 전문가들도 인간적 요인들이 환자안전과 관련하여 개인, 업무, 조직 등 여러 환경들이 복합적으로 얽혀서 영향을 주고 받는다는 것을 인식하는 것이 중요하다.

인간적 실수가 발생하더라도 그것이 개인의 문제가 아닌 구조적 문제의 하나임을 이해하고, 계발 가능한 인간적 특성과 환자측의 참여를 고려하여 균형있는 접근을 취하는 것이 환자안전 향상을 위한 핵심 요소이다. 보다는 인간적 실수는 구조적 문제의 하나라고 생각하면서 계발 가능한 인간적 특성을 발달시켜야 한다.

더불어 환자측의 참여까지도 고려하는 균형있는 인식을 갖는 것이 중요하다. 의료사고는 의료인의 개인적 실수뿐만 아니라 주변 의료환경도 영향을 미치기 때문에, 환자들도 진료과정에 적극적으로 참여하는 방법 또한 의료사고를 줄일 수 있는 방안이기 때문이다.

'크게 말하기(Speak Up initiatives)' 캠페인은 의료사고 예방을 위해 환자들이 적극적으로 참여하는 것을 촉구하는 미국의 국가적인 캠페인이다. JC와 노인의료보험 및 국민의료 서비스센터(Centers for Medicare and Medicaid Services;CMS)가 주도하여 시작되었으며, 의료사고가 발생하는 원인 중에는 환자의 개인적인 요인도 있기 때문에 이를 예방하기 위해 환자의 적극적인 참여가 필요하다는 것을 강조하고 있다.

이 캠페인은 크게 다섯 가지 주제로 구성되어 있으며, 환자들은 이를 참고하여 자신의 안전을 지키기 위한 노력을 기울일 수 있다.

1. 자신의 질병과 치료에 대한 이해
2. 의료진과 소통하는 방법
3. 의료진의 신원확인과 약물처방 확인
4. 안전한 수술 및 치료 환경
5. 환자보안과 개인정보 보호

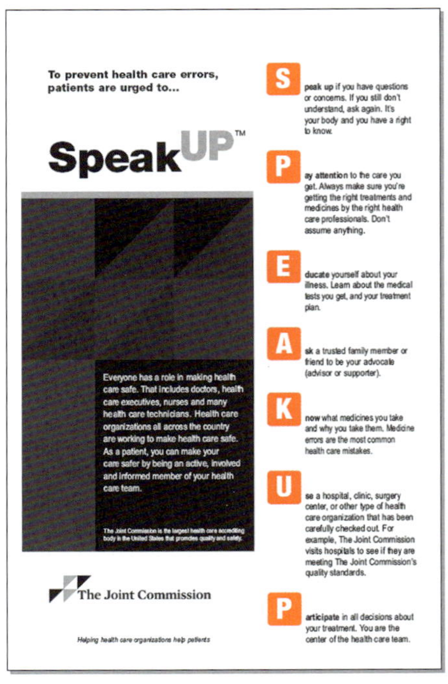
To prevent health care errors, patients are urged to...
SpeakUP™
Everyone has a role in making health care safe. That includes doctors, health care executives, nurses and many health care technicians. Health care organizations all across the country are working to make health care safe. As a patient, you can make your care safer by being an active, involved and informed member of your health care team.
The Joint Commission is the largest health care accrediting body in the United States that promotes quality and safety.
The Joint Commission
Helping health care organizations help patients
S peak up if you have questions or concerns. If you still don't understand, ask again. It's your body and you have a right to know.
P ay attention to the care you get. Always make sure you're getting the right treatments and medicines by the right health care professionals. Don't assume anything.
E ducate yourself about your illness. Learn about the medical tests you get, and your treatment plan.
A sk a trusted family member or friend to be your advocate (advisor or supporter).
K now what medicines you take and why you take them. Medicine errors are the most common health care mistakes.
U se a hospital, clinic, surgery center, or other type of health care organization that has been carefully checked out. For example, The Joint Commission visits hospitals to see if they are meeting The Joint Commission's quality standards.
P articipate in all decisions about your treatment. You are the center of the health care team.

따라서, 의료사고 예방을 위해 환자들은 자신의 건강 상태와 치료 과정에 대한 이해를 높이고, 의료진과 소통하며, 의료진의 신원확인 및 약물처방 확인을 철저히 하며, 안전한 수술 및 치료 환경을 만들기 위해 노력해야 한다. 또한, 환자보안과 개인정보 보호에 대한 이해도 필요하다. 이러한 노력이 환자 스스로의 안전을 지키는 것은 물론, 의료사고 예방에도 큰 도움이 될 것이다.

"Speak Up"(크게 말하기)은 환자가 큰 소리로 말하라는 것이 아니라, 환자도 의료사고 예방에 적극적으로 참여하고 자신의 진료와 관련된 문제에 대해 의료진에게 물어보며 적극적인 관심을 기울여서 의료사고를 줄이자는 캠페인이다. 이는 의료소비자로서 환자가 의료의 한 주체로 인식되도록 하고, 환자주권주의와 일맥상통하며 의료진과 환자 간의 소통을 촉진하고 의료진이 더 나은 의료서비스를 제공할 수 있도록 돕는 것을 목적으로 한다.

캠페인은 소책자, 포스터 등 여러 형태로서 인식개선 활동을 진행하고 있으며 환자와 일반 대중들에게 환자안전에 대한 인식을 높이는 계기가 될 수 있다. 환자들은 자신의 건강과 안전을 지키기 위해 어떤 노력을 해야 하는지를 알고, 적극적으로 의료진과 소통하여 의료사고를 예방할 수 있으며, 의료진과 환자 간의 신뢰와 소통을 촉진하여 의료서비스의 질을 높이는 데도 도움이 될 수 있다.

크게 말하기

크게 말하기(Speak Up™ Initiatives)*

크게 말하기 캠페인에서 일반 대중들에게 장려하고 있는 내용은 다음과 같다.

S 만일 당신에게 질문이나 걱정, 근심이 있으면 말하세요. 당신의 신체이며 당신은 알아야 할 권리가 있습니다. 의료진에게 명확하게 말하고 이해하기 쉬운 단어로 자신의 건강 상태와 진료 과정에 대해 솔직하게 이야기하는 것을 장려합니다.

P 당신이 받는 진료에 관심을 기울이도록 하십시오. 자신의 건강 상태와 관련된 정보를 적극적으로 수집하고, 의료진과 상호 작용하며, 자신의 진료 과정에 대한 이해를 높이는 것을 장려합니다.

E 당신의 질병에 관하여, 당신이 받는 검사에 대하여, 당신의 치료계획에 관하여 스스로 배우고 연구하십시오. 자신의 건강 상태와 관련된 정보를 이해하고, 진료 과정에 대한 깊은 이해를 통해 보다 나은 의료 결정을 내리는 것을 장려합니다.

E 믿을만한 가족이나 친구가 당신의 대변인, 지원자 또는 조언자가 되어 주도록 요청하십시오.

A 당신이 어떤 약을 투약 받는지, 왜 그 약을 투약 받는지 알아야 합니다. 자신이 복용 중인 약물에 대한 이해와 정보를 갖추고, 의료진과 함께 적절한 투약 방법을 협의하는 것을 장려합니다.

U 의료기관평가위원회(The Joint Commission)에서 신중하게 선정한 병원, 의원 및 의료기관을 이용하십시오. 의료기관평가위원회는 의료 질 평가의 기준이며 이곳을 방문하면 병원의 정보를 찾을 수 있습니다.

P 당신의 진료에 관한 모든 결정에 참여하십시오. 당신은 진료팀의 중심입니다.

* http://www.jointcommission.org/NR/rdonlyres/484AD48F-C464-4B5B-8D70-AA79179B3970/0/speakup.pdf

- 미국의료기관 평가위원회에 따르면, 1,900개 이상의 의료기관들 중 85% 이상이 "크게 말하기"와 같은 캠페인이 의료기관 인증과 평가에 매우 가치가 있었으며, 80% 이상이 이 캠페인이 탁월하거나 훌륭하다고 응답했다. 또한, 이 프로그램들이 환자와 의료진 사이의 의사소통을 증가시키고 촉진하여 활성화시킨다는 응답도 있었다. 이에 따라 많은 의료기관들이 현재도 "크게 말하기" 프로그램 및 관련 정보를 다양한 방법으로 사용하고 있다 하였다.
- 미국에서 가장 많이 다운로드하여 사용한 소책자는 "크게 말하기 캠페인", "감염예방을 위해 당신이 할 수 있는 5가지 일", "당신의 권리를 인식하세요." 및 "당신의 약제 과실을 피하도록 도우세요."였다. 이는 감염 예방, 투약과실 및 환자중심의료 추세와 관련하여 대부분의 의료기관들이 이 분야의 개선에 깊은 관심을 기울이고 있다는 것을 의미한다.
- '크게 말하기' 소책자는 의료기관들이 자유롭게 얼마든지 다운로드하여 자유롭게 복사 및 배포하여 사용할 수 있으며, 자료는 미국의료기관평가위원회 홈페이지(http://www.jointcommission.org/PatientSafety/ SpeakUp/)에서 구할 수 있다.
- 소책자의 빈 공란에는 의료기관이 자신의 이름과 상표를 삽입하여 사용해도 된다.

> 의료사고나 안전사고가 발생한 경우, 간호사 개인의 인간적 실수로 비난 받거나 개인의 힘으로 해결해야 한다고 생각할 것이 아니라, 인간적 실수는 환자의 참여도 필요한 구조적 문제의 하나라는 균형 있는 문제해결의 인식을 모두가 갖는 것이 중요하다.

■ 다양한 분야의 크게 말하기 캠페인

▲ 당신의 치료 중 과오를 예방하도록 돕기

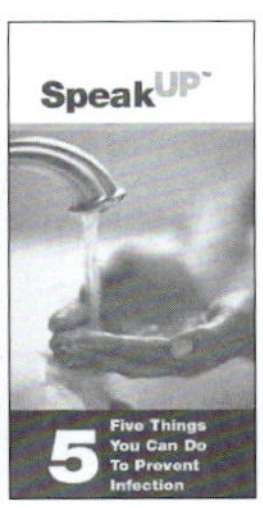

▲ 감염예방을 위해 당신이 할 수 있는 5가지 일

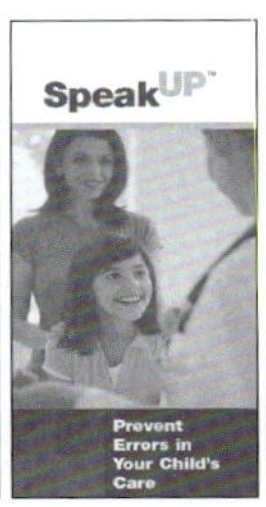

▲ 당신 자녀를 위한 의료사고 예방

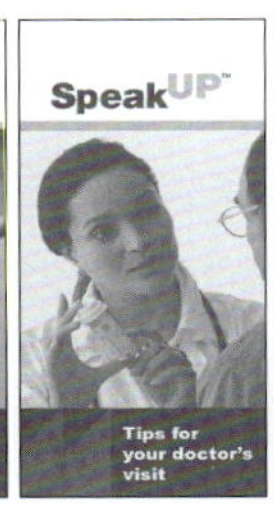

▲ 의사 방문을 위한 조언

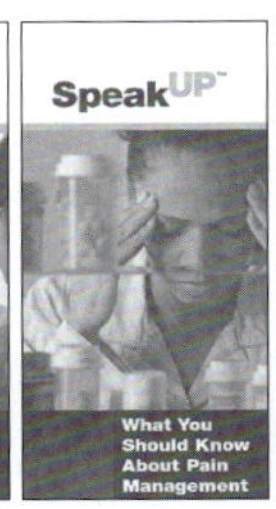

▲ 당신이 알아야 할 통증관리

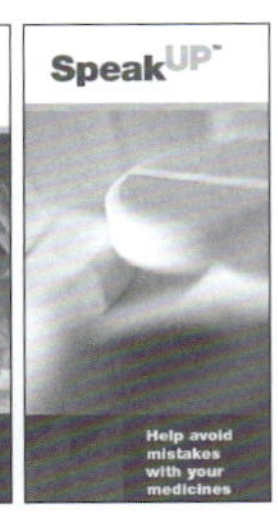

▲ 투약오류를 피하도록 돕기

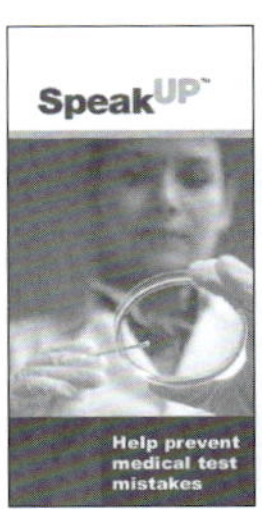

▲ 검사오류의 예방을 돕기

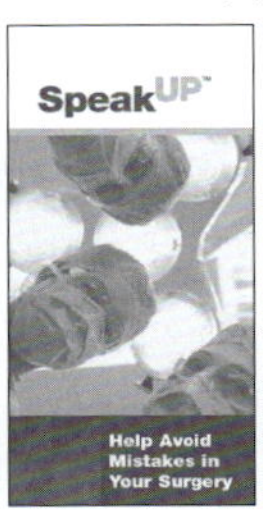

▲ 수술에서 부주의를 피하도록 돕기

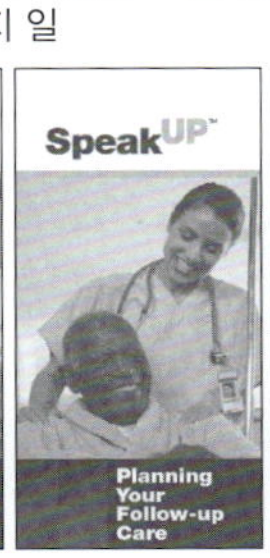

▲ 추후관리계획 세우기

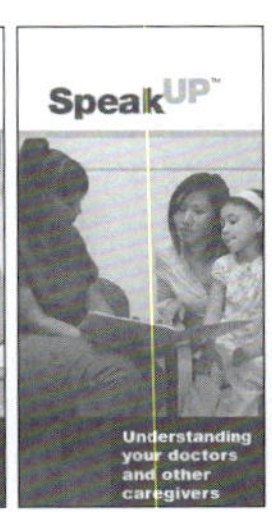

▲ 의사와 간호제공자를 이해하기

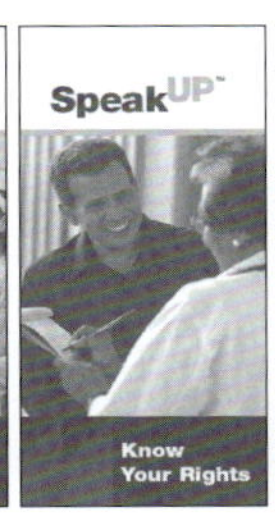

▲ 당신의 권리를 알기

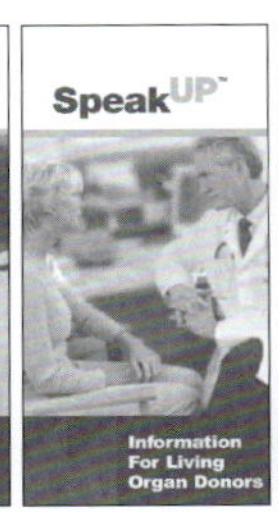

▲ 장기 기증자를 위한 정보

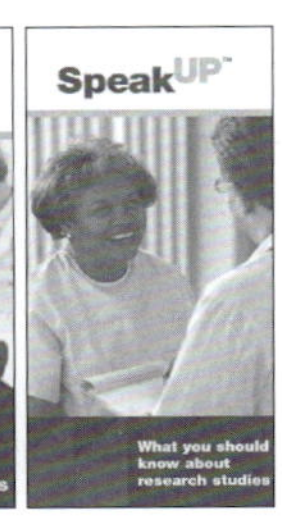

▲ 연구조사에 관하여 당신이 알아야 할 것.

안전한 의료·간호란?

환자나 가족이 생각하는 안전한 의료, 간호란 무엇일까?

의료소송이 발생하면 보통 의료진이나 병원은 그 책임을 회피하려는 경향이 있다. 하지만 이제는 잘못이 있었다면 적극적으로 인지하고, 투명하게 사실을 전하고, 향후 이러한 사고를 예방하기 위한 대응책을 마련하는 것이 중요하다는 것이 인식되고 있다. 이러한 노력은 환자나 가족의 신뢰를 회복시키는 데에도 큰 역할을 할 수 있기 때문에 의료진은 사고 방지뿐만 아니라, 사고 후 대응책의 개선에도 노력해야 한다.

환자나 가족들이 의료소송을 선택하는 이유 중 하나는, 의료진의 불친절한 대응이나 충분한 후속조치를 받지 못한 경우이다. 이는 의료의 폐쇄성, 밀실성 등에 대한 불만이 반영된 것으로 생각할 수 있다. 이러한 불만과 분노는 환자나 가족의 감정적인 표현으로서, 최근 의료소송이 '감정소송'이라 불리는 이유 중 하나이다. 그렇다면, 이러한 상황을 미리 예방하고 개선하기 위해서는 의료진의 노력과 의료시스템의 개선이 필요하다고 할 수 있다.

그러면 환자가 생각하는 안전한 의료와 간호란 무엇일까?

당연히 '실수나 사고가 전혀 없고, 의료인과 신뢰관계가 있으며, 양호한 의사소통이 이루어져 이해할 수 있도록 설명을 제대로 해준다.' 게다가 '최신 의료설비가 갖추어진 병원에서 최고의 의료와 간호를 받을 수 있다'는 것일 것이다.

그러나, 앞에서 언급했듯이 인간이 하는 일에서 실수나 사고를 완전히 '제로'로 하기란 현실적으로 불가능하다. 그렇다면 '실수나 사고를 조금이라도 줄인다.', '신체에 중대한 장애를 입기 전에 빨리 알아차린다.', '사고가 일어났다면 신속하게 대처하여 장애 정도를 가볍게 한다.' 등 안전한 의료를 제공하는 시점에서 아무리 사소한 것이라도 간과하지 않으려는 노력을 매일 해나가는 것이 중요하다.

또한, 불행히도 사고가 발생했다면, 그 사건을 올바르게 파악하는 작업과 문제 소재를 명확히 하는 분석을 중요시하는 조직 환경이 있는 것도 안전한 의료와 간호를 보장하는 데에는 중요한 요소이다. 왜냐하면, 사건을 정확히 분석함으로써 의료 현장의 안전을 위협하는 잠재적 위험 인자와 시스템적(조직적, 구조적) 문제 등을 명확히 하여 같은 사고를 반복하지 않도록 예방책을 구축할 수 있기 때문이다.

[의료사고 사례 1]

환자가 어깨 결림 증상으로 근육통 호소하여 의료진이 환자 상태를 확인하였고, 근이완제 처방경험이 부족한 의료진이 약품정보 검색사이트에서 '근이완제'로 검색하여 검색결과로 나열된 의약품 중 전신마취용 신경근 차단제를 처방하여 투여하였고, 투여 후 환자는 심정지가 발생하여 심폐소생술을 시행하였으나 사망하였다.

◆ **환자안전사고 주요내용**

신경근 차단제를 기계환자가 필요한 수술이나 전신마취 이외 목적으로 사용 시 환자에게 중대한 위해가 발생할 우려가 있어 주의 필요

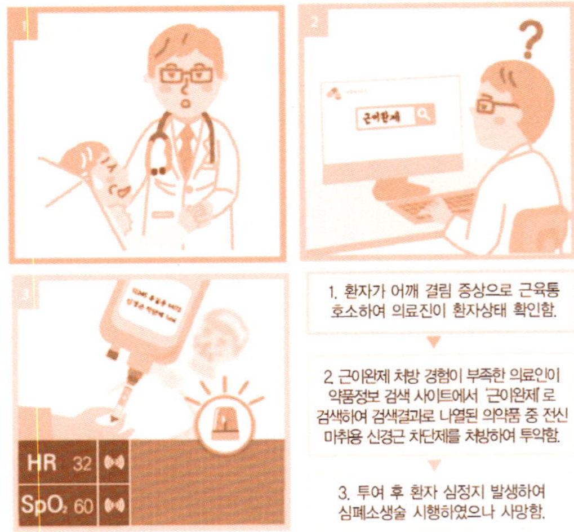

* 환자안전보고학습시스템
https://www.kops.or.kr/portal/aam/atent/atentAlarmCntrmsrList.do

사고는 "스위스 치즈모델(Swiss cheese model of accident causation)"의 설명처럼 연쇄적으로 발생하며, 많은 사람이 개입하는 업무는 실수와 사고가 발생하기 쉽다. 한 명의 환자가 입원하여 퇴원하기까지 그 환자를 돌보기 위하여 관계하는 수십 종이 넘는 직종의 수백 명이 관여하는 대학병원 등 3차 의료기관의 경우, 더 세심한 주의와 환자안전전략이 요구된다.

의료사고의 근본적인 문제를 해결하기 위해 사건의 원인을 정확하게 분석하며, 인간적 특성과 의료기관 내의 모든 부서를 망라하는 조직, 시스템 및 이를 둘러싼 환경까지도 고려하여야 한다. 그 후 먼저 실천 가능한 최우선의 목표부터 정하고 이를 하나씩 이루어가는 실천 과정은 대단히 중요하다. 또한, 조직적 측면에서, 발생한 사고의 책임을 개인의 문제로 삼지 않고 시스템적인 문제(조직귀속)로 파악하는, 이른바 '적극적 문제해결'을 지향하는 것도 중요하다.

memo 그외 의료사고 사례

서울의 한 대학병원에서는 자전거 사고로 이마를 다친 어린이 환자를 마취 상태에서 이마에 9바늘을 꿰매는 봉합 수술을 한 후, 의료진이 팔에다 혈관 주사 바늘을 제거하는 것을 깜박 잊고 그대로 꽂은 채 퇴원시킨 사례가 있습니다. 집에 온 자녀가 팔이 아프다고 해서 부모가 팔에 감긴 붕대를 풀어보니 혈관 주사 바늘이 꽂혀 있어서, 놀래서 그 병원에 전화를 했더니 사과도 없이 그냥 일반 응급실에 가서 빼면 된다는 무성의한 말을 듣고는 화가 나서 방송국에 신고했습니다. 병원 당국자는 담당 의사였던 인턴도, 간호사도 확인 못하고 지나친 책임도 있지만 보호자도 (병원에 있을 때 의료진이 처치해준 붕대를 풀어서 확인했어야 했는데) 확인 못하고 지나친 점도 있다며 주 의무 소홀의 책임을 환자 측에도 전가시켜서 환자의 부모가 분노한 사례입니다.

환자안전목표

환자의 안전을 지키는 의료와 간호를 위하여 미국의료기관평가위원회(The Joint Commission)에서는 미국에서 발생하는 적신호사건에 대해 근본원인분석(Root Cause Analysis, RCA)을 실시하고 그 결과를 바탕으로 환자의 안전을 지키기 위한 국가차원의 안전목표(National Patient Safety Goals, NPSG)를 매년 제시하고 있다. 이 목표를 향한 노력과 성취는 환자의 안전과 의료의 질 향상에 직결되고 있기 때문에 한국을 비롯하여 전세계에서 JCI(Joint Commisstion International)인증을 신청하는 많은 의료기관들에게는 국제환자안전목표(International Patient Safety Goals, IPSG)를 준수하도록 요구하고 있다. 2020년 병원(Hospital)에서의 국가환자안전목표를 살펴보면 다음과 같다.

(* https://www.jointcommission.org/standards/national-patient-safety-goals/hospital-2020-national-patient-safety-goals/)

● 정확한 환자 확인

- 최소한 2가지 지표를 사용하여 환자를 확인한다. **(예를 들어, 환자의 이름과 생년월일을 사용한다. 특히, 투약, 치료 및 수혈을 받을 때 정확한 환자 확인을 위해 행해진다.)**

● 의료진 사이의 효과적인 의사 소통 촉진

- 중요한 검사 결과를 신속히 담당 의료진에게 전달한다.

● 약물의 안전성 개선

- 시술 전에 라벨이 부착되지 않은 약품에 라벨을 붙인다. **(예를 들어, 약이 들어있는 주사기, 컵 등)**
- 혈액 응고 저지제를 사용하는 환자에 대하여 세심하게 간호한다.
- 환자의 약에 대한 정확한 정보를 기록하고 전달한다.
- 환자가 집에서 복용하고 있던 자가 약을 정확하게 확인한다.
- 의사를 방문할 때마다 최신의 약품 목록을 가져오는 것이 중요하다고 알린다.

● 안전한 알람의 사용

- 의료장비의 알람을 듣고 제시간 응답하도록 개선한다.

● 감염 예방

- 세계 보건 기구, 질병 관리 본부의 손씻기 가이드라인 준수
- 중심 혈관(central line)을 통한 혈류 감염을 예방하기 위해 입증된 지침 사용
- 수술 후 감염을 예방하기 위해 입증된 지침 사용
- 카테터에 의해 유발되는 요로 감염을 예방하기 위해 입증된 지침 사용

- 환자 안전 위험성 인식
  - 자살 위험성 감소
- 수술 오류 예방
  - 정확한 수술이 정확한 환자와 정확한 부위, 정확한 수술 시행
  - 정확한 수술 부위 표식
  - 수술 오류 예방을 위해 수술 직전에 잠시 멈춤 (타임아웃)

memo 한국의 다빈도 의료사고

대한의사협회공제회의 자료에 따르면 연간 800건 이상의 의료사고·분쟁이 처리되고 있는데, 그 중 자주 발생하는 대표적인 사례는 다음과 같습니다.

① 물리치료 중 화상 발생
② 암 오진 시비
③ 내시경 시행 중 장 천공 발생
④ 백내장 수술 후 안내염 발생

위 ①번 사례는 물리치료 중에 환자의 상태 및 관리소홀로 인하여 발생하고 있으며, 특히 정형외과, 마취통증의학과, 재활의학과 등에서 TPI나 EB 후의 물리치료는 환자의 감각이 저하된 상태에서 진행되기 때문에 핫백에 의한 화상이 많이 발생하고 있습니다. 또한, 당뇨병 환자나 고령환자의 화상은 예후가 좋지 않은 점도 주의해야 합니다.

위 ②번의 대표적인 사례는 대장암, 위암, 유방암, 자궁암 등이며, 특히 대장암의 오진이 증가하고 있습니다. 암 오진 시비는 건강보험의 정기검진 확대 및 일반인들의 암 검진 증가로 인하여 크게 증가하고 있는데, 환자들은 연명이익의 침해를 근거로 손해배상을 청구하기도 합니다.

위 ③번 사례는 위내시경과 대장내시경이 해당되는데, 특히 수면내시경 시행사례가 증가하는 추세와 함께 환자가 수면 상태로 인한 적극적인 통증을 호소하지 않게 되므로 천공이 늦게 발견되어 피해가 커지는 경우가 많습니다. 시행 전·후 환자에 대한 주의 깊은 간호사정이 요구됩니다.

위 ④번 사례는 상당수의 노인 환자가 겪는 합병증이기에 의료기구의 멸균술과 함께 환자 본인의 청결, 위생까지도 고려해야 합니다.

이외에도 많은 의료사고는 유발점주사(trigger point injection, TPI)나 경막외차단마취(epidural block, EB)후 염증 발생이라고 합니다.

의료사고 예방을 위한 20가지 조언

의학 연구 기관들과 의료 기관들 및 의료진을 포함한 전문가들은 국가 환자 안전 목표(NPSGs)의 성취를 위하여 의료진뿐만 아니라 환자들 자신의 역할도 매우 중요하다는 점을 발견하고, 환자들이 쉽게 실천할 수 있는 20가지 조언을 제시하며 의료진들도 참고하도록 하고 있다.

오늘날 대부분의 의료 사고들은 복합적인 진료 시스템에 의하여 발생하고 있지만, AHRQ가 보고한 연구에 따르면, 의사와 환자들 간의 의사소통 문제 때문에도 많은 문제점들이 발생하고 있다

는 점이 대두되었다. 이러한 문제를 감소시키기 위해서는 환자들이 올바른 의사결정을 하는 것에 대한 의사, 간호사들의 도움이 필요하다. 자신의 치료에 관한 의학 정보를 제대로 못 받은 환자들은 의사의 치료와 결정을 잘 수용하지 않으려 하고 그 결과 치료 과정에 정말로 필요한 처치를 덜 수용하게 되기 때문이다.

[환자 자신이 치료와 간호에 적극 참여한다.]

1. 의료사고를 예방하기 위한 가장 중요한 사항 중 하나는, 환자가 자신의 신체를 관리하고 치료과정에 적극적으로 참여하는 것이다. 연구 결과, 치료과정에 적극적으로 참여한 환자들은 더 좋은 결과를 얻었다는 과학적인 증거가 있다. 이를 위해서는 의료진과 환자 간의 원활한 의사소통과 정보교환이 필수적이다. 환자는 자신의 건강상태와 치료과정에 대해 이해하고, 필요한 정보와 지원을 제공 받을 수 있어야 한다. 또한, 의료진은 환자들과 함께 의사결정을 하고, 환자들의 욕구와 요구를 고려하여 치료를 진행해야 한다. 이러한 과정을 통해 환자들은 자신의 건강을 더욱 적극적으로 관리하고, 의료사고를 예방할 수 있다.

[약제(medicines)]

2. 환자는 자신이 복용하고 있는 모든 약물, 처방약뿐만 아니라 비타민, 영양보충제, 다이어트약 등을 의사들이 알고 있는지 확인해야 한다. 이는 환자가 알레르기 반응이나 약물 간 상호작용 등의 부작용으로부터 안전하게 보호될 수 있도록 도와주기 때문이다. 또한, 적어도 1년에 한 번씩 의사를 찾아서 모든 약물을 가져와 상담하고, 이 약물들이 문제가 없는지 확인하는 것도 중요하다. 이를 통해 환자의 건강과 의료의 질이 향상될 수 있다.
3. 환자는 자신이 복용한 모든 약물에 대한 알러지와 부작용을 의사에게 알리는 것이 매우 중요하다. 이는 의사가 환자에게 안전한 치료를 제공하기 위해 필수적인 정보이기 때문이다. 또한, 의사는 알러지와 부작용을 고려하여 치료 계획을 조정할 수 있으므로 환자의 건강을 지키는 데 도움이 된다. 따라서 환자는 의사와 함께 자신의 건강상황과 관련된 모든 정보를 공유해야 한다.
4. 주치의가 처방전을 적을 때 그 처방전을 환자 자신이 읽을 수 있는지 확인하라. 환자가 읽기에 어려운 의사의 필적(handwriting)은 약사(pharmacist) 역시 못 읽을 수 있다.
5. 약제가 처방될 때 및 처방전을 받을 때 등 각각의 경우에 환자는 그 약제 용어를 이해할 수 있는지 다음처럼 약제에 관한 정보를 질문하라.

   - 이 약은 무엇을 위한 약인가?
   - 어떻게 복용하며, 얼마동안 복용하는가?

- 약의 부작용은 무엇이 있으며, 부작용이 생겼을 때 어떻게 대처해야 하는가?
- 이 약들은 환자가 복용하고 있는 다이어트약이나 영양보충제와 함께 복용해도 안전한가?
- 이 약들을 복용할 때 환자가 피해야 할 음식이나 음료수 또는 활동들은 무엇인가?

6. 환자는 약국에서 약을 받았을 때 질문하라 : 이 약은 나의 주치의가 처방했던 약인가?
   - 미국 메사추세츠 대학의 한 연구에 의하면 약제 과실의 88%가 잘못된 약 또는 틀린 용량이었다.
7. 환자는 약품 라벨에 적힌 지시사항과 관련하여 의문이 있으면 질문하라.
   - 약품 라벨은 이해하기 어려울 수도 있다. 일례로 "하루 4번 복용"이라고 적힌 것은 매 6시간마다 복용인가 또는 단지 활동하는 시간 중 아무 때나 4번만 복용하면 되는 것인가?
8. 환자는 약사에게 액체 약제를 계량하는 최선의 도구를 요청하라. 또한 그것의 사용 방법을 잘 모를 때는 질문하라.
   - 연구결과 많은 사람들은 올바른 액체 약제의 계량방법을 모르고 있었다. 일례로 액체 약제의 틀린 계량도구인 가정의 티스푼이 많이 사용되고 있었다. 눈금이 표시된 주사기 같은 도구는 정확한 계량을 도와준다.
9. 환자 자신이 복용하는 약제에서 발생할 수 있는 부작용에 대하여 구두(verbal)가 아닌 서면(written) 정보를 요청하라.
   - 어떤 부작용이 발생할지 알고 있으면 예상하지 못한 경우보다도 환자는 대응을 더 잘하게 된다. 한 연구에 따르면 글로 적힌 발생가능한 부작용을 갖고 있다는 것 자체가 환자로 하여금 부작용 문제를 인식하는 데 도움을 주었으며, 또 그 부작용이 나타났을 때 환자는 주치의나 약사에게 부작용의 정보를 주게 된다.

[병원 입원(hospital stays)]

10. 많은 환자들이 수술을 받은 병원을 선택하라.
    - 연구에 의하면 환자들은 자신들이 병원에서 많은 경험을 하면서 최고로 대우 받은 그병원에서 더 좋은 결과가 나오는 경향이 있음을 보여주고 있다.
11. 환자가 병원에 있을 때는, 환자를 직접 접촉하는 모든 의료진이 손씻기(handwashing)를 제대로 하는지 물어보라.
    - 손씻기는 병원에서 감염의 확산을 예방하는 중요한 방법이다. 최근의 연구에 의하면 환자들이 의료진의 손씻기를 확인하는 경우 그 의료진은 그 전보다 더 자주 손씻기를 하였고 손씻기 때 더 많은 비누를 사용하였다.

12. 환자가 퇴원할 때는, 환자 자신이 가정에서 행해야 할 처치를 설명해달라고 의료진에게 요청하라.
   - 이점은 환자의 약제에 대한 학습을 포함하며, 환자가 빨리 일상생활로 되돌아갈 수 있도록 도와준다. 연구에 따르면 환자가 퇴원할 때 의료진은 환자들이 가정으로 돌아가서 실제로 해야 될 일과 해서는 안 될 일에 대하여 환자들이 이해하는 것보다도 더 많은 것을 고려하고 있었다.

[수술(surgery)]

13. 환자가 수술 받아야 한다면, 환자와 주치의, 수술 집도 의사 등 모두는 정확히 무엇을 행해야 할지 분명하고 일치되게 알고 있는지 확인하라.
   - 왼쪽다리를 수술해야 하는데 오른쪽 다리를 수술하는 사례 등 틀린 부위의 수술은 드물긴 하지만 너무나 자주 일어나고 있다. 반가운 소식은 틀린 부위 수술은 100% 예방가능하다는 것이다. 미국정형의사회에서는 수술 전에 수술 받을 부위에다 의사들이 직접 자신들의 이름 첫 글자를 표시하도록 촉구하고 있다.

[환자가 행할 수 있는 또 다른 스텝]

14. 환자는 질문 또는 관심대상에 대하여 큰소리로 말하라 **(큰소리로 말하기 캠페인 참고)**.
   - 환자는 자신의 간호와 관계된 누구에게나 질문할 권리가 있다.
15. 환자의 주치의처럼 자신의 치료와 간호를 책임지는 사람을 확인하라.
   - 환자가 병원에서 많은 건강문제를 갖고 있을 경우에 이 점은 특히 중요하다.
16. 환자의 치료와 간호과정 속에서 모든 건강 전문가들이 환자 자신에 관한 중요한 건강정보를 보유하고 있는지 확인하라.
   - 모든 건강전문가들이 그들이 필요로 하는 것을 모두 갖고 있다고 가정하지 말것.
17. 환자는 함께있는 가족이나 간병인 또는 환자가 할 수 없는 경우에 환자를 대신해 줄 수 있는 사람에게 요청하라.
   - 환자는 비록 지금 당장에는 도움이 필요 없다고 생각하지만 나중에는 그들을 필요로 할지 모른다.
18. "더 많이"가 항상 더 좋은 것이 아님을 알 것.
   - 어떤 검사나 처치가 왜 필요한지를 알아내는 것도 좋은 생각이다. 환자는 그러한 검사나 처치가 없더라도 더 나아질 수 있다.

19. 검사를 받아야 하면, 아무런 결과가 없는 것이 좋은 결과라고 가정하지 말 것.

- 검사결과에 대하여 알려 줄 것을 요청하라.

20. 환자는 자신의 상태와 처치에 관하여 의사와 간호사에게 질문하여 배우고 믿을 만한 정보의 원천(sources)을 활용하면서 배워라.

- 예를 들면 최근의 과학적 증거를 기초로 치료와 처치에 관한 의학적 권장사항을 소개하고 있는 미국 국립가이드라인정보센터(National Guidelines Clearinghouse™, http://www.guideline.gov) 홈피에 들어가서 찾아보는 방법도 있다. 환자는 의사에게 자신의 치료·처치가 최신 의학에 근거한 것인지 질문하라.

* 20 Tips to Help Prevent Medical Errors. Patient Fact Sheet. AHRQ Publication No. 00-PO38, February 2000. Agency for Healthcare Research and Quality, Rockville, MD. http://www.ahrq.gov/consumer/20tips.htm

안전한 의료와 간호는 단순히 실수나 사고를 일으키지 않는 것뿐만 아니라, 일어난 실수나 사고를 통해 배우는 것이 중요합니다. 이것이 의사와 간호사의 진정한 모습이며, 그 배움을 통해 환자에게 정중히 대하는 것이 중요하다.

최근의 흐름은 '이해의 의료'라는 개념이 대단히 중요한 시점이다. 이는 환자에게 제대로 설명하고 이해하도록 하여 치료와 간호를 추진하는 것을 의미한다. 이를 위해서는 사전동의(informed consent : 환자가 선택할 수 있는 만큼의 정보를 제공)를 시행하고, 정확한 의사소통을 꾀하여 신뢰관계를 쌓아나가는 것이 중요하다.

또한, 안전하고 질 높은 의료와 간호를 보장하여 환자로부터 신뢰를 얻으려면, 의료 안전에 대해 환자도 함께 모두가 자유롭게 이야기할 수 있는 의료 문화를 구축하는 것도 중요하다. 이러한 노력들이 모여 안전하고 질 높은 의료와 간호가 실현될 수 있을 것이라고 판단한다.

02 안전문화(safety culture)

안전문화의 개념

하인리히(Heinrich)의 법칙

1930년대 초 미국의 한 보험회사의 관리감독자였던 하인리히는 각종 사고들을 분석하다가 1대 29대 300의 법칙을 발견했다. 한 번의 대형사고가 발생했다면 이미 그 전에 유사한 29번의 경미한 사고가 있게 마련이고 그 주변에 또다시 300번 이상의 징후가 나타난 바있다는 내용으로 현재는 '하인리히 법칙'으로 불린다.

하인리히는 노동재해에 관하여 실증적 연구를 행한 결과, 중상자가 한 명 나오면 그와 같은 원인으로 경상자가 29명, 또 그 뒤에 운좋게 재난을 피했지만 같은 원인으로 부상을 당할 우려가 있는 잠재적 상해자가 300명이라고 하는 법칙을 내놓았다. 결국 위험을 방관하면 330회에 한 번은 큰 사고를 당할 위험이 있는 것이다. 이러한 사고를 미연에 방지하기 위해서는 시설 설비에 대한 개선과 종업원에 대한 안전교육 철저하게 하는 등 사고를 내는 원인을 배제할 필요가 있다고 하였다.

하인리히(Heinrich)의 재해사고 발생 5단계 발생요소 및 요인

단계	재해발생요소	요인	
1	사회적 환경	사회환경에 의한 영향	간접원인
2	개인의 결함	후천적 결함으로 부적절한 태도 전문지식 및 숙련도 부족 신경질적이고 흥분하거나 과격한 성격	
3	불안전한 상태	고장난 기계와 설비 맞지 않는 조명, 정리 정돈이 잘 되지 않은 작업장	직접원인 (1차 원인)
	불안전한 행동	안전태도의 불량, 경험 및 기능부족으로 인한 실수, 신체적 부적응 등	
4	사고	화재, 폭발, 물체의 낙하, 전기감전, 유해물질 노출 등으로 사고발생	사고
5	재해	사고 결과로 나타난 인명과 재산 피해	재해

하인리히는 모든 사고의 88%는 인적요인에 기인하며, 10%는 불완전한 물질적, 환경적 요인에 기인한 것으로서, 사고의 98%는 예방이 가능하고 불가항력적인 경우는 2%에 불과한 것이라고 하였다.

사고의 예방

재해를 초래하는 사건, 사고의 발생을 방지하는 것은 안전을 확보하는 데 매우 중요하다. 위험을 조기에 발견하고 그 위험을 제거하면, 사건· 사고의 발생을 미연에 방지할 수 있게 된다.

피해의 확대방지

사건, 사고의 발생을 완전히 방지하는 것은 현실적으로 어렵다. 예컨대 자동차나 철도는 그 편리성은 높지만, 사건, 사고의 발생을 완전히 제거할 수 없다. 즉 재해의 원인 위험을 충분히 이해하고, 사건, 사고의 발생을 상정한 준비가 필요하다. 이에 안전의 정의 2번째 내용으로 사건, 사고가 발생한 경우에도 피해의 발생이나 확대를 예방이 가능하도록 하는 상태가 안전이라고 할 수 있다.

첫째, 간호수행의 전 영역에서 안전을 위해 필요한 사항 등에 관해 이해를 시키고 안전규칙을 지키며 안전하게 행동할 수 있는 능력인 태도를 기른다. 개개인을 대상으로 안전을 위해 필요한 기초적인 것을 이해시키고 이것에 기초해서 안전하게 행동할 수 있는 태도나 습관을 형성하며 바람직한 행동양식을 습득하는 것이다.

둘째, 간호수행 중 잠재해 있는 위험을 예측해서 항상 안전의 위험을 확인하고 정확한 판단으로 안전하게 행동할 수 있는 태도와 능력을 기른다.

셋째, 자신이나 타인의 안전한 환경을 존중하고 병원에서 안전하게 역할을 수행할 수 있는 태도와 능력을 기르는 것을 목표로 해야 한다.

병원이라는 복잡한 조직 내에서 발생하는 안전사고는 환자의 생명과 직결 되는 치명적 결과 및 이에 따른 의료의 질 저하와 재정적인 손실 등 적지 않은 비용을 발생시킨다. 안전사고는 일단 발생하면 원상회복이 어렵고 그 파급 효과가 크므로 환자안전은 병원의 모든 구성원들이 의료서비스를 제공함에 있어 공통적으로 가져야 할 첫 번째 원칙이며 병원 내에서 이루어지는 모든 과정에 제일 우선적으로 고려되어야 할 사항이다. 우리나라는 의료사고로 인한 사망과 장애발생이 공공의 관심사로 논의되기 시작한 것은 최근의 일이며(강민아 외 4인, 2005), 의료기관 서비스 평가제도가 본격화됨에 따라 의료사고 예방전략에 관심이 급격히 증가하고 있다(김정은 외 3인, 2007). 외국의 경우 의료사고를 예방하기 위한 다양한 노력중의 하나로서 안전문화에 대한 개념과 측정도구의 개발이 활발히 이루어져왔다.

안전문화(safety culture)에 대한 최근의 증가된 관심을 거슬러 올라가보면 1986년 체르노빌 핵사고 결과로 나타나기 시작하였는데 국제 핵에너지기관 및, OECD 핵기관 등 두 기관에서 체르노빌 핵안전 사고의 한 요인이 취약한 안전문화임을 확인했기 때문이다. 안전문화에 관련된 연구들에서 중요하게 제시한 것 중에 하나는 전체적 안전문화는 조직의 안전에 대한 결정요인뿐만 아니라 조직구성원이 안전하게 수행할 수 있도록 격려해주는 하위역할을 수행한다는 점이다(Wiegmann et al., 2007). 한편, 안전문화풍토(safety climate)란 조직문화의 하나인 안전문화(safety culture)의 하위개념으로서(Cooper, 2000), 조직의 안전한 관리를 위한 구성원의 헌신과 개인 또는 조직의 능력을 결정짓는 가치, 태도, 지각, 능력, 그리고 행동 양식의 산물이다(AHRQ, 2004). 또한 부서나 조직 수준에서 구성원이 공유하고 있는 안전 우선순위에 대한 지각이며 측정 가능하고(Zohar et al., 2007), 특정 시점에서의 조직의 일시적인 안전상태(Cheyne, Oliver & Tomà, 1998)로서 안전수행을 예측할 수 있는 요인이다(Flannery, Carrick & Nendick, 2003).

다시 살펴보면, 안전문화는 안전문화풍토로 문헌에서 혼용 사용되고 있기도 하나 최근 이를 구분하여 사용하고 있다. 풍토란 용어는 환자안전문화를 안전에 대한 종업원의 인지, 관리행위, 안전체계 등 측정가능한 구성요소가 포함되어있는 것으로 구분하여 사용하고 있다(Sexton et al., 2006, Colla et al., 2005). 집단 수준의 지각에 대한 설문지를 사용할 때 대부분 풍토란 용어를 사용하게 되는데 이때 안전문화풍토는 안전문화의 측정 가능한 측면을 가지고 있다고 볼 수 있다. 문헌에서 나타나 있는 안전문화와 안전문화풍토의 정의를 정리해 보면 아래와 같다.

안전문화와 안전문화풍토의 정의

저 자	안전문화(safety culture)	저 자	안전문화풍토(safety climate)
Ciavarelli & Figlock (1996)	안전문화는 개인 및 집단의 안전수행과 관련될 뿐만 아니라 공유된 가치, 믿음, 가정, 규정으로 조직의 의사결정을 지배한다.	Cheyne et al. (1998)	안전문화풍토는 특정시점에 조직의 공유된 지각정도를 반영하는 문화의 일시적 상태이다.
Cooper (2000)	안전문화는 조직문화의 하위 측면이며 조직의 건강 및 안전수행과 관련된 구성원의 태도와 행위에 미친다.	Dedobbeleer & Beland (1991)	안전문화풍토는 개인적 속성이며 안전에 대한 관리 의무와 작업자의 참여 두가지 요인으로 구성된다.
Cox & Cox (1991)	조직의 안전문화는 안전과 관련하여 조직구성원이 공유한 태도, 믿음, 지각, 가치를 반영한다.	Flin et al. (2000)	안전문화풍토는 특정 시점의 전구성원의 태도와 지각으로 구분되는 안전문화의 표면적 특성이다.
Cox & Flin (1998)	조직의 안전문화는 조직의 건강과 안전 관리 위임, 양상, 실력을 결정하는 개인과 집단의 가치, 태도, 지각, 능력, 행위 양상으로 구성된다.	Hahn & Murphy (2007)	안전문화풍토는 의사결정 관리, 조직의 안전규범과 기대, 안전실무와 정책, 안전에 대한 조직의 의무를 의사소통하는 절차를 포함한 여러 요인에 대한 공유된 지각이다.
Helmreich & Merritt (1998)	안전중요성에 대한 믿음과 조직의 안전 규범에 대한 구성원의 자발적 유지에 대한 이해 공유 및 공통 목적을 위한 조직 구성원들의 지지이다.	Zohar (1980)	안전문화풍토는 조직문화의 특정형태이며 작업 행위에서 안전한 수행의 중요성에 대한 구성원의 지각 정도를 반영한다.

안전문화풍토를 다시 정리하면 안전에 대한 개인 또는 조직의 능력을 결정짓는 가치, 태도, 지각, 안전수행 능력 정도라고 할 수 있다. 또한 특정시점의 개인, 부서, 조직 수준에서 조직구성원이 공유하고 있는 안전에 대한 우선순위나 관리에 대한 태도 및 이를 지각하고 있는 정도이며 안전수행을 예측할 수 있는 요인이다.

안전문화의 중요성

안전문화풍토는 안전문화를 평가하고 개선하기 위한 중요한 개념이지만, 이는 일시적인 현상일 뿐이며 안전관리체계와 안전관리행위에 따라 변화될 수 있다는 점이 중요하다.

안전문화풍토를 측정하여 조직 내 안전관리체계의 개선이 필요한 영역을 확인하고 이를 개선하는 것이 중요하다. 이를 위해서는 객관적 비교가 가능한 결과 지표를 축적하여 안전문화풍토를 개선하는 데 활용할 수 있어야 한다. 따라서 병원 조직에서는 안전문화풍토를 개선하기 위해 다양한 전략을 개발하는 것뿐만 아니라, 안전문화풍토를 측정하여 결과 지표를 축적하여 안전관리체계의 개선을 위한 우선순위를 파악하는 것이 필요하다.

안전문화측정도구는 다양하게 개발되어 있으나 미국의료품질기관(Agency for Healthcare Research and Quality, AHRQ)의 홈페이지(http://www.ahrq.gov/qual/patientsafetyculture/hospscanform.pdf)에서 병원조직 안전문화 측정도 구를 찾아볼 수 있다. 존스홉킨스병원의 경우 해마다 측정하는 등(Pronovost & Sexton, 2007) 안전문화풍토측정을 통하여 그 시점의 병원조직의 안전문화에 대해 진단하고 개선하기 위한 노력을 시행하고 있다.

병원조직에서 안전과 관련된 정책과 표준이 매우 중요하다. 안전과 관련된 정책과 표준은 조직의 기본적 가치와 신념체계의 표면적 징후로 볼 수 있으며, 작업장 안전을 고려한 조직의 기본적 가치와 관련이 있으며, 병원조직의 환자안전과 관련된 가치는 정책과 표준에 반영되며 안전관련 정책은 안전 표준, 안전 교육, 안전과 관련된 이용가능 자원, 안전수행 피드백 등의 이행(compliance)과 관련된 정책을 포함한다(DeJoy, Schaffer, Wilson, Vandenberg & Butts, 2004).

이러한 정책과 표준은 조직구성원의 행위를 표준화하고 바람직한 행위를 하도록 조직구성원에게 심리적 압력을 가하는 요인 중 하나이기도 하다.

따라서, 조직의 안전과 관련된 정책과 표준은 명료하고 적절하게 문헌으로 정리되어 조직 구성원 누구나 쉽게 이용 가능하여 충분히 공유되어야 한다. 이를 통해 조직 구성원들이 안전을 위해 필요한 행동을 취할 수 있도록 도와줄 수 있다.

환자안전 표준 구축방법

환자안전 표준을 개발하고 유지하는 프로세스를 Rozovsky가 제시한 내용을 중심으로 설명하자면 아래와 같다.

- 환자안전 표준의 우선순위를 구축하고, 주요 안전 영역에 대해 집중한다.
- 합리적인 기대치를 설정하고, 표준과 절차를 조직 구성원, 장비 및 기술 내에서 획득할 수 있도록 설정한다.
- 제안된 표준의 실패 형태나 효과분석을 시행하고, 다양한 각도에서 분석을 실시한다.**(예산, 장비, 인력, 보험, 환자요구와 다양성, 시설에 대한 요구 등을 고려한다. 제안된 표준이나 절차로부터 발생되는 장애물이나 안전요인에 대해 고심한다.)**
- 환자안전 표준이나 절차를 현장 검증을 수행하고, 문제영역을 확인하고 해결한다.
- 교육을 실시하고, 모든 직원이 새로운 표준과 절차를 이해하고 활용할 수 있도록 한다.
- 모니터링을 실시하여, 수정된 절차가 예견된 대로 원활히 이루어지고 있는지를 판단한다.
- 개선을 유지하며, 표준이나 절차의 변화가 필요한지를 감시하고 변경이 필요하면 새로운 직원 고용, 장비 도입 등을 고려한다.
- 일관된 접근을 시도하고, 한 가지 포괄적 분석 방법을 사용하여 환자안전 표준이나 절차를 평가한다.
- 과정을 기록하며, 표준과 절차가 어떻게 개발되고 수행되고 개선되었는지 이해 가능한 방법으로 명확하게 기록한다.
- 다양한 표준이나 절차를 수용하여, 환자안전의 질을 획득하기 위해 다양한 방법이나 표준을 수용한다.

환자안전 설문조사*

소개의 말씀

이 설문조사는 병원에서의 환자안전, 의료과오 및 사건보고에 관한 당신의 의견을 알아보는 것이며, 대략 10~15분 소요될 것입니다. 만일 대답을 하고 싶지 않거나 당신에게 해당사항이 없으면 그 부분은 공백으로 두셔도 됩니다.

- "사건"이란 환자에게 해를 끼친 여부와 관계없이 모든 종류의 의료과오, 실수, 사건, 사고, 오차 등을 말합니다.
- "환자안전"은 환자의 손상(injury)은 물론 환자를 진료하는 과정에서 비롯된 위해사건(adverse event)의 예방 또는 방지를 말합니다.

SECTION A : 당신의 근무구역/병동

당신이 가장 많은 업무시간을 사용하거나 가장 많이 의료서비스를 제공하고 있는 근무구역, 부서, 병동을 평가해 보시기 바랍니다.

병원에서 당신의 주요 근무구역 또는 병동은 어느 곳입니까? 한 가지만 선택하십시오.

- ☐ a. 다양한 병동 또는 특별한 병동이 없다.
- ☐ b. 투약(비 수술적)
- ☐ c. 수술부
- ☐ d. 산부인과
- ☐ e. 소아과
- ☐ f. 응급의학과
- ☐ g. 중환자실
- ☐ h. 정신과
- ☐ i. 재활의학과
- ☐ j. 약제부
- ☐ k. 진단검사의학과
- ☐ l. 방사선과
- ☐ m. 마취과
- ☐ n. 기타 (따로 적어주십시오).

당신의 근무구역/병동에 대한 당신의 평가를 표시하여 주십시오.

내가 근무하는 구역/병동은....

	매우 아님	아님	보통	그렇다	매우 그렇다
1. 의료진들이 서로 도와주고 있다.	☐1	☐2	☐3	☐4	☐5
2. 업무량을 처리할 만한 충분한 인력이 있다.	☐1	☐2	☐3	☐4	☐5
3. 많은 업무량을 빨리 끝내야 할 경우, 우리는 그 일을 모두 함께 처리한다.	☐1	☐2	☐3	☐4	☐5
4. 의료진들이 서로를 존경한다.	☐1	☐2	☐3	☐4	☐5

	매우 아님	아님	보통	그렇다	매우 그렇다
5. 최선의 간호를 위하여 직원들(staff)은 더 오래 일한다.	□1	□2	□3	□4	□5
6. 우리는 환자안전을 향상시키기 위한 적극적인 활동을 하고 있다.	□1	□2	□3	□4	□5
7. 최선의 간호를 위하여 많은 임시직을 고용하고 있다.	□1	□2	□3	□4	□5
8. 직원들(staff)은 그들의 부주의(mistake)를 자신들 탓으로 돌린다.	□1	□2	□3	□4	□5
9. 이 곳에서 부주의(mistake)는 긍정적인 변화를 이끌어왔다.	□1	□2	□3	□4	□5
10. 더 심한 부주의는 내 주변에서 일어나지 않는다.	□1	□2	□3	□4	□5
11. 이 병동의 한 구역이 매우 바빠지면 다른 의료진들이 도와준다.	□1	□2	□3	□4	□5
12. 사건이 보고되면, 당사자는 보고서를 작성해야 할 일로 느끼고 문제로는 느끼지 않는다.	□1	□2	□3	□4	□5
13. 우리가 환자안전의 향상을 위한 어떤 변화를 만들어내면, 우리는 그 효과를 평가한다.	□1	□2	□3	□4	□5
14. 우리는 더 많이, 더 빨리 끝내기 위해 "위기상황" 하에서 근무한다.	□1	□2	□3	□4	□5
15. 더 많은 성과를 위하여 환자안전을 희생시키지않는다.	□1	□2	□3	□4	□5
16. 직원들(staff)은 그들이 만들어낸 실수가 개인신상기록부에 보관되는지 걱정한다.	□1	□2	□3	□4	□5
17. 우리 병동에는 환자안전에 관한 문제가 있다.	□1	□2	□3	□4	□5
18. 우리 병동의 절차와 체계들은 의료과오를 예방하는데 훌륭하다.	□1	□2	□3	□4	□5

SECTION B : 나의 상사(윗분)/관리자

당신의 바로 위의 상사/감독자 또는 당신이 직접 보고하는 사람을 평가해 보시기 바랍니다.

	매우 아님	아님	보통	그렇다	매우 그렇다
1. 나의 상사는 환자안전 절차에 따라 업무를 처리한 것을 보면 칭찬한다.	□1	□2	□3	□4	□5
2. 나의 상사는 환자안전 향상을 위한 직원들(staff)의 제안을 진지하게 고려한다.	□1	□2	□3	□4	□5
3. 업무량이 많아지면 나의 상사는 정상적인 절차를 무시해서라도 우리가 더 빨리 업무를 끝내기를 원한다.	□1	□2	□3	□4	□5
4. 나의 상사는 계속해서 발생하는 환자안전 문제를 무시한다.	□1	□2	□3	□4	□5

✣ SECTION C : 의사소통

당신의 근무구역/병동 에서는 얼마나 자주 아래 일이 발생합니까?
내가 근무하는 구역/병동은....

	결코 없음	드묾	때때로	매우 자주	항상
1. 사건보고에 근거하여 환경을 변화시키는 피드백이 있다.	☐1	☐2	☐3	☐4	☐5
2. 직원들(staff)은 환자간호에 악영향을 줄 수 있는 사항을 발견하면 자유롭게 자기의 의견을 말한다.	☐1	☐2	☐3	☐4	☐5
3. 병동에서 발생한 의료과오에 대한 정보를 받고 있다.	☐1	☐2	☐3	☐4	☐5
4. 직원들(staff)은 결정사항이나 더 많은 권한이 필요한 행동에 대하여 자유롭게 이의를 제기한다.	☐1	☐2	☐3	☐4	☐5
5. 의료과오의 재발을 예방하는 방안을 토론한다.	☐1	☐2	☐3	☐4	☐5
6. 직원들(staff)은 정당하지 않다고 생각되는 일을 보아도 이의를 제기하기를 두려워한다.	☐1	☐2	☐3	☐4	☐5

✣ SECTION D : 사건보고 빈도

다음과 같은 실수가 일어나면 얼마나 자주 보고됩니까?

	결코 없음	드묾	때때로	매우 자주	항상
1. 실수가 발생했으나 환자에게 영향을 미치기 전에 발견되고 교정되었을 때, 이 실수는 얼마나 자주 보고됩니까?	☐1	☐2	☐3	☐4	☐5
2. 실수가 발생했으나 환자에게 잠재적인 위험도 없는 실수인 경우, 이 실수는 얼마나 자주 보고됩니까?	☐1	☐2	☐3	☐4	☐5
3. 환자에게 해로울 수 있는 실수이지만 위해가 발생하지 않은 경우, 이 실수는 얼마나 자주 보고됩니까?	☐1	☐2	☐3	☐4	☐5

✣ SECTION E : 환자안전 등급

당신의 근무구역/병동의 전체적인 환자안전 등급을 평가해주세요.

☐	☐	☐	☐	☐
A	B	C	D	E
최고	매우 양호	보통	불량	낙제

✣ SECTION F : 당신의 병원

당신의 병원에 대한 당신의 평가를 표시하여 주십시오.
내가 근무하는 병원은....

	매우 아님	아님	보통	그렇다	매우 그렇다
1. 관리적 차원에서 환자안전을 격려하는 근무환경을 제공하고 있다.	☐1	☐2	☐3	☐4	☐5
2. 병동들이 서로 잘 협조를 하지 않는다.	☐1	☐2	☐3	☐4	☐5
3. 다른 병동으로 환자 이송이 있을 때 틈새가 있다.	☐1	☐2	☐3	☐4	☐5

	매우 아님	아님	보통	그렇다	매우 그렇다
4. 병동 간 협력이 필요한 업무가 생기면 서로가 성심껏 협력을 한다.	☐1	☐2	☐3	☐4	☐5
5. 근무교대를 할 때 중요한 환자간호 정보가 자주 분실된다.	☐1	☐2	☐3	☐4	☐5
6. 타 병동 직원들(staff)과 함께 근무할 때는 자주 불쾌하다.	☐1	☐2	☐3	☐4	☐5
7. 타 병동을 경유하는 정보교환을 할 때 자주 문제가 발생한다.	☐1	☐2	☐3	☐4	☐5
8. 병원관리 활동은 환자안전을 최고로 우선한다는 것을 보여주고 있다.	☐1	☐2	☐3	☐4	☐5
9. 병원관리 활동은 위해사건이 발생한 후에만 관심이 있는 것처럼 보인다.	☐1	☐2	☐3	☐4	☐5
10. 병동들은 환자를 위한 최고의 간호를 제공하기 위하여 서로 잘 협력한다.	☐1	☐2	☐3	☐4	☐5
11. 이 병원에서 근무교대는 환자에게 문제가 있다.	☐1	☐2	☐3	☐4	☐5

SECTION G : 사건보고 횟수

지난 12개월 동안, 얼마나 많은 사건보고가 서면으로 제출되었습니까?

- ☐ a. 전혀 없음
- ☐ b. 1~2회
- ☐ c. 3~5회
- ☐ d. 6~10회
- ☐ e. 11~20회
- ☐ f. 21회 이상

SECTION H : 배경 환경

아래 정보는 설문조사 결과의 분석에 도움이 됩니다.

1. 당신은 이 병원에서 얼마나 오래 근무하였습니까?

- ☐ a. 1년 이하
- ☐ b. 1~5년
- ☐ c. 6~10년
- ☐ d. 11~15년
- ☐ e. 16~20년
- ☐ f. 21년 이상

2. 당신은 이 근무구역/병동에서 얼마나 오래 일했습니까?

- ☐ a. 1년 이하
- ☐ b. 1~5년
- ☐ c. 6~10년
- ☐ d. 11~15년
- ☐ e. 16~20년
- ☐ f. 21년 이상

3. 일반적으로 당신은 이 병원에서 주당 몇 시간 근무합니까?

- ☐ a. 20시간 이하
- ☐ b. 20~39시간
- ☐ c. 40~59시간
- ☐ d. 60~79시간
- ☐ e. 80~99시간
- ☐ f. 100시간 이상

4. 병원에서 당신의 직책은 무엇입니까? 당신의 직책을 가장 잘 설명하는 한 가지만 선택하십시오.

- ☐ a. 간호사
- ☐ b. 내과의사 보조
- ☐ c. 간호조무사
- ☐ d. 간병인
- ☐ e. 인턴
- ☐ f. 주치의
- ☐ g. 약제사
- ☐ h. 영양사
- ☐ i. 병동 사무원
- ☐ j. 호흡치료사
- ☐ k. 언어치료사
- ☐ l. 기사(방사선, 임상병리 등)
- ☐ m. 관리직 직원
- ☐ n. 기타(따로 적어주십시오).

5. 당신의 직책에서, 일반적으로 당신은 직접 환자와 접촉합니까?

- ☐ a. 예
- ☐ b. 아니오

6. 얼마나 오랫동안 당신은 현재의 전문직으로 일해 왔습니까?

- ☐ a. 1년 이하
- ☐ b. 1~5년
- ☐ c. 6~10년
- ☐ d. 11~15년
- ☐ e. 16~20년
- ☐ f. 21년 이상

SECTION Ⅰ : 당신의 의견

당신이 근무하는 병원에서의 환자안전, 의료과오 또는 사건보고와 관련하여 자유롭게 당신의 의견을 적어주십시오.

설문에 응답해 주셔서 대단히 감사합니다.

* http://www.ahrq.gov/qual/patientsafetyculture/hospscanform.pdf

03 위험예지훈련

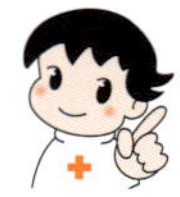

안전에 대한 감수성 향상

우리가 안전한 의료와 간호를 제공하려면, 안전문화를 구축하고 각 종사자들에게 조직적인 교육이 필요하다. 이를 위해서는 먼저 의료사고와 간호사고가 어떤 것인지, 그리고 그러한 사고가 발생하는 원인과 결과에 대한 이해도 선행되어야 한다.

특히 간호사나 의사들은 환자의 생명과 건강에 직접적인 영향을 미치기 때문에 각 개인이 갖춰야 할 감수성과 자세가 중요하며, 이러한 감수성과 자세는 교육을 통해 키울 수 있다. 이를 위해 교육 프로그램에서는 실제 사례나 시뮬레이션을 활용하여 개인의 경험을 쌓을 수 있도록 해야 한다.

또한, 각 종사자들이 안전문화를 수용하고 실천할 수 있도록 조직적인 노력이 필요하다. 조직에서는 안전문화를 구축하고 유지하기 위한 제도나 절차를 마련하고, 종사자들이 안전문화를 따르도록 교육 및 훈련을 제공해야 한다. 이러한 부분들은 개인의 감수성과 자세를 키우는 것은 시간과 노력이 필요하기 때문에, 종사자들은 지속적인 교육과 자기 발전에 힘쓰며, 안전한 의료와 간호를 제공할 수 있는 전문가로서 자신을 계속해서 발전시켜 나가야 한다.

이 장에서는 의료시스템 안에서 발생 가능한 의료사고를 예측하고, 이를 예방하기 위해 간호사의 감수성을 키우는 방법으로 "위험예지훈련"을 소개하고 있다. 전문가들은 오랜기간 동안 의료사고 방지에 적극적으로 대처해 온 경험을 토대로, 사고가 일어난 후의 반성과 피드백이 중요하지만, 그 이상으로 사고를 미리 예방하는 것이 가장 중요하다고 결론 내리고 있다.

실수나 사고를 미리 예방하기 위해서는 감수성이 매우 중요하다. 즉, 이상한 징후나 위험 요소를 느끼고 발견할 수 있는 감수성을 키워야 한다. 간호사는 안전한 의료와 간호를 깨달으며 느낄 수 있는 감수성을 연마하여, 눈앞에 중대한 위험이나 징후가 있어도 무심코 지나치지 않도록 해야 하기 때문에 전문가들은 안전한 의료와 간호를 위해 감수성을 키우는 것이 중요하다고 강조하게 된다.

간호사 개개인의 다른 가치관이나 감수성을 어떻게 하면 키울 수 있는지 시행착오를 반복한 결과, 외국에서는 산업계의 노동재해에 대한 대처로서 현장의 사고방지를 목적으로 개발된 "위험예지훈련"을 도입하여 큰 성과를 올린 병원들이 보고되고 있다.

이 훈련은 사건 전개 등의 방법론을 포함하여 상당히 알기 쉽고 또 의료 현장에서도 활용 가능하며 나아가 가장 기대하는 간호사 개개인의 감수성 교육에 유용하다고 실감하기 때문에 병원 내의 교육연수에 많이 도입되고 있다.

그래서 간호사의 안전교육, 의료사고방지를 위한 '감수성 교육'으로 매년 새로 채용되는 신입 간호사 연수에 위험예지훈련을 실시하고 있으며, 실제 연수에서는 연수 전에 일상의 다양한 상황(화장실, 복도, 침상 주위, 주사를 준비하는 곳 등)을 사진으로 촬영해 두고 학습생을 그룹으로 나누어 각각의 그룹에 사진을 나누어주고 진행자, 서기, 발표자를 정하게 하고 제한된 시간 내에 그룹활동을 하게 한다. 마지막으로 내용을 각 그룹에 발표시켜 다른 그룹으로부터 의견을 구한다. 그룹활동을 할 때에는 연수 전체 진행자가 상담에 응하는 형태로 준비하며, 그 외에는 위험예지훈련의 4단계 방법으로 진행한다.

위험예지훈련을 도입한 성과는 모두가 서로 의견을 나누는 과정을 통해 적신호사건의 가장 큰 원인으로 지적되었던 '의사소통' 문제가 크게 개선되었고, 또한 참가자 각 개인이 영향을 받아, 교육하는 측이 기대하던 감수성이 향상되고 있음(생각하고, 깨닫는 등의 중요함을 의식하는)이 그 반응으로 나타나고 있다.

그룹활동 형식으로 다양한 환경, 사고사례에 대해 구체적으로 모두가 문제를 공유하여 대화하기 때문에, 혼자서는 생각하지 못했던 문제점이나 잠재적 위험성을 찾을 수 있게 된다. 해결을 위한 과정에서는 사례를 분석하는 중에 개인 역량의 한계나 다른 사람과의 연관성, 시스템의 문제 등, 사건을 다면적으로 파악하는 것의 중요성을 생각할 수 있어 조직적 문제 해결의 능력이 향상되는 효과가 있다.

이러한 의미에서 의료기관에서는 위험예지훈련이 안전한 의료와 간호를 구축하기 위한 감수성 교육의 우수한 방안으로서 적극 권장되고 있다.

위험예지훈련 방법

1. 위험예지훈련 소개

위험예지훈련이란 본래 산업계의 근로현장에서 산업재해 "제로"를 목표로 안전한 근로환경을 정비하기 위한 기법으로 소개된 것이다. 그 목표로 하는 바는 회의(소그룹 모임)같은 방법을 통하여 '위험'을 위험으로 깨닫는 '안전사고의 예측' 감수성을 날카롭게 하고 집중력을 높여, 팀워크로 위험에 대한 정보 공유와 안전대책은 무엇인지를 파악하여 문제해결 능력을 높여가는 것에 있다.

- 위험예지훈련의 목표
  - 감수성 향상
  - 집중력 강화

- 문제해결 능력향상
- 팀워크 향상
- 안전한 의료환경 조성

2. 위험예지훈련의 4단계

절차는 현장에서 일러스트 시트(그림판)를 사용하여(사진은 사실성이 너무 강하기 때문에 가급적 그림이나 도해를 활용) 책임자(리더나 팀장)를 중심으로 30분 정도의 짧은시간에 다음의 1~4단계를 시행한다.

● 본심을 이야기하는 원칙

- 자유롭게, 편안하게, 솔직하게, 왁자지껄· 시끌시끌하게
- 느낀대로, 점잔빼지말고
- 간단한말로, 집중해서(짧은시간 내에)
- 모두「그렇다·이거다」(의견일치)

① **제1단계** : 현상 파악 → 어떤위험이 숨어 있는지를 생각한다.

- 위험요인을 발견하고 그 요인이 일으킬 현상을 가정한다.
- 표현은 '~해서 ~하게 된다.', '~이므로, ~ 된다(구체적이고 단정적인 사고의 형태로 말한다).'
  - * 나쁜 표현의 예 : 환자복 바지가 길어서 환자가 신발 신을 때 넘어질지도 모른다.
  - * 좋은 표현의 예 : 환자복 바지가 길어서 환자가 신발 신을 때 옷자락을 밟고 넘어져 낙상사고를 당한다.
- 긍정적인 표현을 하며 부정적 표현은 피한다.

  「기록을 하지 않으므로, ~하다.」, 「제대로 듣지 않기 때문에, ~하다.」처럼, 해결책(기록을 한다, 똑바로 듣는다 등)이 쉽게 머릿속에 그려지는 부정적인 표현을 사용하는 것은 좋지 않다. 왜냐하면 한가지 사고인 경우에도 이 사고와 관련된 많은 문제들(인간적 실수, 적용방법상의 문제, 설비문제 등)이 얽혀 있을 수가 있는데 「~하지 않으므로」, 「~ 하지 않고」라는 부정적인 표현을 하면, 그 문제는 필연적으로 그 「~ 의 부분」의 해결만으로 예방될 수 있다고 생각되어져 버리기 때문이다. 그러나 「발밑이 보이지 않기 때문에~」처럼, 해결책을 상정하고 있지 않는 상황을 표현할 경우에는 사용해도 좋다. 또한 따지거나 질책하는 표현은 삼가며, 다른사람의 의견을 존중한다.

  - * 나쁜 표현의 예 : 전화로 받은 구두지시를 기록해 두지 않으므로, ~
  - * 좋은 표현의 예 : 전화로 구두지시를 받아서, ~

② **제2단계** : 본질 규명 → 위험포인트 추출한다.

- 발견한 위험 중에서 매우 중요하다고 판단되는(**긴급 대처가 필요, 사고의 빈도와 가능성이 큰**) 위험을 선정하여 점수를 매긴다.
- 위험요인을 추출한다.

③ **제3단계** : 대책 수립 → 자신이라면 어떻게 할 것인지를 생각한다.

- 제2단계에서 선택한 위험점수에 대해 구체적으로 대책을 논의한다.

④ **제4단계** : 목표 설정 → 제3단계에서 마련한 대책 중에서 중점 실시항목을 추출하여 합의한다.

- 다음으로 추출한 항목을 중점 실시항목으로 한다.
- 나아가 중점 실시항목을 실천하기 위해 팀의 행동 목표를 설정하고 복창하여 서로 확인한다.

3. 위험예지훈련 실시 조건

- 한그룹에 4~6명이 역할을 정하여 실시한다.
- **역할분담** : 팀장, 서기, 발표자, 팀원
- **준비물품**: 메모지(**A4 용지**), 보고서용지, 매직펜, 일러스트시트(**실제현장의 일러스트가 좋다.**)
- 그룹활동 시에는 진행자(**안전에 관한 인식을 높이는 지원자로서 그룹의 중심**)가 필요하다.
- 문제점이나 목표를 확인한다.
- **위험예지훈련 보고서 작성** : 4단계의 시행결과를 보고서 양식으로 정리한 것인데, 이 보고서는 위험예지훈련을 실시 때마다 반드시 작성할 필요는 없다. 그러나 훈련실시 결과를 보고서 형식으로 남겨 둠으로써 다음 훈련에 활용할 수 있고, 또한 보고서를 정리하는 과정에서도 자연스럽게 위험 예지능력을 향상시킬 수 있으므로 보고서를 정리하는 것이 바람직하다.

위험예지훈련 보고서

20 . . .

결제	수간호사	간호과장

Sheet No.	517	장 소	외과병동 간호사실	
팀 이 름	팀 장	서 기	발표자	팀 원
펑크바나나	온정성	잘기록	이또박	나협조, 오칭찬

제1단계 〈어떤 위험이 잠재해 있는가?〉

팀 전체가 대화로 잠재위험을 발견 · 예지하고, 위험요인과 그 요인에 따라 일어나는 현상을 발견한다.

제2단계 〈이것이 위험 포인트다〉

발견한 위험 중에서 중요위험에 ○표시를 하고, 범위를 좁혀 특히 중요하다고 하는 것에 ◎표시를 한다.

No	평가	위험요인과 현상(사고의 형태)을 예상해서(~해서~되다)
1	◎	병실에 물, 음료수 등 액체가 흘려있어서 미끄러져 넘어진다.
2	○	조명이 어두워서 슬리퍼를 제대로 신을 수 없어 자세가 불안정해져 넘어진다.
3	◎	수면제의 영향으로 비틀거려 넘어진다.
4		
5		
6		

제3단계 〈당신이라면 어떻게 하겠는가?〉

위험 포인트 ◎표시를 해결하기 위해서 구체적이며, 실행이 가능한 대책을 생각한다.

◎ 표시	※ 표시	실행 가능한 구체적 대책
1	※	1. 병실이나 복도에 물이나 액체가 있으면 바로 닦는다.
		2. 효과적인 조명을 연구한다.
		3.
3	※	1. 수면제의 영향을 환자에게 충분히 설명하고, 침상을 벗어날 때에는 반드시 간호사호출기를 누르도록 지도한다.
		2. 환자를 회진하는 시간을 자주 갖는다.
		3.

제4단계 〈우리는 이렇게 하자〉

중점 실시항목을 추려서 ※를 하고, 그것을 실천하기 위해 팀의 행동목표를 설정하고 전원이 지적 확인한다.

팀 행동목표(~을~해서~하자)	병실이나 복도에 물이나 액체가 있으면 지체하지 말고 즉시 닦자. 수면제의 영향을 꼭 설명하고, 간호사 호출기를 누르게 지도하자.
원 포인트 호칭항목	액체, 수면제, 좋아! (3회 실시)
수간호사 · 팀장 강평	(통합적인 논평을 기입한다.)

참고문헌

- 강민아, 김정은, 안경애, 김윤, 김석화(2005). 환자안전 문화와 의료과오 보고에 대한 의사의 인식과 태도. 보건행정학회지, 15(4), 110-135.
- 김정은, 강민아, 안경애, 성영희(2007). 환자안전과 관련된 병원문화와 의료과오 보고 에 대한 간호사의 인식조사. 임상간호연구, 13(3), 169-179.
- 김정은, 박이화, 박선영, 이선영(2008). 환자안전의 게이트 키퍼 : 간호사. 서울, E PUBLIC.
- 박철완(2010). 임상환자안전. 서울, 아카데미아.
- 정수경(2010). 병원조직구성원의 안전문화풍토와 안전이행에 대한 설명모형. 연세대학 교 대학원. 박사학위논문.
- Cheyne, A., Cox, S., Oliver, A., & Tomà, S.M. (1998). Modeling safety climate in the prediction of levels of safety activity. Work and Stress, 12, 255- 271.
- Ciavarelli, A., Jr. & Figlock, R. (1996). Organizational factors in aviation accidents. Proceedings of the Ninth International Symposium on Aviation Psychology, 1033-1035.
- Cooper, M.D. (2000). Towards a model of safety culture. Safety Science, 36, 111-136.
- Cox, S., & Cox, T. (1991). The structure of employee attitudes to safety: A European example. Work and Stress, 5, 93-106.
- Cox, S., & Flin, R. (1998). Safety culture: philosopher's stone or man of straw? Work and Stress, 12(3), 202-216.
- C. Schoen et al.,"Taking the Pulse of Health Care Systems: Experiences of Patients with Health Problems in Six Countries,"Health Affairs Web Exclusive (Nov. 3, 2005): W5-509--W5-525. Data from the 2005 Commonwealth Fund International Health Policy Survey of Sicker Adults.
- Dedobbeleer, N., & Beland, F. (1991). A Safety Climate Measure for Construction Sites. Journal of Safety Research, 22, 97-103.
- DeJoy, D.M., Scaffer, B.S., Wilson, M.G, Vandenberg, R.J., & Butts, M.M.(2004). Creating safer workplaces: accessing the determinants and role of safety climate. Journal of Safety Research, 35, 81-90.
- Flin, R., Mearns, K., O'Connor, P., & Bryden, R. (2000). Measuring safety climate: identifying the common features. Safety Science, 34, 177-192.
- Hahn, S.E.; Murphy, L.R. (2008). A short scale for measuring safety climate Safety Science, 46(7), 1047-1066.
- Helmreich, R. L., & Merritt A.C. (1998). Organizational culture. In R. L. Helmreich & A. C. Merritt (Eds.), Culture at work in aviation and medicine, Brookfield, VT:Ashgate.
- J. Cylus and G.F.Anderson, Multinational Comparisons of Health Systems Data, 2006 (New York: The Commonwealth Fund, Apr.2007)
- Lyon, J.S .(2007). The missing link: an examination of safety climate and patient clinical outcomes international sample of hospitals. Doctoral dissertation, University of Maryland.
- Reason, J. T. (1990), Human Error, New York, Cambridge University Press.
- Rozovsk, F.A. (2005). Cossing the chasm from legal and regulating compliance. In Rozovsk F.A. & Woods, J.R. (Ed.), The handbook of patient safety compliance(pp 13-14). San Francisco, CA: Jossey-Bass.
- Sexton, J.B. et. al. (2006). The Safety Attitudes Questionnaire: psychometric properties, benchmarking data, and emerging research, BMC Health Services Research, 6(44), 86/1472-6963-6-44.
- Wiegmann, D.A. et al. (2007). A review of safety culture theory and its potential application to traffic safety. AAA Foundation for Traffic Safety. 1-16.
- Zohar, D. (1980). Safety Climate in Industrial Organizations: Theoretical and Applied Implications. Journal of Applied Psychology, 65(1), 96-102.
- Zohar D., Livne, Y., Tenne-Gazit, O., Admi, H. & Donchin, Y. (2007). Healthcare climate: A framework for measuring and improving patient safety. Critical Care of Medicine, 35(5), 1312-1317.
- 미국의료기관평가위원회(JC). http://www.jointcommission.org/SentinelEvents/Statistics/

- 미국의료기관평가위원회(JC). http://www.jointcommission.org/NR/rdonlyres/658A9BB9-3485-4ACB-91BF-FCDCA73E4F30/0/2007_Annual_Report.pdf
- 미국의료기관평가위원회(JC). http://www.jointcommission.org/NR/rdonlyres/484AD48F-C464-4B5B-8D70-AA79179B3970/0/speakup.pdf
- 미국의료품질기관(AHRQ). http://www.ahrq.gov/downloads/pub/advances/vol3/Singer.pdf
- 미국의료품질기관(AHRQ). http://www.ahrq.gov/consumer/20tips.htm
- 의료소비자시민연대. http://www.medioseo.or.kr/Center/2_22.php
- 세계보건기구(WHO). http://www.who.int/patientsafety/events/04/4_Timmons.pdf
- 한국소비자원. http://www.kca.go.kr/front/information/inf_06_view.jsp?no=594
- 한국소비자원. http://www.kca.go.kr/front/information/inf_01_05_view.jsp?no=724&ctx =0102
- http://www.asee4ilin.org/Conference2006program/Papers/Gaddini-P80.pdf
- http://www.uth.tmc.edu/schools/med/imed/patient_safety/survey&tools.htm
- http://www.cmwf.org/usr_doc/870_Schoen_pulse_HA_itl.pdf

CHAPTER

02

낙상

01 낙상의 개념

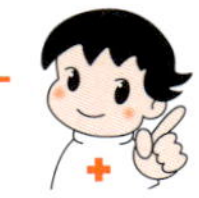

"낙상"이란 본인의 의사와는 상관없이 넘어지거나 떨어져서 몸을 다치는 것을 말하며, 높은 곳에서 떨어지는 추락과 걸려 넘어지거나 미끄러져 넘어지는 것을 모두 포함한다. 낙상은 모든 연령대에서 발생할 수 있지만, 특히 노인에서 발생률이 높으며, 노인 인구 비율이 늘고 의료기술이 발전하여 수명이 연장됨에 따라 노인 낙상의 발생은 기하급수적으로 늘어나고 있다. 낙상사고가 발생하는 원인은 다양하며 몇 가지 원인이 중복하여 발생하는 경우도 있다. 불안증 또는 치매환자 등 확실히 위험성이 높다고 판단되는 사람이나 위험성을 이해하지 못해 혼자서 행동해도 괜찮다고 생각하는 사람, 신체적 기능 저하로 주의를 요하는 사람 등의 위험성을 파악하는 것은 매우 중요하다. 자존심을 배려하면서 환자의 상태를 신체, 정신, 생활측면의 시점에서 정확하게 평가하고 어떻게 환자의 전체 상황을 올바르게 파악하는지가 사고 방지의 열쇠가 된다. 보건복지부, 의료기관평가인증원에 따르면 2022년 기준 14,820건의 안전사고가 보고됐으며, 이 중 낙상 사고는 5,475건(38.8%)의 높은 비율로 환자안전 사고 중 2위를 차지하고 있다. 특히, 낙상의 경우 42.6%가 70세 이상 고령 환자에게 발생했다. 낙상 사고 발생장소는 입원실이 가장 많았다.

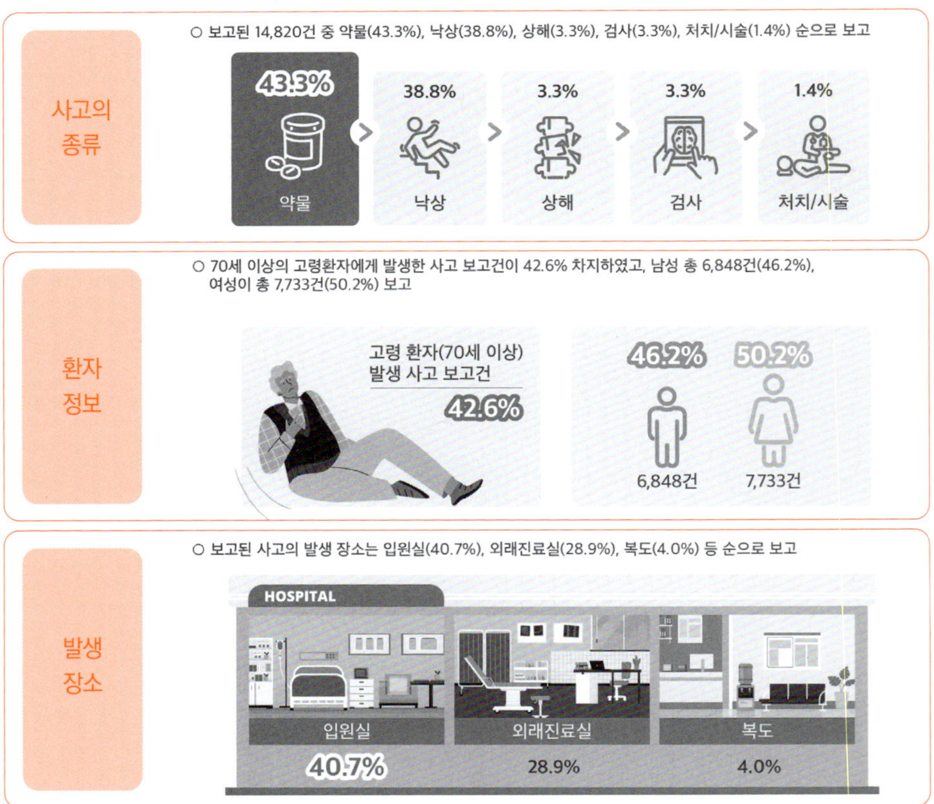

자료: 환자안전통계연보, 2022, 의료기관평가인증원

02 낙상의 원인

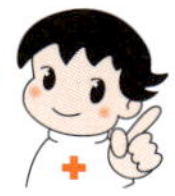

낙상의 위험은 노인에게 현저하게 높으며 연령, 낙상 과거력, 보행과 이동수단, 직립성 저혈압, 감각손상, 배뇨장애, 암과 심혈관계 질환, 신경계 질환, 뇌혈관 질환 등은 낙상의 위험을 증가시킨다.

신체적 요인

- **감각기능의 저하** : 시력 저하나 청력 저하, 지각장애, 말초신경의 감각기능장애
- **운동기능의 실조** : 근력 저하, 마비장애, 뼈·관절 질환, 파킨슨병 등의 신경계질환
- **정신상태의 변화** : 긴급 입원, 입원 당일, 수술 직전 또는 당일, 간 기능 저하, 암, 정신질환
- **배설양상** : 야간 빈뇨
- **상태변화** : 균형감 상실, 전신상태 쇠약
- **경험여부** : 낙상사고의 경험
- **노화에 따른 변화** : 시력저하, 청력감소
- **음주 및 약물복용** : 항고혈압제, 항정신성 약물, 진정제, 이뇨제 등

심리적 요인

- **부주의** : 환자에게 고민이 있어 다른 것에 주의하지 못할 때, 성격적으로 조심성이 결여되었을 때, 급하게 서둘러 움직이거나, 조급한 마음을 가지는 경우
- **인지부족** : 지남력장애, 의식혼탁, 치매, 불안 행동, 이해력 저하, 판단력 저하, 기억력 저하, 본인의 운동능력 인지결여
- **환경변화** : 정신적 혼란, 섬망

환경적·관리적 요인

- 침상
  - 침상높이가 적절한 위치로 조절되어 있지 않다.
  - 침상난간을 올리고 있지 않다.
  - 침상바퀴가 고정되어 있지 않다.

침상주변

- 각도조절 침상의 손잡이가 접혀 있지 않다.
- 의자, 서랍장, 침상 위 탁자가 고정되어 있지 않다.
- 찻잔, 휴지, 수건 등 일상적으로 사용하는 물건이 손에 닿지 않는 곳에 있다.
- 간호사 호출기나 소변기, 대변기 등이 손에 닿는 곳에 없다.
- 이동식 변기가 침상 주위에 놓여 있다.
- 휴지통이 근처에 없다.

병실 내 환경

- 낮에도 커튼을 쳐놓아서 발밑이 어둡다.
- 야간에 바닥 조명이 어둡다.

복도 등의 시설

- 복도나 세면대, 화장실 등의 바닥에 물기가 있다.
- 청소 후 왁스가 덜 말라 있다.
- 복도에 의자나 의료기구가 놓여 있어 난간을 잡을 수가 없다.
- 욕실매트가 젖어 있다.
- 장해물이 있는 환경이다.

기구의 구조

- 의자등받이가 고장 나 있다.
- 침상의 나사가 빠져 있다.
- 서랍장, 침상위탁자 등의 부품이 망가져 있다.

설명

- 위험에 대해 구체적으로 설명하고 있지 않다.
- 입원오리엔테이션을 제대로 하고 있지 않다.

memo 잠옷 선택 시의 주의점

의외로 경시하기 쉬운 것이 잠옷 선택입니다. 입고 벗기 편안함은 물론 재질도 고려해야 합니다. 부드러운 면이나 플란넬, 두꺼운 거즈, 양질의 보풀천 등 흡습성 있고 물에 씻을 수 있는 재료를 선택하는 것이 포인트입니다.

특히, 고령의 환자가 입는 잠옷에는 충분한 주의가 필요합니다. 단순하여 탈착이 쉽고 움직임이 편해야 하며, 바지 밑단의 옷자락을 조여 옷에 걸려 넘어지지 않도록 하는 것도 사고 방지에 중요합니다.

또한, 계속 누워있는 환자에게는 바늘땀이나 단추가 피부에 닿지 않도록 하는 것도 선택의 중요한 포인트입니다.

낙상사고를 일으킬 가능성이 있는 약물

낙상사고의 계기가 되는 것은 진통제, 진정제, 신경안정제, 마약, 수면제, 항경련제, 혈압강하제, 항부정맥제 등에 따른 서맥(bradycardia)과 이뇨제, 변 완하제, 화학요법제, 경구 혈당강하제에 따른 저혈당(hypoglycemia), 산동에 의한 시야혼탁 등을 들 수 있다. 경우에 따라서는 실신이나 현기증, 비틀거림, 착란, 떨림 등을 일으켜 넘어지는 경우가 있다(**표 참조**).

낙상사고를 일으킬 가능성이 있는 약물

증 상	위험을 수반하는 약물
졸음, 비틀거림, 주의력 저하	• 벤조디아제핀계 수면제 및 항불안제(Depas, Halcion 등) • 바르비투르산계 수면제 및 향정신약(Ravona, Serenace 등)
실신, 현기증	• 당뇨병제(Insulin, Daonil 등) • 혈압강하제(Adalat, Maintate 등) • 이뇨제(Lasix, Diart 등)
실조	• 항경련제(Aleviatin, Depakene 등)
저혈압	• 항우울제(Anafranil, Desyrel 등)
탈력(脫力), 근육긴장저하	• 근이완제(Dantrium, Lioresal 등) • 항불안제(Depas, Cercine)
섬망상태	• H2 차단제(Gaster, Zantac 등) • β차단제(Lopresor, Inderal 등) • 파킨슨치료제(Dopaston, Symmetrel 등)
파킨슨증후군	• 향정신약(Wintermin, Serenace 등) • 정장제(Polyperan, Ganaton 등)
시야혼탁	• 산동제(Mydrin-P 등)

약물에 의한 영향

약물에는 낙상사고를 일으킬 가능성이 큰 것이 있다. 비틀거림(titubation), 졸음(drowsiness), 주의력 저하, 현기증(dizziness), 섬망 등 정신기능에 장애가 발생할 가능성이 있는 것, 운동기능이상(dysergia), 근육긴장저하(hypotonia), 파킨슨증후군(Parkinson's syndrome)과 비슷한 증상이 나타나는 등 운동기능에 영향을 주는 것이 있다. 그중에서 주의를 기울여야 하는 것이 '약물이 투여되고 어느 정도 지나면 효과가 나타나는가?'하는 경과시간으로 본 약물의 효과이다. 신속하게 증세가 나타나는 급성약물, 일정기간이 지난 다음에 증세가 나타나는 지발성 약물 등 다양한데, 환자에게 복용하게 하는 수면제의 특징을 확실히 이해하여야 한다. 더구나 환자가 노인일 때에는 수면제의 효과가 생각보다 빨리 나타나거나 과도하게 나타나는 경우도 있어 세심한 확인이 필요하다(표 참조).

주요 수면제와 그 효과시간

분 류		일반명(약품명)	작용발현시간(분)	작용지속시간(시간)
벤조디아제핀계	초단시간형	Triazolam(Halcion)	15	약 7
	단시간형	Brotizolam(Lendormin)	15 ~ 30	7 ~ 8
		Rilmazafone(Rhythmy)	30 ~ 60	6 ~ 8
		Lormetazepam(Loramet, Evamyl)	15 ~ 30	6 ~ 8
	중간형	Estazolam(Eurodin)	15 ~ 30	4 ~ 6
		Nimetazepam(Erimin)	15 ~ 30	4 ~ 8
		Flunitrazepam(Silece, Rohypnol)	30	6 ~ 8
	장시간형	Nitrazepam(Benzarin, Nelbon)	15 ~ 45	6 ~ 8
		Flurazepam(Bezinol, Dalmete)	15	6 ~ 8
		Haloxazolam(Somelin)	30 ~ 40	6 ~ 9
		Quazepam(Doral)	15 ~ 60	6 ~ 8
바르비투르산계	단시간형	Pentobarbital(Ravona)	20 ~ 30	3 ~ 5
	중간형	Amobarbital(Isomytal)	20 ~ 30	4 ~ 6
	장시간형	Phenobarbital(Phenobal)	60 ~ 120	6 ~ 8
		Barbital(Barbital)	–	–
비벤조디아제핀계	단시간형	Zolpidem(Myslee)	15 ~ 60	8
		Zopiclone(Amoban)	15 ~ 30	6 ~ 8
	중간형	Bromovalerylurea(Brovarin)	15 ~ 30	3 ~ 6

낙상 발생 시의 평가

- 발생장소
  - 침상주위(침상에서 내려올 때, 침상 옆에 섰을 때, 침상에 올라갈 때)
  - 이동 시(복도나 병실 보행 중, 계단이나 에스컬레이터를 오르고 내릴 때)
  - 배설 시(좌변기에 앉아 배설하고 일어설 때까지 일련의 동작 중)
  - 입욕 시
  - 재활치료실(재활이 시작 되었을 때)
- 발생요인
  - 침상주위(잠이 덜 깨어 멍할 때, 무리한 자세로 물건을 잡으려고 할 때, 화장실이 몹시 가고 싶을 때)
  - 이동 시(문턱에 걸릴 때, 이동시 난간을 잡지 않을 때)
  - 배설 시(난간을 잡고 동작하지 않을 때, 마음대로 이동할 때)
  - 입욕 시(입욕 중 비누가 원인이 되어 미끄러질 때)

03 예방 대책

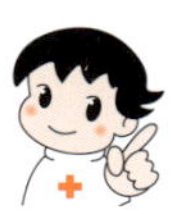

환자측면

- **위험성에 대한 인식** : 사고 위험성을 이해한다. 안전한 행동을 취하도록 인식시켜 습관화한다. 혼자서 할 수 있다고 과신하지 말고 걱정될 때에는 의료진에게 도움을 청한다.
- **보조 도구의 활용** : 안정성이 약한 물건으로 지탱하지 않는다.
- **몸 상태에 대한 배려** : 몸 상태가 나쁠 때에는 절대로 무리하지 않는다.
- **신발에 대한 배려** : 신발을 구겨 신거나 슬리퍼 등 벗겨지기 쉬운 것은 신지 말고 안정성 있고 발에 맞는 것을 선택한다.
- **정리정돈** : 불필요한 것은 없애고 정리정돈에 유의한다. 평소 자주 사용하는 것은 꺼내기 쉬운 곳에 둔다. 발판을 사용해야 하는 높은 곳에는 물건을 두지 않는다.
- **근력을 키우는 노력** : 일상생활활동이 저하되지 않도록 근력을 키운다. 그러려면 균형능력을 높이는 체조나 운동을 계속한다.

간호사측면

● 환자의 상태를 파악한다.

- 낙상위험의 유무를 확인하여 분석, 평가한다.
- 환자의 성격이나 기초질환의 병력을 파악한다.
- 낙상가능성이 있는 환자의 정보를 의료진 간에 공유한다.
- 안정도를 파악한다.
- 환자나 가족의 이해도, 성격에 맞추어 사고 위험성이나 약물 부작용에 대해 사전에 설명하여 이해시킨다.
- 관찰자를 동반한 보행실시 등, 환자의 상태에 맞게 안전을 확보한다.
- 배설양상에 맞춘 행동을 취하고 낙상 위험이 큰 환자는 단독 보행하지 않도록 한다.
- 야간에 숙면할 수 있도록 주간에 보행 연습이나 운동(신체기능의 개선, 기능저하의 회복운동)을 하게 하고 최대한 집과 같은 환경으로 만들어 간다.

● 환자의 안전을 고려한다.

- 상황에 맞추어 유효한 억제대나 안전벨트를 활용한다.
- 상황에 맞추어 잠옷이나 신발을 선택한다.
- 행동을 예측하기 어려운 환자는 바닥이 낮은 침상, 충격흡수매트, 침상 센서 등을 활용하여 낙상 발생시의 충격을 최소한으로 한다.
- 앉은 자세를 유지할 수 없는 환자에게는 앉은 자세를 유지할 수 있는 휠체어나 의자를 사용한다.
- 위험한 장소나 주의가 필요한 장소임을 알리기 위해 그 앞에 눈에 띄는 색상의 테이프나 주의를 환기하는 안내문을 붙인다.
- 간호사 호출기는 언제든지 누를 수 있는 위치에 둔다.

● 약물에 초점을 맞춘다.

- 약물 사용 시의 영향을 고려하여 어지러움증(현기증, dizziness)의 가능성이 있는 약물을 사용할 때에는 특히 주의한다.
- 의사와 상담하여 최대한의 약물 감량과 투여시간, 투여횟수를 조정하여 비틀거림이나 현기증 등이 없이 일상생활을 할 수 있도록 한다.

● 환경을 배려한다.

- 상황에 맞게 침상을 벽으로 붙인다. 침상 난간의 종류나 위치 등을 고려하여 대처한다.
- 침상높이는 침상에 앉았을 때 발바닥이 바닥에 닿는 위치로 조정한다.
- 복도나 병실에 방치된 의료용구 및 의료기기는 신속하게 정리한다.

- 고정 장치가 있는 것은 고정되어 있는지 항상 확인한다.
- 환경이 항상 안전한 상황에 있는지 고려하고 야간조명도 고려한다.

절차엄수

- 안전을 위한 간호 절차를 준수하고 낙상사고 관찰을 게을리하지 않는다.
- 간호사는 환자에 대하여 반드시 낙상 예방에 대한 교육을 시키고 이를 문서로 확인서명을 받아 기록에 남겨두어야 한다. 침상난간(bed rail, side rail)을 올리고 내리는 법, 침상바퀴 고정법, 간호사 호출기 사용법 등 시범이 필요한 항목은 반드시 시범을 보이며 환자와 보호자에게 설명한다.

신체역학에 따른 간호기술제공

- 앉은 자세의 유지, 마비가 있는 환자의 이동간호 등

memo 낙상사고를 일으킨 고령자 중 40%는 신발이 원인

고령자와 성인 남성의 보행 자세를 비교하면 고령자는 팔을 좁게 휘두르고 체중 이동이 원활하지 않다. 다시 말해 잘 넘어지기 쉬운 자세로 걷는 것이 고령자 보행의 특징이다.

외국에서는 낙상한 고령자를 분석한 결과 무려 40%가까운 사람이 '신발이 원인'으로 생각하고 있다는 연구결과도 있었다. 입원하면 기대 이상으로 근력(근육힘, muscular force)이 떨어지기 마련이다. 따라서 환자의 신발에 세심한 주의를 기울여야 한다.

memo 실내화와 슬리퍼에서 발의 움직임 차이

슬리퍼는 발을 바닥에 끌면서 걷기 때문에 턱에 걸려 넘어지기 쉽다. 실내화는 발꿈치가 분명히 바닥에 닿아 쉽게 넘어지지 않는다. 입원하면 실내화 사용을 철저히 하여 사고를 미리 방지한다.

〈실내화인 경우〉

발꿈치가 있어서 발이 안정되게 움직이고 발도 잘 올라갑니다. 보통 미끄럼 방지가 되어 있어서 안심!

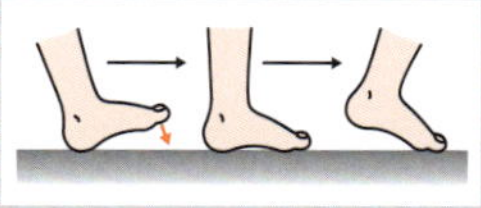

〈슬리퍼인 경우〉

발을 바닥에 끌면서 걷기 때문에 보행이 불안정 합니다. 또한, 턱이 있으면 걸려 넘어지기 쉽습니다.

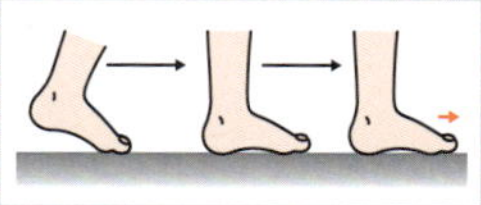

인구 고령화의 추이

유엔(UN)은 총인구 중에서 65세 이상 노인인구가 차지하는 비율이 7%이면 고령화사회, 14%이면 고령사회, 20%이면 초고령사회 혹은 후기고령사회로 구분하고 있다. '22년 우리나라 총인구는 5,163만 명이며, '20년 5,184만 명으로 정점을 찍은 후 감소 추세이나 노인인구의 비중은 이후에도 계속 증가하여 2030년 24.3%, 2060년에는 41.0%가 될 것으로 예상된다. 국제적 수준에서 보면, 1960년 152위에서 2015년 51위, 2030년 15위, 2060년에는 2위 수준으로 높아지게 되는 것이다 이와같은 급속한 고령화로 인하여 30~50대가 두터운 항아리 형태인 2018년 인구 피라미드는 2060년에는 고령화로 인하여 60대이상이 두터운 모습으로 변화될 것으로 전망되고 있다.

[출처] 한국의 인구 고령화와 세대간 경제: 특징 및 전망, 한국의 사회동향 : 통계청

주요국가 고령화 속도

구 분	도달연도			소요연수	
	고령화사회(7%)	고령사회(14%)	초고령사회(20%)	고령사회 도달	초고령사회 도달
한 국	2000	2018	2026	18	8
일 본	1970	1994	2006	24	12
독 일	1932	1972	2009	40	37
미 국	1942	2015	2036	73	21
프랑스	1864	1979	2018	115	39

(보건복지부)

노인인구 및 비율

구분	2000년	2006년	2010년	2018년	2026년
총 인구(명)	47,010,000	48,300,000	48,875,000	49,340,000	49,040,000
노인인구(명)	3,390,000	4,590,000	5,360,000	7,070,000	10,220,000
비 율	7.2%	9.5%	11.0%	14.3%	20.8%

(통계청,「장래인구추계」)

고령자의 야간보행

사람이 인식할 수 있는 밝기는 노화와 함께 변한다. 그 원인은 시신경의 생리적인 변화에 따른 것인데, 20세와 60세에서는 무려 3.3배의 차이가 난다. 고령자를 간호할 때에는 이러한 점을 인식할 필요가 있다. 특히, 불이 꺼진 상태에서 화장실에 가는 일은 우리가 생각하는 이상으로 어려움을 동반하므로 확실하게 고려해야 한다.

■ 연령별로 본 필요 밝기

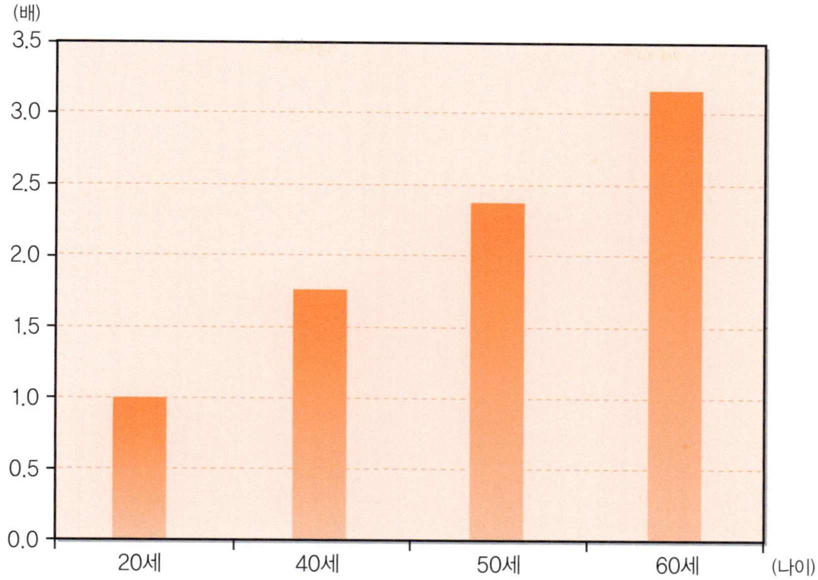

※ 20세를 1로 했을 때 필요로 하는 밝기를 배율로 나타내었다.

memo 노화에 따른 운동기능(motor skill) 변화

- 자세유지능력이 저하되어 낙상하기 쉽다.
- 골밀도가 저하되어 골절이 쉽게 일어난다.

memo 상황판단능력과 청취능력

추상적인 말에 대한 단기적인 기억력을 18세 이하의 연령층을 1로 하여 다른 연령층과 비교하면 50세 이상은 대략 절반이 된다고 합니다.

그 원인으로 노화에 따른 청력저하도 있지만, 청력저하를 보완하는 상황판단 능력(대상을 추정하여 전체를 이해하는 능력)은 문장이해능력이나 청취능력과 상관관계가 있다고 합니다. 다시 말해, 개인적인 능력에 따르는 부분이 많습니다.

따라서 누구라도 이해할 수 있도록 간호제공자는 '구체적'으로 '이해하기 쉬운' 표현을 쓰도록 노력하는 것이 중요합니다.

잠옷을 연구하여 낙상을 방지

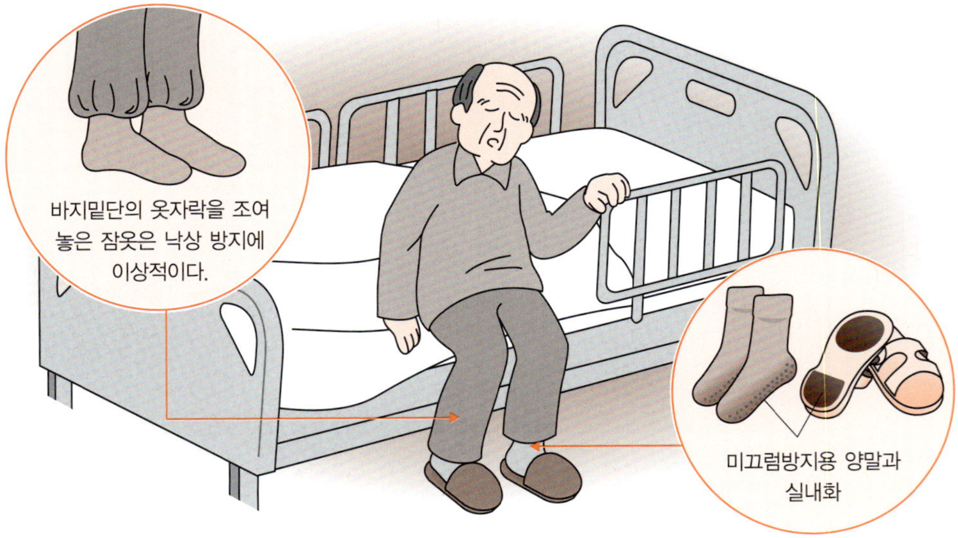

욕실에서의 낙상을 방지

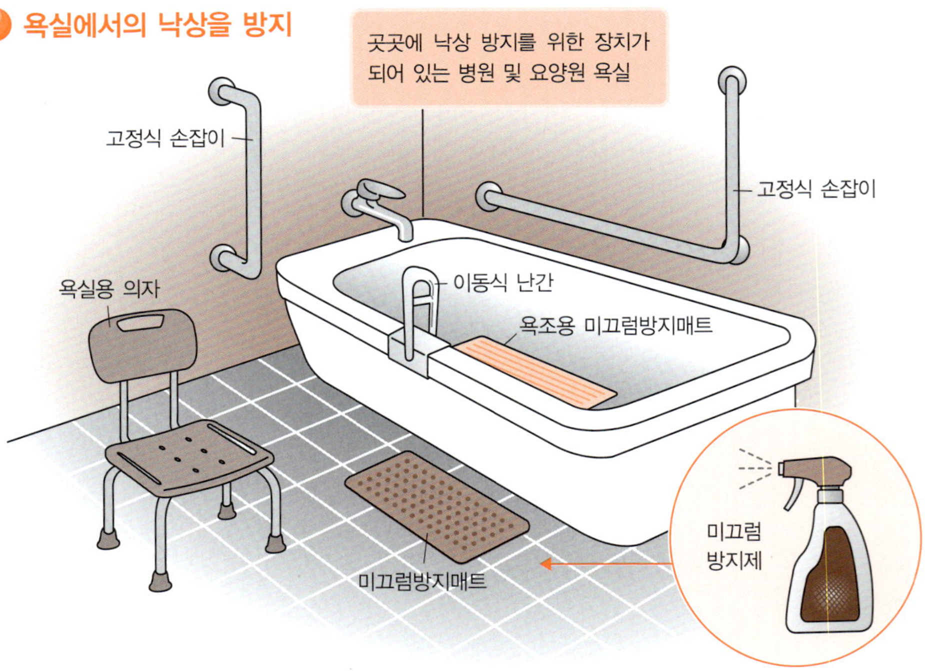

사례연구 : **낙상 1**

병실에서 넘어짐

아래의 그림을 보고 숨어 있는 위험성을 생각해 봅시다!

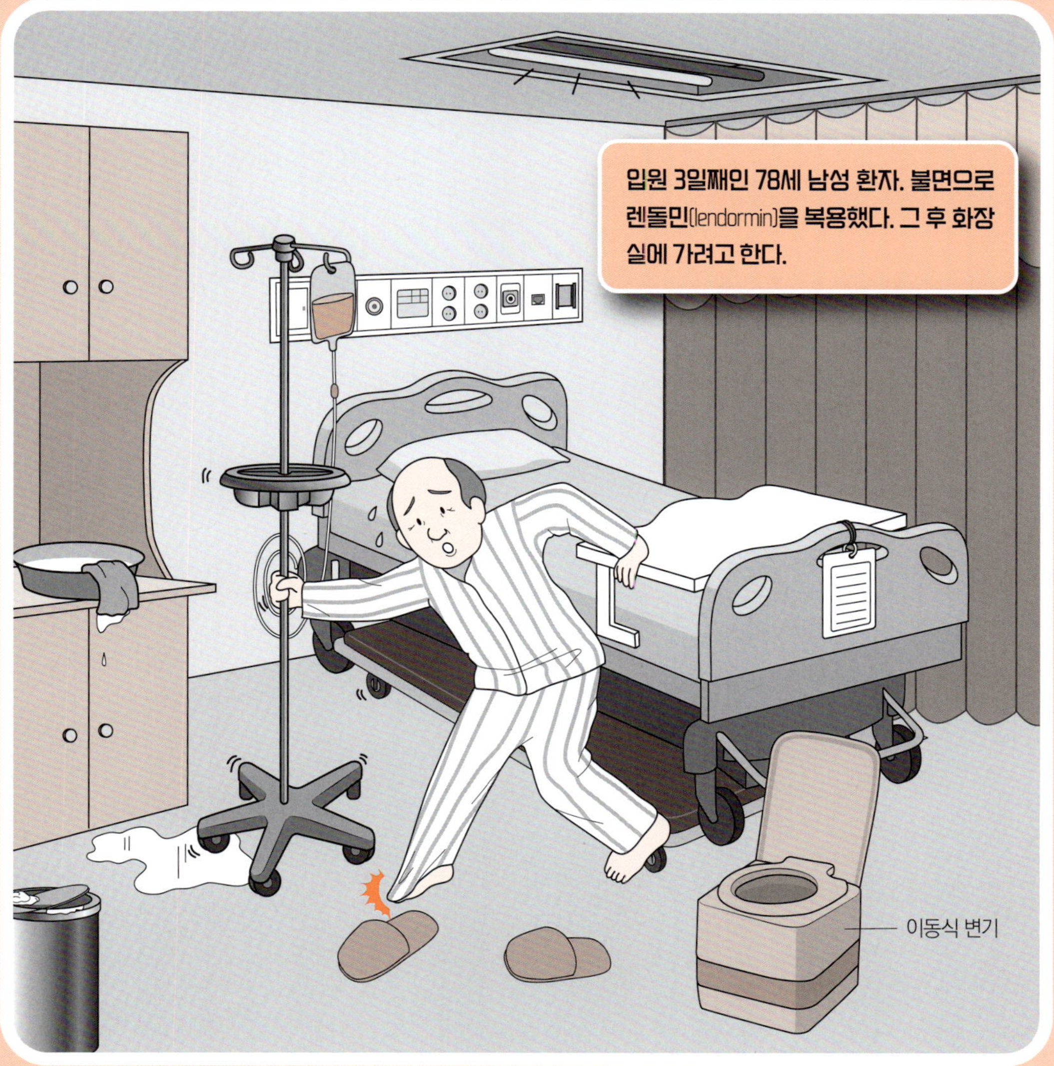
입원 3일째인 78세 남성 환자. 불면으로 렌돌민(lendormin)을 복용했다. 그 후 화장실에 가려고 한다.
이동식 변기

환자의 낙상사고는 병원 안에서 발생하는 사고의 17~19%를 차지한다. 낙상사고(넘어짐, 떨어짐)가 발생하면 원래 질환의 회복을 늦출 뿐만 아니라 심리적 충격도 크다. 특히, 고령자는 낙상사고로 고관절부위(엉덩이뼈)를 비롯한 여러 부위에 골절이되어 거동하지 못하고 누워 있어야 되는 예가 발생하기도 하며, 또 이후의 생활에 큰영향을 미친다. 또한, 경우에 따라서는 환자 생명의 위기에 직결하는 중대사고로 이어질 위험성을 포함하고 있다.

위험인자

예방책

사례연구 : 낙상 ❷

화장실에서 넘어짐

아래의 그림을 보고 숨어 있는 위험성을 생각해 봅시다!

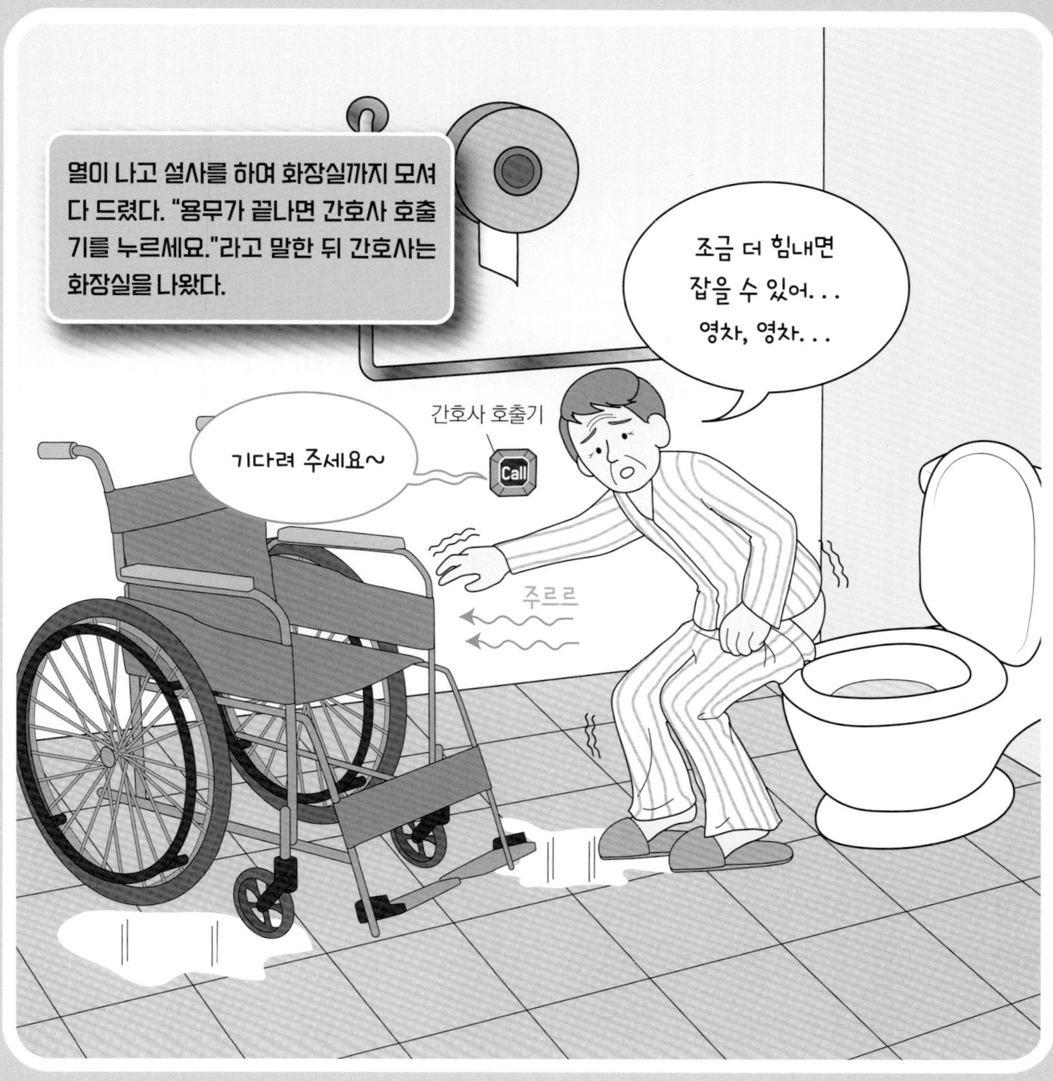
열이 나고 설사를 하여 화장실까지 모셔다 드렸다. "용무가 끝나면 간호사 호출기를 누르세요."라고 말한 뒤 간호사는 화장실을 나왔다.
조금 더 힘내면
잡을 수 있어...
영차, 영차...
간호사 호출기
기다려 주세요~
Call
주르르

발열이나 설사 등은 신체의 균형을 무너뜨리는 원인이기 때문에 낙상사고의 위험이 숨어 있다. 그러나 환자 중에는 그 사실을 별로 의식하지 않고 무리하게 행동하려는 사람도 있다. 특히, 고령자는 예기치 못한 큰 사고로 이어질 위험이 있으므로 세심한 주의가 필요하다.

위험인자

예방책

사례연구 : **낙상 ❸**

침상에서 떨어짐

아래의 그림을 보고 숨어 있는 위험성을 생각해 봅시다!

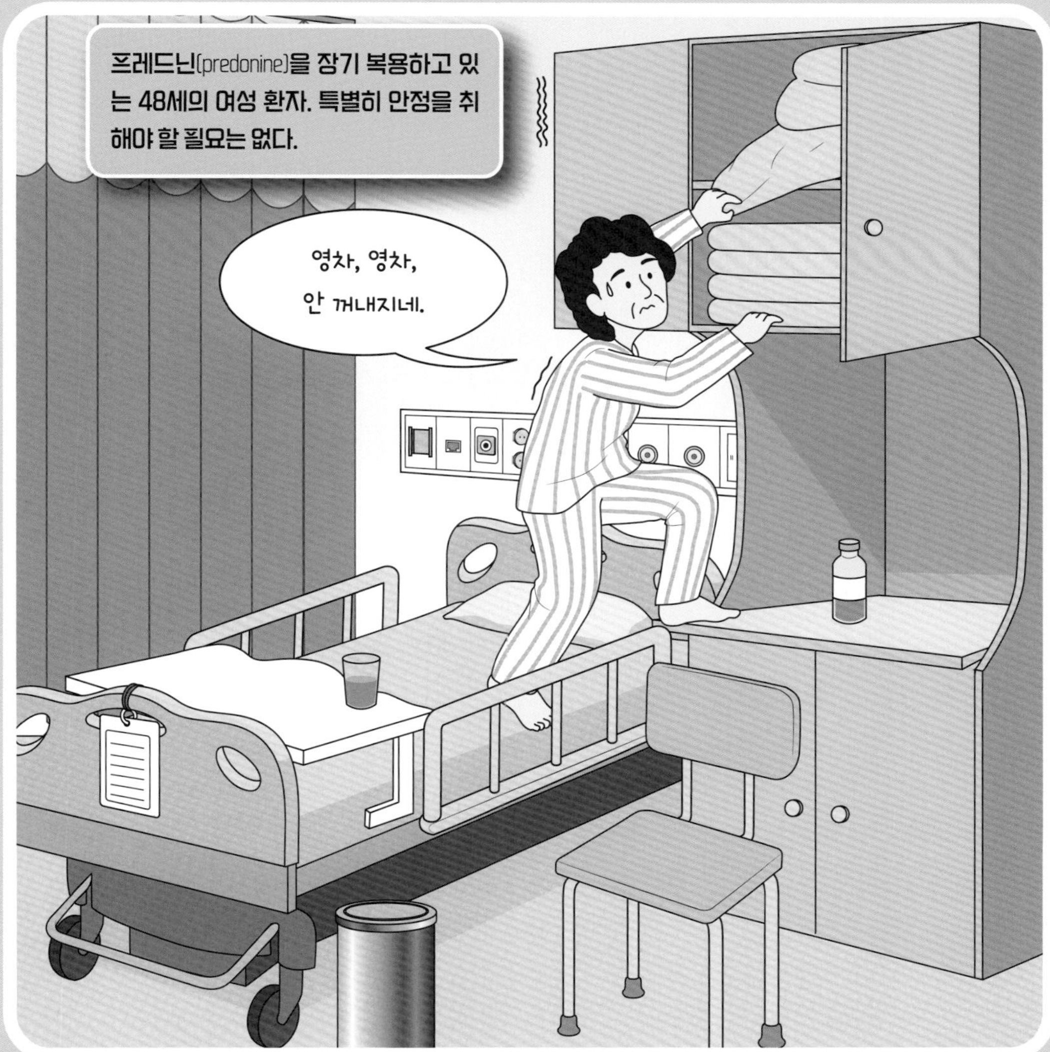

사고는 어느 곳, 어떤 때에도 발생하며 약간만 방심해도 심각한 사고로 이어지는 경우도 많다.

위험인자

예방책

침상주위에서 할 수 있는 운동

보행에 도움이 되는 운동

1. 대둔근, 중둔근을 단련한다(엉덩이에 있는 근육으로, 고관절을 늘이거나 바깥으로 회전시키는 근육이다).

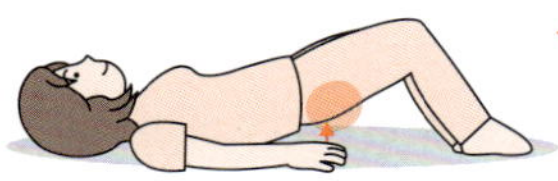

◀ 위를 향해 누워서 무릎을 세우고 엉덩이를 들어 올린다.

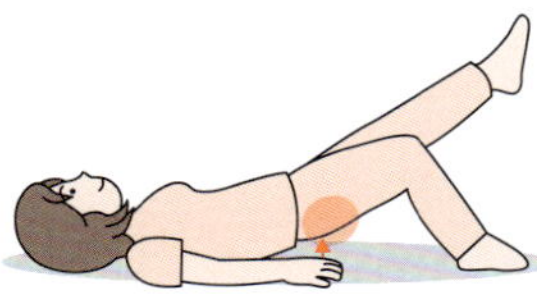

◀ 그리고 한쪽 다리를 올린 상태로 엉덩이를 들어 올린다.

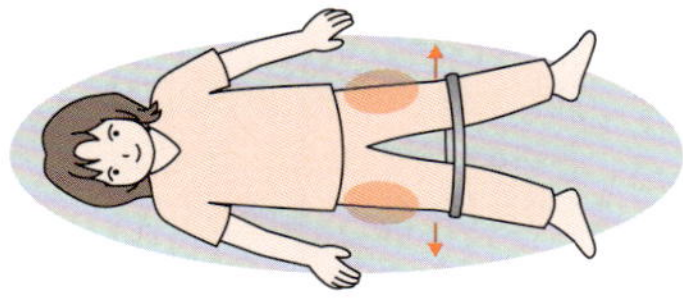

▲ 위를 향해 누워서 다리에 고무밴드를 끼운다. 그리고 바깥으로 벌린다.

2. 내전근(모음근)을 단련한다(사지를 신체 안쪽으로 접근시키는 작용을 하는 근육이다).

▼ 넓적다리 사이에 공을 끼우고 공을 찌그러뜨리듯이 근육을 움직인다.

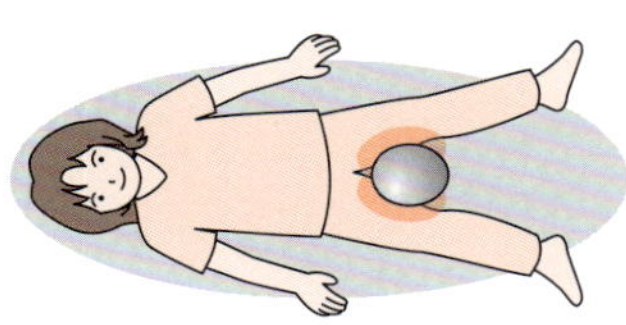

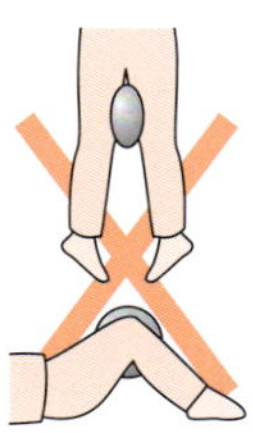

※주의 : 무릎을 구부리거나 안짱다리가 되지 않도록 주의한다.

3. 대퇴 사두근을 단련한다(넓적다리에 있는 근육으로, 보행에서 가장 중요한 근육 중 하나이다).

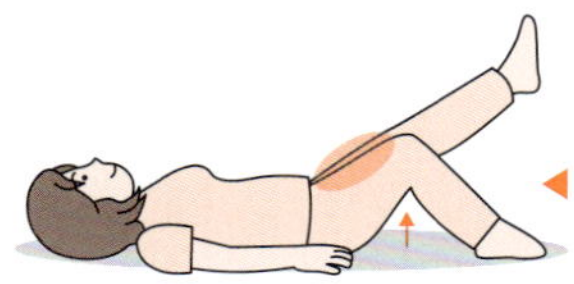

◀ 위를 향해 누워서 허벅다리를 올린다.

▶ 의자에 앉아서 무릎을 편다.

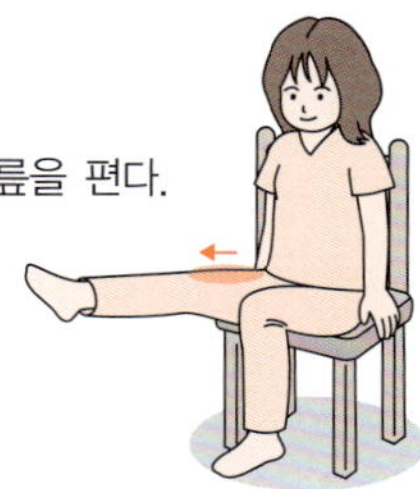

4. 하지 삼두근을 단련한다(장딴지에 있는 근육으로, 원활한 보행에 중요한 근육이다).

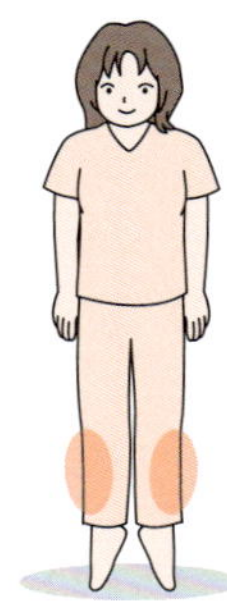

◀ 발가락 끝으로 선다.

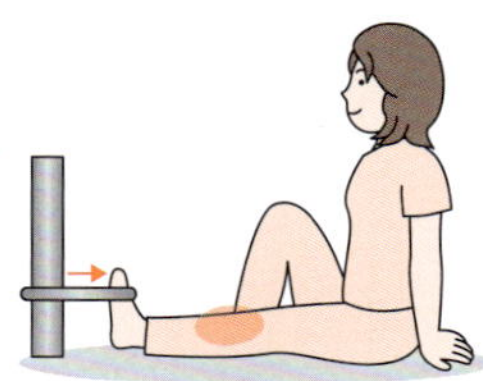

발에 고무밴드를 걸어서 앞뒤로 움직인다. ▲

균형을 좋게 해주는 운동

1. 균형을 취한다.

▼ 네 발로 기는 자세를 취해 한쪽 다리를 든다.

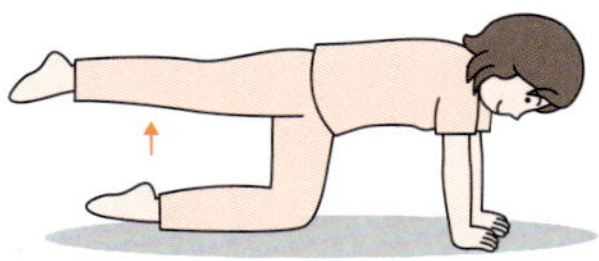

▼ 다음으로, 한쪽 팔을 든다.

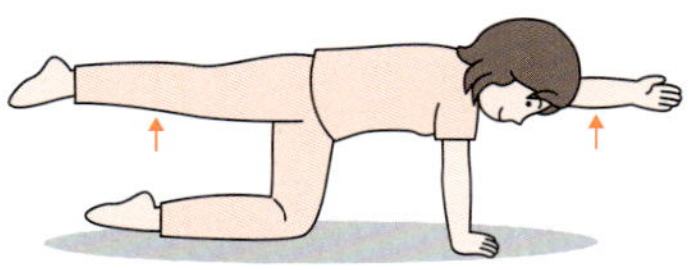

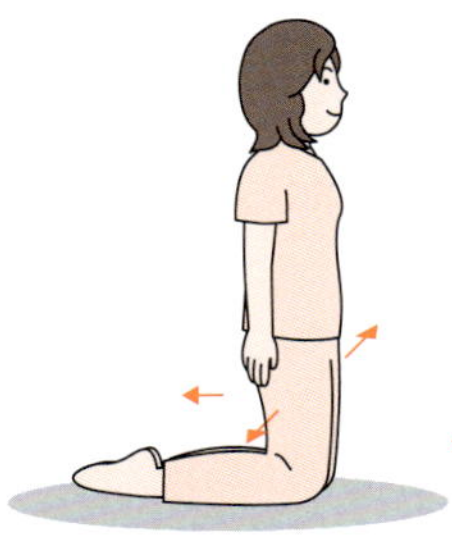

◀ 무릎을 꿇고 서서 옆으로 걷거나 뒷걸음질 친다.

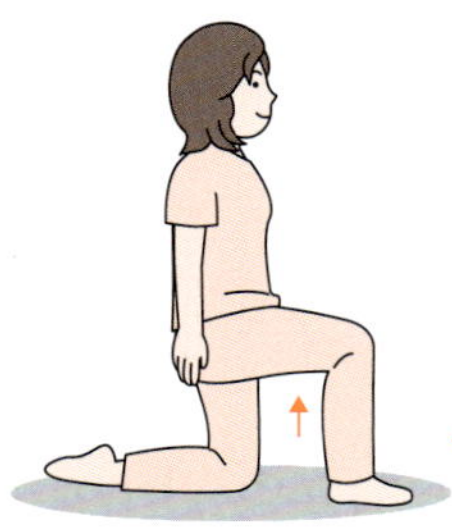

◀ 한쪽 다리를 앞으로 세우는 운동을 한다.

움직임을 원활히 해주는 스트레치

1. 등허리 스트레치

▶ 배꼽을 들여다보듯이 무릎을 끌어 당긴다.

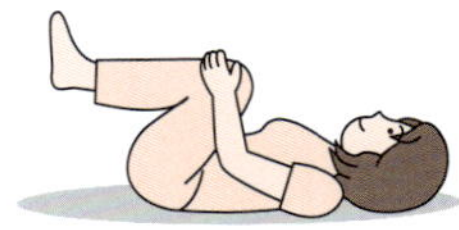

▶ 위를 향해 누워서 두 무릎을 구부려 좌우로 눕힌다. 그때 얼굴은 눕히는 다리와 반대쪽을 향한다.

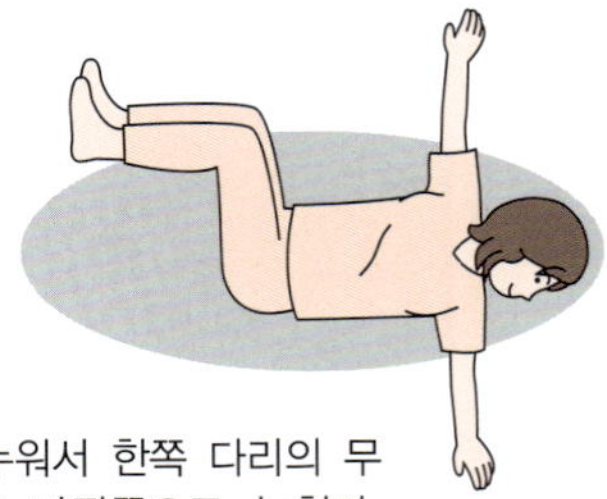

▼ 위를 향해 누워서 한쪽 다리의 무릎을 구부려 바깥쪽으로 눕힌다. 그때 얼굴은 눕히는 다리와 반대쪽을 향한다.

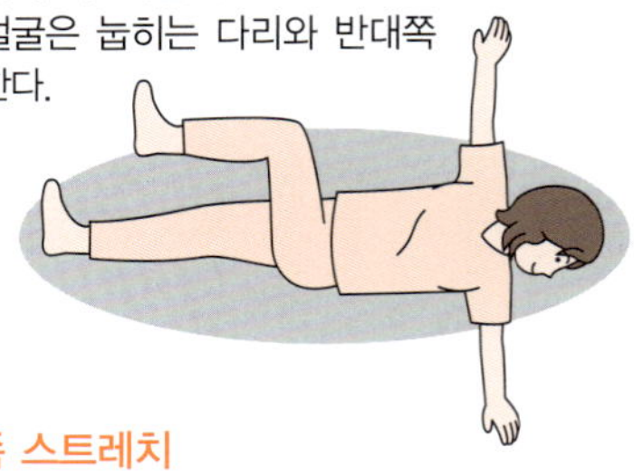

2. 무릎 안쪽 스트레치

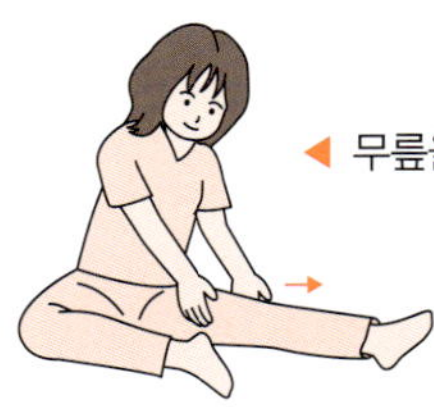

◀ 무릎을 쭉 편다.

3. 장딴지의 스트레치

하지 삼두근을 늘인다. ▶

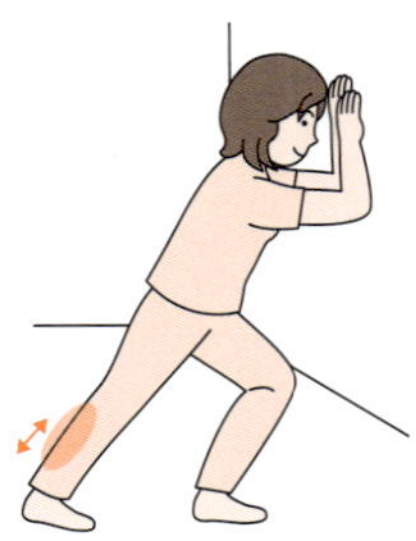

낙상사고 평가지

(평가점수의 합계와 위험도)
- 0~6 → 위험도 Ⅰ : 낙상사고의 가능성이 있다.
- 7~15 → 위험도 Ⅱ : 낙상사고를 일으키기 쉽다.
- 16 이상 → 위험도 Ⅲ : 낙상사고를 자주 일으킨다.

분 류	내 용 (위험인자)	평가점수	평가일 /	/	/	/	/
A : 나이	□ 70세 이상이다.	2					
B : 과거병력	□ 평소 잘 넘어진다 · 침상에서 떨어진 적이 있다. □ 실신 · 경련 · 발작을 일으킨 적이 있다.	1					
C : 감각기능	□ 시각 장애가 있다. □ 청각 장애가 있다. □ 평형감각 장애가 있다.	1					
D : 신체기능	□ 마비 □ 비틀거림 □ 돌진보행 □ 저림 □ 뼈 · 관절의 이상 □ 자세의 이상 □ 기타( )	2					
E : 활동상황	□ 휠체어 · 지팡이 · 보행기 사용 □ 이동에 간호가 필요 □ 계속 누워있는 상태 □ 통증(일상생활에 영향을 줌) □ 활동 내성 저하(빈혈 · 저산소 · 저영양 · 탈수 · 고체온 등)	2					
F : 인식력	□ 섬망(불안 · 많이 움직임 · 배회) □ 방향감 장애 □ 판단력 · 이해력 · 주의력 · 기억력 저하 □ 번민 □ 의식혼탁 □ 우울상태	4					
G : 약제사용	□ 수면제 □ 마약 □ 진통제 □ 강압 · 이뇨제 □ 향정신약 □ 항파킨슨제 □ 항암제 □ 혈당강하제 □ 관장 · 완하제 □ 항혈소판 · 혈액응고제 □ 기타( )	각 1					
H : 배설상황	□ 배설에 간호가 필요 □ 이동식 변기를 사용 □ 밤에 화장실 가려고 일어남 □ 배설행동에 시간이 걸림 □ 배뇨 · 배변이 빈번 □ 요 · 변실금이 있음 □ 화장실까지 거리가 있음 □ 요도 카테터 유치 중 □ 요도 카테터 제거 후	각 1					
I : 환자의 특징	□ 걱정거리가 있다. □ 환경 변화에 익숙해지지 않는다. □ 침상에서 자는 습관이 없다. □ 간호사의 도움을 받는 것이 싫다 · 꺼려진다. □ 무엇이든 자신이 할 수 있다고 생각한다 · 하고 싶다. □ 간호사 호출기를 누르지 않는다 · 누르지 못한다. □ 위험한 행동을 아무렇지 않게 한다. □ 행동이 안정되지 않다.	4					
		합계점					
		위험도					
		평가자					

※ 평가일은 입원 시, 전입 시, 입원 7일째, 수면제 · 안정도의 변화 시, 화학요법 후 2주간, 낙상사고 시 등으로 한다.
※ 입원 첫날 병력 청취 시에 상기 항목에 대해 확인한다.

※ 입원 첫날 병력 청취 시에 상기 항목에 대해 확인한다.
※ 상기 항목에서 하나라도 점수가 있으면 낙상사고의 위험성이 있으므로 ①침상 난간 선택(환자의 상태에 맞는 난간을 선택)과 침상 높이 조정 ②환경정비(세면대, 화장실, 바닥에 흘려진 물 등의 주의) ③행동 시 간호사 호출기의 설명을 철저 ④위험을 예측하여 환자에게 맞는 간호 방법을 검토 ⑤보조도구의 미끄럼 방지 점검 ⑥환자복, 신발의 선택 등의 예방책을 강구한다.

낙상 예방안내

(환자 바코드 부착)

■ 아래와 같이 낙상(넘어지거나 의자, 침상 등 높은 곳에서 떨어지는 등)의 위험이 높으신 분들은 각별히 주의하여 주시기 바랍니다.

- 60세 이상 또는 15세 이하이신 분
- 어지러움, 정신 혼미, 보행장애, 과거 낙상을 경험하신 분
- 이뇨제, 진정제, 수면제, 당뇨병약, 항정신성 약물, 항경련제, 마약 등의 약물을 복용하시는 분
- 골다공증, 전신쇠약, 시력 또는 청력장애, 배뇨 및 배설장애가 있으신 분

	주 의 사 항	설명확인
1	안전을 위하여 침상의 난간은 항상 올려 주시기 바랍니다.	
2	도움이 필요할 때는 간호사 호출기를 사용하여 간호사에게 도움을 요청하시기 바랍니다(환자의 체위 변동 시, 화장실 출입 시 등).	
3	수면 중 깨어서 화장실에 갈 때는 반드시 간호사의 도움을 요청하여 침상에서 내려오시기 바랍니다.	
4	어지러운 증상이 있을 때에는 침상에서 일어나지 마십시오.	
5	침상위에 서서 환자복을 갈아입는 등, 침상위에서 일어서면 위험하오니 절대로 삼가시기 바랍니다.	
6	환자에게 필요한 물건은 손이 닿는 곳에 가까이 두어서, 물건을 잡으려고 하다 넘어지지 않도록 하시기 바랍니다.	
7	슬리퍼나 신발은 바닥이 미끄럽지 않은 것을 사용하십시오.	
8	목욕탕에 물기가 있으면 바닥이 미끄럽게 되므로 반드시 간호사나 보호자의 도움을 받으시기 바랍니다.	
9	침상 바퀴와 휠체어의 바퀴는 항상 고정하여 주십시오.	
10	환자가 이동시 가능하면 보호자가 곁에 계셔서 환자가 혼자 있지 않도록 하시기 바랍니다.	

환자(보호자) 본인은 낙상 예방에 관한 주의사항을 설명 들었습니다.

20 년 월 일

환자(보호자)

설명 간호사

낙상의 정리

낙 상

발생장소 · 행동

넘어짐

- **발생장소**
  - 복도 • 세면대 • 검사실 • 병실 • 화장실
  - 욕실 • 엘리베이터 안 • 로비 • 의자, 휠체어
  - 보행 중 • 이동식 변기 사용 중에 일어설 때
- **신체상황**
  - 기립성 현기증(orthostatic intolerance) 등의 신체 상황
  - 발의 엉킴
- **환경요인**
  - 물기에 미끄러짐 • 복도에 있는 장애물
  - 신발을 신으려다가 잠옷의 옷자락을 밟음

떨어짐

- **발생장소**
  - 병상 • 휠체어
- **행동형태**
  - 자다가 몸을 뒤척이다가
  - 침상 난간을 올리거나 내릴 때
  - 높은 곳에 있는 물건을 꺼내려다가
  - 침상 난간을 올리려다가
  - 침상 난간을 넘으려다가
  - 침상 주위의 소변기를 잡으려다가
  - 서랍장 위의 물건을 무리하게 잡으려다가

행위자

환자가 원인

- **지능, 정신적 측면에 따른 원인**
  - 고령(65세 이상)
  - 의식 장애
  - 치매나 치매성 질환
  - 지남력, 기억, 이해력 저하
- **신체적 측면에 따른 원인**
  - 중추신경, 뇌혈관 장애, 두부 외상, 파킨슨병, 근력저하질환(감각 장애, 운동 장애, 지각 장애, 근력 장애, 평형감각 장애, 기타)
  - 사지의 기능상실
- **기초질환에 따른 원인**
  - 말기의 중증 병태
  - 호흡 · 순환기의 급성기
  - 쇼크 병태, 혈압 이상
  - 수술 후
- **일상생활능력에 따른 원인**
  - 보행에 간호가 필요
  - 배뇨 · 배변에 간호가 필요
  - 앉은 자세나 이동에 간호가 필요
  - 식사 · 세면에 간호가 필요
  - 지팡이나 휠체어가 필요
- **약물의 영향**
  - 수면제나 진통제를 사용
  - 설사제나 이뇨제를 사용
- **환경적 측면**
  - 첫 입원
  - 첫 침상

의료인이 원인

- **정보 · 의사소통 부족, 평가 부족**
  - 입원 시의 신체, 정신상태 등의 평가
  - 성격 등의 필요 정보
  - 환자의 기초질환이나 병태에 관한 지식 부족
  - 변화에 따른 간호 계획의 재검토가 부적절
  - 환자의 수준과 간호사의 이해가 맞지 않음
  - 환경 변화에 의한 영향을 과소평가하고 있음
- **안전한 환경이나 관리의 의식 및 배려 부족**
  - 침상 난간의 설치를 잊음
  - 움직이거나 이동 시의 침상 이용과 필요성에 대한 설명 부족
  - 간호사 호출기에 대한 설명 부족
  - 위험행동에 대한 부적절한 대처, 잠옷, 신발
- **환자의 이동이나 보조 시의 부적절한 간호**
  - 환자의 움직임을 사정한 간호 행동을 취하지 않음
  - 환자가 화장실 이용 시 자리에서 벗어나는 등의 부적절한 지원
  - 환자 이동 시의 부적절한 지원 방법
  - 보조도구의 이용에 관한 이해 부족
  - 휠체어 바퀴가 고정되어 있지 않음
  - 수액걸이나 수액관을 밟음

시설 · 설비가 원인

- **복도 등 바닥이 벗겨짐, 고인 물을 방치, 턱을 방치**
- **부적절한 조명**
- **침상 주위나 복도 등의 환경 정비 부족**
- **안전해야 할 보조도구의 부적절한 선택**

예 방

환자가 원인인 경우

- 입원 시에 환자의 정보를 가족이나 지인, 이전 담당의사로부터 수집한다.
- 환자의 지능, 정신상태(특히 이해도, 기억력)의 정도를 평가한다.
- 의사소통이 가능한지 확인한다.
- 가정에서의 식생활이나 수면, 배설, 입욕 등의 상세한 정보를 수집한다.
- 기초질환의 병태와 현재 환자가 가진 문제를 종합적으로 평가한다.
- 특히 일상생활에 중요한 ADL* 능력의 상태는 신중하게 평가한다. (신체적으로 장애를 입은 중추신경의 정도나 뇌혈관장애의 정도, 근력에 관계되는 기능 평가는 특히 신중히 한다.)
- 현재 복용 중인 약물과 낙상사고의 연관성을 평가한다.

*ADL(activities of daily living) : 일상생활활동, 일상생활동작, 일상생활수행능력, 일상생활기능 등으로 번역되는데, 목욕 · 샤워하기, 머리감기, 세수 · 양치질, 옷 입기, 화장실에서 대소변 흘리지 않고 보기, 거동하기, 식사하기 같은 매일 매일의 활동을 말한다.

의료인이 원인인 경우

- 입원 시의 오리엔테이션을 환자의 상황이나 수준에 맞게 한다.
- 환자의 현재 병상이나 안정도 등에 대해 반복하여 제대로 설명한다.
- 간호사 호출기의 위치나 사용법을 알기 쉽게 설명한다.
- 침상 난간의 필요성에 대해 구체적인 예를 사용하여 설명한다.
- 침상에서 일어설 때의 위험성이나 부자연스러운 자세로 인해 발생하는 사고의 위험성을 설명한다.
- 신체장애의 정도에 따라서 혼자서 움직이지 않도록 설명한다. 또한, 혼자서 움직이면 얼마나 위험한지를 설명한다.
- 필요하면 침상 난간을 고정하는 것도 고려한다.
- 안전을 위협할 정도로 위험할 때에는 신체 구속(physical restraint)도 고려하여 가족에게 설명하고 사전에 동의를 받아 둔다.
- 환자의 안정도에 맞춘 움직이는 방법을 구체적으로 설명하여 이해를 얻는다.
- 이동식 변기가 실내에 있으면 환자가 혼자서 사용하고 싶어지므로 사용 때마다 가져 가도록 한다.
- 환자가 화장실 이용 시에는 최대한 환자에게서 떨어지지 않는다.
- 적절한 잠옷, 신발을 선택하도록 조언과 지도를 한다.
- 보조도구의 적절한 선택과 올바른 사용법을 지도한다.
- 무리하지 말고 필요하면 부담 없이 간호사 호출기를 누르도록 지도한다.
- 밤에는 편하게 잘 수 있도록 이뇨제나 설사제를 조정한다.
- 적절한 조명을 설치한다.
- 침상 위에서 생활할 수 있도록 환경 정비에 주의한다(찻잔, 컵, 휴지 등 생활에 필요한 물건의 배치).
- 입욕 중에는 미끄러지기 쉬우므로 손잡이를 잡고 행동하도록 설명한다.
- 잠옷, 슬리퍼 등은 환자의 상황에 맞추어 선택한다.

시설 · 설비가 원인인 경우

- 복도 등에 액체나 물을 흘리지 않도록 주의한다.
- 물기가 있으면 즉시 닦아 낸다.
- 복도, 침상 주위, 주변 환경의 정비에 노력한다.
- 휠체어나 보행기 등의 정기 점검을 게을리하지 않는다(특히 고정장치는 상시 점검).
- 조명의 전구가 나가지 않도록 신경 쓴다.
- 복도, 세면대, 병실 등에 장애물이 없도록 대책을 취한다(barrier free).

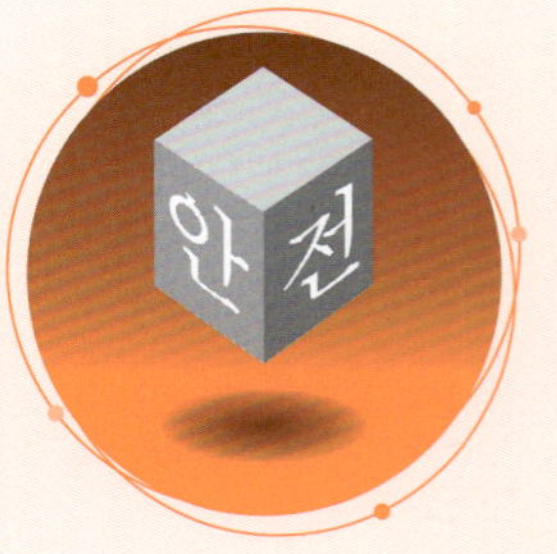

CHAPTER

03

투약

1. 투약의 중요성
2. 투약오류

사례연구 : 투약 ❶ 구두 처방
사례연구 : 투약 ❷ 작업 중단
사례연구 : 투약 ❸ 환자 오인
사례연구 : 투약 ❹ 점적 및 속도 조절
사례연구 : 투약 ❺ 잘못된 주입
사례연구 : 투약 ❻ 자가관리약
임상연구 : 인슐린을 올바르게 이해한다
임상연구 : 수혈사고 제로를 자랑하는 외국병원

01 투약의 중요성

약물은 질병을 예방하고 치료하는 데 매우 유익하지만 약물 사용의 급증은 약물 사용과 관련된 위험, 오류, 위해사건의 증가를 가져왔다. 약물의 사용은 점점 더 복합적으로 증가하여 사용할 수 있는 약물의 수와 종류가 엄청나게 증가해 왔다. 이러한 약물들은 다양한 전달 경로와 작용(지속성, 속효성)을 가진다. 때때로 특정 약물은 동일 제형(formulation)으로 1개 이상의 상품명(trade name)으로 판매되고 있으며, 이로 인한 혼동을 야기하고 있다.

만성질환들에서 여러 약물을 복용하게 되었으며, 복합 상병을 가진 환자들도 많이 있다. 이것은 약물 간 상호작용의 가능성과 부작용, 투약 실수를 증가시킨다.

간호사는 약물 사용과 환자안전 향상과 관련된 업무 현장에서 최대의 리더십을 발휘할 수 있는 잠재력을 가지고 있다. 따라서 투약오류의 본질을 이해하고 약물사용과 관련된 위험에 관해 배우고 약물을 안전하게 사용하기 위해 어떻게 해야 하는지 배울 필요가 있다.

약물을 안전하게 사용하는 방법

1. 성분명(generic names)을 사용한다.

의사와 다른 처방자들은 성분명으로 약을 처방해야 한다. 환자들에게 그들의 투약 리스트에 약의 상품명과 성분명을 같이 적어두도록 권장하여야 한다.

2. 개별 환자에게 맞춰 처방한다.

약물을 처방하기에 앞서 약물 처방을 환자에 맞게 수정해야 하는지 항상 멈춰 생각해야 한다. 고려해야 하는 요소는 알레르기, 임신, 모유 수유, 복합상병, 투약력, 환자의 체격, 체중이다.

3. 모든 약물 복용력을 수집하는 것을 학습하고, 실천한다.

- 환자가 복용하고 있는 약명, 용량, 경로, 빈도와 기간을 포함한다.
- 최근에 복용 중단한 약물이 있는지 물어본다.
- 일반의약품, 식품보조제, 대체의약품을 복용하는지 물어본다.
- 처방 받은 약물 중 복용하지 않고 있는 약물이 있는지 물어본다.
- 약물 리스트와 실제로 환자가 복용하고 있는 약물을 맞춰본다. 특히, 치료의 이행이 있는 시점에서 주의해야 한다. 입원과 퇴원 시점에서 투약조정(medication reconciliation)을 해야 한다. 잘못 이

해하거나 부족한 투약력 수집, 의사소통의 부족으로 인해 이 시점에서 오류의 위험성이 매우 높기 때문이다.

- 익숙하지 않은 약에 관해서는 검색을 한다. 신뢰할 만한 근거 기반의 정보를 찾거나 약사 등의 다른 보건의료인에게 문의할 수 있다.
- 약물 간, 약물-음식 간 상호작용을 고려해야 한다.
- 알레르기 과거력이 있는지 확인한다. 알레르기 이력에 관해 수집할 때 환자에게 잠재적으로 심각한 알레르기 가능성이 있는지 확인하고, 약물을 처방하면 안 되는 상태인지 확인해야 한다. 환자와 다른 보건의료인에게도 경각심을 주어야 한다.

위해사건에서 자주 언급되는 고위험 약물을 알아야 한다.

일부 약물은 약물 위해사건의 원인으로 잘 알려져 있다. 이는 약물의 좁은 치료범위와 특정 약력학(Pharmacodynamic)이나 약동학(Pharmacokinetic) 때문이다. 이러한 약물의 예로 인슐린, 경구용 항응고제, 신경근 차단제, Digoxin, 항암치료제, 정맥용 칼륨, Aminoglycoside 항생제가 있다.

처방하는 약물에 대해 잘 알아야 한다.

제대로 모르는 약물은 절대 처방하면 안 된다. 실무에서 자주 사용하는 약리학, 적응증, 금기증, 부작용, 특별한 주의사항, 용량, 권장요법에 관해 알아야 한다.

만약에 잘 모르는 약을 처방하게 되면, 처방하기 전에 그 약물에 관해 공부해야 한다. 임상 환경에서 이용 가능한 참고자료가 준비되어 있어야 한다.

기억 보조도구를 사용한다.

기억 보조도구의 예는 교과서, 포켓 사이즈 약전, 컴퓨터 소프트웨어 같은 정보기술이다. 기억 보조도구의 간단한 예로는 심정지 상황에서 필요한 약물의 이름과 용량을 적어 놓은 카드가 있다. 처방자는 주머니에 이 카드를 두고 교과서나 컴퓨터를 사용할 수 없는 응급 상황에서 사용할 수 있다.

처방과 투약 시 5 Rights을 기억한다.

5 Rights에 정확한 기록과 정확한 교육, 2가지를 추가할 수 있다.

1. 정확한 환자(right patient)

- 수액, 약물을 투여하기 전에 반드시 환자를 확인한다. 환자의 팔찌에 표기된 이름과 바코드, 침상의 이름표를 투여할 약제와 대조하여 확인해야 한다. 이때 침상에 부착된 환자의 이름표를 어린이가 장난으로 다른 환자 것과 바꿀 수도 있고, 동명이인이 있을 수도 있으니 각별히 주의한다.
- "OOO환자분 ~ ", 또는 "OOO환자분 맞으세요?"하고 부르면 동명이인, 또는 청력이 떨어진 다른 환자가 잘못 듣고 대신 대답할 수도 있으므로, 반드시 "환자분 이름이 어떻게 되세요?"처럼 개방형으로 질문하여 확인해야 한다.

2. 정확한 약(right drug)

- 투약 전, 정확한 약제를 선택했는지 아래처럼 반드시 3번 이상 확인한다.

① 해당 약제를 약장에서 꺼내기 전 - 이 약이 맞는가?

② 약장에서 꺼낸 후, 포장이나 약병에서 약을 꺼낼 때 - 이 약이 맞는가?

③ 환자에게 투여하기 전, 남은 약을 다시 보관할 때 - 이 약이 맞는가?

3. 정확한 용량(right dose)

- 약물의 단위에 따른 용량 계산을 할 수 있어야 한다.

4. 정확한 시간(right time)

- 복용시간이 공복 시(식후 2~3시간)인지, 식후, 식간, 식전인지, 하루 몇 회 복용인지 등을 확인한다.
- 약제 용어 중 혼동을 줄 우려가 있는 qd, qod, cc 등 일부 약어들은 의료기관평가위원회(JC)에서 공식적으로 사용금지 용어로 선정되었으니 사용하지 않도록 한다.

5. 정확한 경로(right route)

- 정맥(IV), 근육(IM), 경구(oral), 비경구(parenteral), 설하(sublingual) 투여인지, 금식(NPO) 환자인지 등을 확인한다.

6. 기타

1) 정확한 기록(right documentation)

- 투약 후에는 반드시 기록을 해둔다. 주간 간호사가 급한 일을 처리한 후 인슐린투여 기록을 깜박 잊고 퇴근 후, 이 사실을 모르는 야간 간호사가 환자에게 인슐린을 재투여해서 환자가 저혈당쇼크에 빠진 사례 등, 기록을 안 해둔 것이 원인이 되어 발생한 근접오류 및 적신호사고도 많이 있다.

2) 정확한 교육(right teaching)

- 투약 시 약물의 효과, 부작용 및 투여방법과 스케줄, 보관방법 등을 설명한다.

분명하게 의사소통한다.

명확하고, 모호하지 않은 의사소통은 오류를 야기하는 가정을 최소화시킨다. 약물에 관해 의사소통을 할 때는 명확하게 말해야 한다. 의사나 약사에게 명확한 것이 환자나 간호사에게는 명확하지 않을 수 있으며, 반대로 환자나 간호사에게 명확한 것이 의사나 약사에게는 명확하지 않을 수 있기 때문이다.

5 Rights을 기억하는 것은 약물에 대해 의사소통할 필요가 있는 중요한 핵심을 기억하는 데 유용하다. 예를 들어, 응급상황에서 의사가 간호사에게 “이 환자에게 0.3 ml의 1:1000 Epinephrine을 즉시 투약하세요.”라고 구두 처방을 하는 것이 “빨리, 약간의 Adrenaline을 투약하세요.”라고 하는 것보다 더 명확하다.

다른 유용한 의사소통 전략은 의사소통의 순환고리를 닫는 것(close the loop)이다. 이를 통해 오해할 가능성을 줄일 수 있다. 예를 들어, 간호사는 순환고리를 닫기 위해 “네, 이 환자에게 1:1000 Epinephrine 0.3 ml를 즉시 투약하겠습니다.”라고 답한다.

확인하는 습관을 가진다.

약물을 사용하기 전에 항상 앰플에 있는 라벨을 읽는다. 확인하는 것이 습관으로 자리잡으면 적극적으로 세심하게 생각하지 않더라도 라벨을 확인하게 된다.

확인은 처방, 조제, 투약에서 중요한 부분이다. 작성한 처방전과 조제하거나 투약한 모든 약물에 책임이 있다. 5 Rights과 알레르기를 확인하고, 고위험 약물과 고위험 상황은 특히 경각심을 가지고 확인하며, 이중으로 확인해야 한다. 예를 들어, 심각하게 아픈 환자들에게 강한 응급약물을 투여하게 될 때 이중으로 확인해야 한다. 이중 확인자의 역할은 효과적인 팀에 기여하며, 추가적인 보호장치로 작용한다(그러나 확인을 다른 사람에게 위임하는 것이 오류로 이어질 수 있으므로, 모든 사람들이 자신의 업무를 일차적으로 점검하는 것이 중요하다).

전산화된 처방이 확인을 필요없게 하는 것은 아니다. 전산 시스템은 몇 가지 문제(예, 알아보기 힘든 필체, 성분명과 상표명의 혼동, 약물 상호작용의 인지)를 해결하였으나, 새로운 문제를 가져오기도 했다.

- 라벨이 없는 약물은 쓰레기통에 버린다.
- 무슨 약인지 100% 확신할 수 없는 약물이라면, 절대 투약하지 말라.

02 투약오류

투약오류를 보고하고, 투약오류에서 배운다.

투약오류가 어떻게 발생하였으며, 왜 발생하였는지 알아보는 것이 약물 안전 향상의 기본이라 할 수 있다. 약물 위해사건이나 근접오류가 발생할 때마다 학습의 기회가 되고 치료를 향상시킬 수 있는 기회가 된다. 자유롭게 오류에 관해 말하고, 훈련프로그램에 어떤 과정이 있는지 아는 것은 오류를 통해 배우고 약물 안전을 향상하는 데에 도움이 된다.

보건의료인 간에 신뢰와 존중이 형성되었을 때 오류 보고가 촉진된다. 처방자가 열린 마음으로 들을 때, 보다 쉽게 근접오류를 보고하고 설명하게 된다.

약품관리 및 보관

1. 투약준비가 끝나면 약품장은 항상 잠그며, 열쇠는 담당간호사가 보관한다.
2. 마약 및 향정신성 약물은 철제 이중금고에 따로 보관하여 잠그고, 근무 교대 때마다 수량을 확인한 후 열쇠를 인수인계한다. 마약은 필요할 때 마다 의사의 처방을 받아 그때그때 타도록 해야 하며 남은 약은 즉시 반환한다. 마약은 원칙적으로 병동에 보관할 수 없다.
3. 약명이나 모양, 라벨이 비슷할 경우는 혼돈을 피하기 위해 누구나 쉽게 구분할 수 있는 다른 표식방법으로 구별한다.
4. 정기적으로 비치약품의 수량과 유효기간을 확인한다.
5. 고위험약물(**고농도전해질, 항암제 등**)은 별도의 장소에 보관하고 냉장 및 차광보관이 필요한 약물의 보관에 유의한다.

투약사고 후 지침

1. 투약과오 발생 후 환자의 상태를 자주 관찰·기록한다.
2. 낮번일 때는 수간호사에게, 초번이나 밤번 근무일 때에는 책임간호사에게 즉시 보고한다.

3. 담당의사에게 알려 투약사고로 발생한 대상자의 상태변화에 대처한다. 투약사고 발생과 이에 따라 수행된 처치내용을 환자 차트에 빠짐없이 기록한다.

4. 해당기관의 환자안전관리 정책이나 간호부서 또는 병동의 환자안전 정책에 따라 환자안전사고 보고서를 작성한다. 사고를 낸 당사자를 포함하여 사고과정을 철저히 조사하여 보고서를 작성한 후 환자안전관리부서에 보고한다.

5. 환자안전관리 부서의 전담자가 환자나 가족을 만나 투약사고에 대해서 사실대로 알려주고 과오와 손해 또는 상실에 대해 정중히 사과한다. 추후 유사한 형태의 투약사고를 방지하기 위해 어떠한 조치를 취할지를 환자와 가족에게 설명한다. 그다음, 피해당사자 또는 변호사와 투약과오로 인한 손해나 상실에 대해 금전이나 의료서비스 같은 보상에 대해 논의하고 합의한다.

6. 사고당사자인 간호사를 비난하지 말고, 가능하면 과오를 일으킨 간호사가 환자나 보호자와 직접 만나는 것을 피하게 한다. 그 이유는 개인이 투약과오를 일으켰더라도 환자의 안전을 위한 책임은 병원조직 자체에 있기 때문이다. 또한 감정이 격하게 변하기 쉬운 환자나 보호자로부터의 또다른 피해에서 간호사를 보호하기 위해서이다.

7. 환자안전관리 부서의 전담자는 투약사고가 발생한 과정을 철저히 조사하여 그 근본원인을 조직 차원에서 체계적으로 분석하여 유사한 사고발생의 잠재적 가능성을 제거한다.

투약오류의 종류

종 류	내 용
처방오류	적응증, 금기사항, 용법, 용량, 제형, 투여방법, 투여농도, 사용방법 등 의약품 선택에 오류가 있거나 판독이 어려운 상태로 처방전이 발행된 경우이다.
투여누락	처방된 의약품을 투여하지 아니한 경우이다.
투여시간 오류	정해진 투여시간을 제대로 지키지 못한 경우이다.
용량 오류	처방된 용량보다 많이 투여하거나 혹은 적게 투여한 경우이다.
투여방법 오류	처방된 방법 혹은 투여경로와 다른 방법이나 경로를 이용해서 투여하는 경우이다.
환자의 복약이행 오류	환자가 의약품 복용상의 지시에 정확히 따르지 않아 발생하는 경우이다

출처 : 보건복지부, 의약품사용과오 예방을 위한 가이드라인, 2008

투약 업무 흐름도

출처 : 대한간호협회(2021). 안전한 투약간호업무를 위한 가이드라인

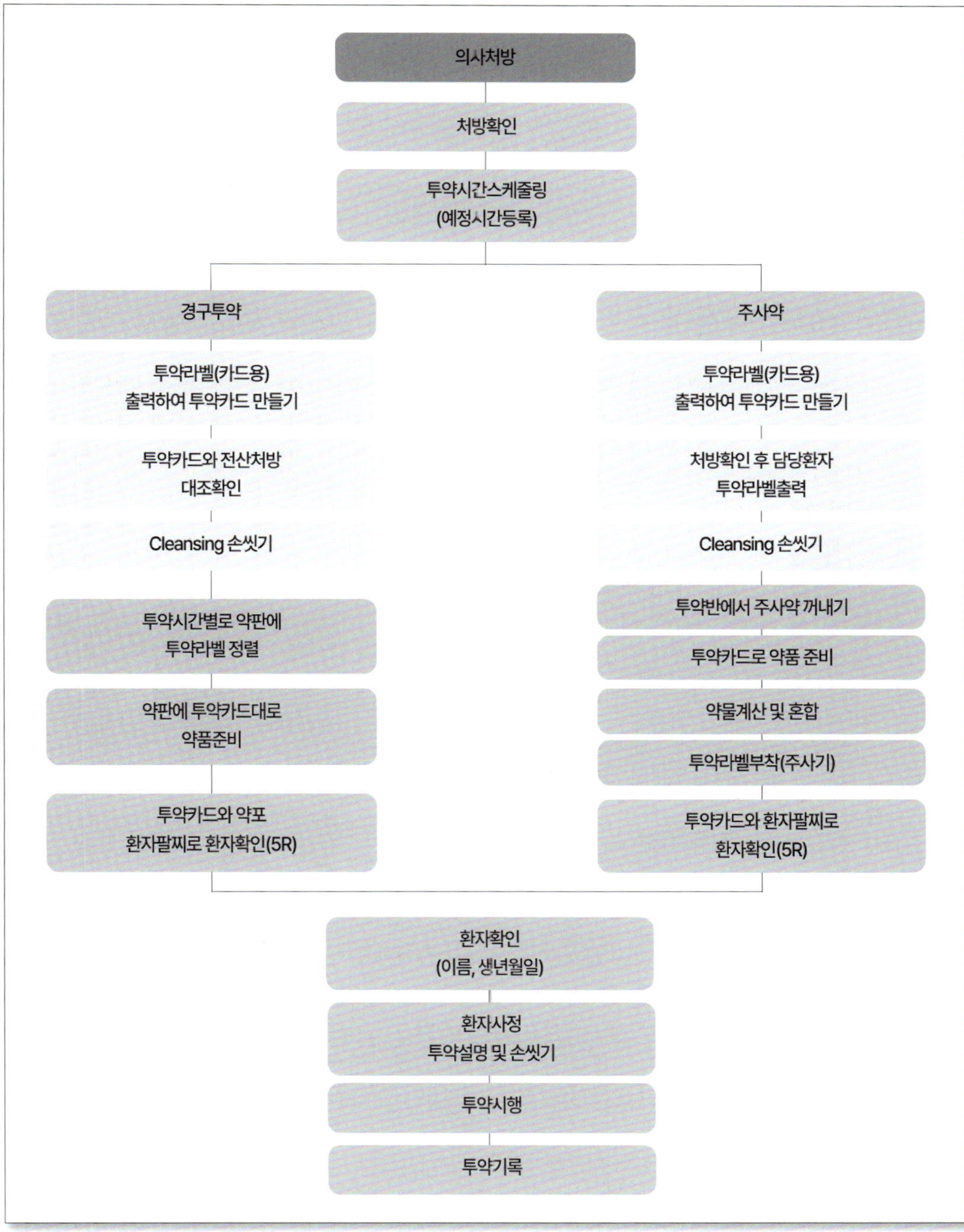

의료기관평가인증원의 환자에게 처방되지 않은 다른 의약품투여 관련 주의경보 발령 소개

출처 : 의료기관 평가인증원 (환자안전보고학습시스템-환자안전 주의경보)
https://www.kops.or.kr/portal/aam/atent/atentAlarmCntrmsrList.do

의료기관평가인증원에서는 보고된 중요한 환자안전사건에 대하여 주의경보를 발령하고 있다.

No. PSA _ 4-가_ 2021003
발령일 2021-06-03(목)

처방과 다른 의약품의 투여로 환자에게 중대한 위해가 발생할 우려가 있어 주의 필요

환자안전사고 주요사례

- 고혈압으로 응급실 내원한 70대 환자
- 혈압강하제(니카르디핀염산염) 주사제를 처방받았으나, 응급카트에서 해당 의약품을 선택하는 과정에서 혈압상승제(노르에피네프린타르타르산염수화물)로 잘못 준비함
- 이후 잘못 준비된 의약품(혈압상승제)을 환자에게 주입하던 중 심전도 모니터에 부정맥이 관찰되어 즉시 투여를 중단하고, 부정맥 발생 경위를 확인하는 과정에서 처방과 다른 의약품이 투여된 사실을 인지함
- 각종 응급처치 시행 후 중환자실로 이송하여 경과 관찰하였으며 이후 회복됨

주의사항

위험요인	정확한 투약 지침 미준수
위해유형	의약품 투여 형태에 따라 다양한 위해 발생(특히 주사제의 경우 환자에게 단시간 내 치명적인 결과를 야기할 수 있음)
주의대상	의약품의 처방, 조제, 투여 서비스를 제공하는 모든 보건의료기관

재발방지를 위한 권고사항

❶ 주의집중에 방해되는 주변 환경개선
- 투여할 의약품과 관계없는 주변의 의약품 및 물품 정리
- 투약에 주의를 집중하며, 주변 동료들은 해당 의료진이 투약 업무에 집중할 수 있도록 방해 금지(예 : 투약 조끼, 팻말 등)

❷ 처방 확인
- 의약품을 투여하기 전에 처방을 반드시 확인
- 처방에 대하여 의문 사항이 있을 시, 담당 의료진에게 정확하게 재확인(필요시 '의약품 정보' 확인)

❸ 5 Right 정확하게 확인(투약 준비 시, 투약 시)
- 정확한 환자(Right Patient)
- 정확한 시간(Right Time)
- 정확한 의약품(Right Drug)
- 정확한 투여경로(Right Route)
- 정확한 용량(Right Dose)

❹ 라벨링 확인
- 준비된 의약품에는 환자에게 정확하게 투여하기 위한 정보(환자명, 의약품명, 용량 및 투여 경로, 용법)를 반드시 표기

❺ 보고 및 설명
- 의약품 투여 오류 발견 시, 즉시 관리자에게 사고내용 보고
- 환자와 보호자에게 오류 발생 사실을 알리고 대처방안 공유

❻ 5 Right 이행 여부 모니터링 및 교육
- 5 Right 이행 여부에 대한 주기적인 모니터링
- 모니터링 결과에 따른 5 Right 교육 및 지속적인 훈련 시행

보건복지부 Ministry of Health and Welfare | KOPS 환자안전보고학습시스템 KOREA PATIENT SAFETY REPORTING & LEARNING SYSTEM | 중앙환자안전센터 Central Patient Safety Center | KOIHA 의료기관평가인증원 Korea Institute for Healthcare Accreditation

memo 투약원칙

- 약품준비 및 투여전 반드 시 무균술(aseptic technique)을 시행한다.
- 모든 약은 의사의 처방을 받아 투여한다(환자가 가져온 약도 의사의 처방 하에 투약한다).
- 속임약(placebo)도 반드시 의사의 처방하에 투여한다.
- 약어는 반드시 공식적으로 인정된 약어만 사용한다.

memo 기본 약제 약어

[시간]			[경로]		
	ac	식전		IV	정맥주사
	pc	식후		IM	근육주사
	hs	취침전		SC	피하주사
	prn	필요시		SL	설하
	bid	1일 2회		ID	피내
	tid	1일 3회		IP	복강내
	qid	1일 4회		IT	척수강내
	q	~마다		PR	항문내
				PV	질내

■ 투약 실수를 방지하기 위한 주의점

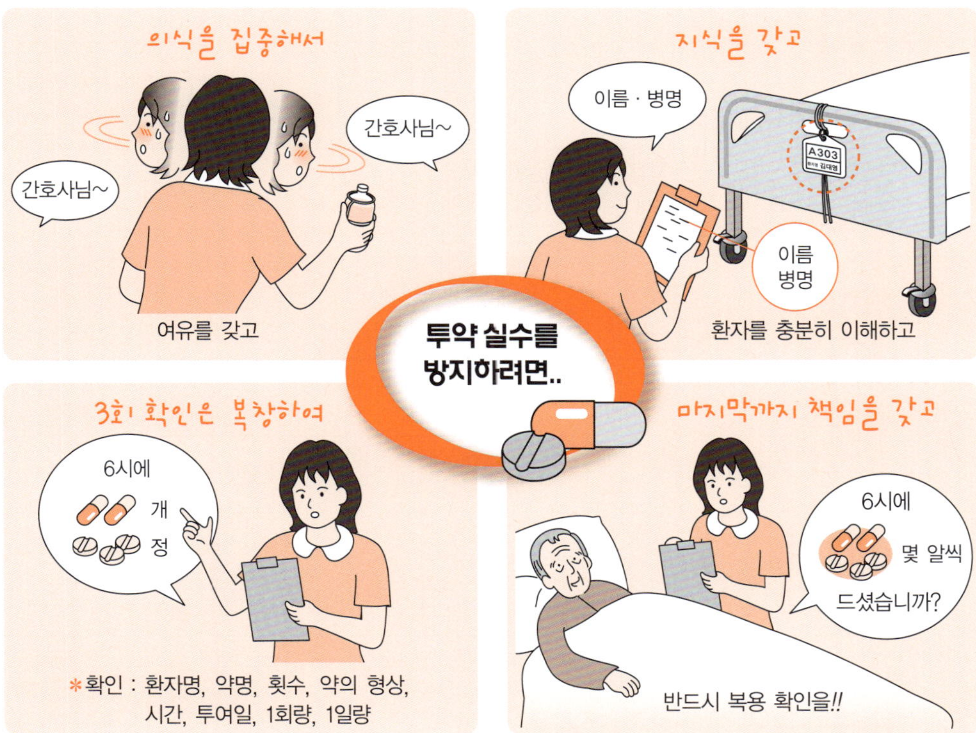
의식을 집중해서
간호사님~
간호사님~
여유를 갖고
지식을 갖고
이름 · 병명
A303
이름
병명
환자를 충분히 이해하고
투약 실수를 방지하려면..
3회 확인은 복창하여
6시에
개
정
*확인 : 환자명, 약명, 횟수, 약의 형상, 시간, 투여일, 1회량, 1일량
마지막까지 책임을 갖고
6시에
몇 알씩
드셨습니까?
반드시 복용 확인을!!

공식적 "사용 금지" 약어 및 기호

의료기관평가위원회(JC)에서는 국가환자안전목표(NPSGs)를 성취하기 위한 부분으로서 미국의사협회, 미국병원협회 등 의학을 대표하는 많은 단체들의 지지를 얻어 모든 의료기관 및 의료단체들이 사용해서는 안 되는 표준적 "사용금지" 약어와 기호를 확정하였다. 이 공식적 "사용금지" 목록은 병원인증의 목적을 위하여 인쇄물이나 손으로 필기하는 모든 투약관련 문서에 적용하고 있다.

The Joint Commission

공식적 "사용 금지" 약어 (Official "Do Not Use" List)*		
사용금지	**가능한 문제점**	**대신 사용할 용어**
U (unit) ※단위를 나타내는 약어	숫자 "0"(zero), 숫자 "4" 또는 "cc"기호로 잘못 읽혀짐	약어 쓰지 말고 "단위", "unit"로 표기
IU (International Unit) ※국제단위를 나타내는 약어	정맥주사를 뜻하는 "IV" 기호 또는 숫자 "10"으로 잘못 읽혀짐	"국제단위", "International Unit"
매일 : Q.D., QD, q.d., qd 하루걸러 : Q.O.D., QOD, q.o.d, qod	"다른 것"을 뜻하는 것으로 잘못 해독됨, Q 다음의 마침표가 "I"로, "O"는 "I"로 잘못 읽혀짐	"매일", "daily" "하루걸러", "every other day"
소숫점 뒤의 "0" 표기 : X.0 mg 소숫점 앞의 "0"을 안 적는 표기 : .X mg	소숫점이 누락되어 읽힌다.	X mg 0.X mg
MS MSO_4 and $MgSO_4$	"황산모르핀(morphine sulfate)" 또는 "황산마그네슘(magnesium sulfate)"을 의미하거나 다른 것으로 혼동됨	"황산모르핀","morphine sulfate" "황산마그네슘","magnesium sulfate"

1. 손으로 적거나 양식이 인쇄된 모든 처방전과 의료관련 문서에 적용한다.
2. 예외 : 뒤에 딸려 나오는"0"표기는 검사결과치, 영상진단에서 병소의 크기, 카테터크기 등 자세한 수치가 요구되는 상황에 한하여 사용가능하다. 의료처방이나 투약과 관련된 문서에서는 사용 안 한다.

추가 약어들, 머리글자어(acronym) 및 기호들		
사용금지	**가능한 문제점**	**대신 사용할 용어**
〉(보다 크다) 〈(보다 적다)	숫자 "7" 또는 알파벳 "L"로 잘못 해석됨	~보다 크게, "greater than" ~보다 적게, "less than"
약물 약어들	복합약제(multiple drugs)에서 유사한 약어들 때문에 잘못 이해됨	완전한 약품 이름을 표기한다.
약제 단위들 (Apothecary units)	많은 의사, 간호사들에게 생소해서 미터법 단위와 혼란 야기	미터법을 사용한다.
@	숫자 "2"로 잘못 인식됨	"at"로 표기
cc	손으로 흘려 기록할 때는 단위를 뜻하는 "U"로 잘못 인식됨	"mL"이나 "ml" 또는 "milliliters"로 표기 ("mL"로 표기를 권장함)
μg	1천배나 과용하게 만드는 "밀리그램(mg)"으로 잘못 인식됨	"mcg"또는 "micrograms"로 표기

* http://www.jointcommission.org/PatientSafety/DoNotUseList/

사례연구 : **투약 ①**

구두 처방

아래의 그림을 보고 숨어 있는 위험성을 생각해 봅시다!

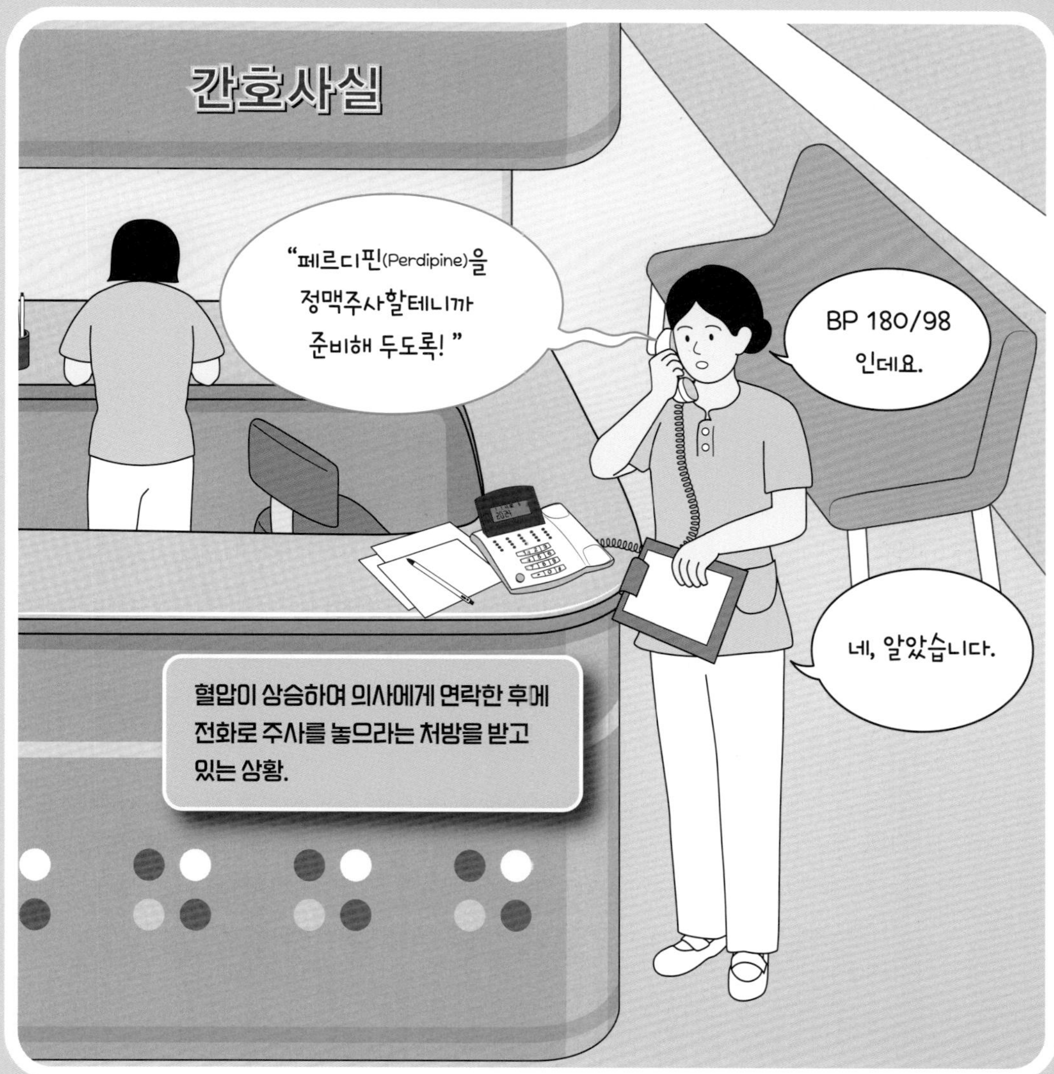
간호사실
"페르디핀(Perdipine)을
정맥주사할테니까
준비해 두도록!"
BP 180/98
인데요.
네, 알았습니다.
혈압이 상승하여 의사에게 연락한 후에
전화로 주사를 놓으라는 처방을 받고
있는 상황.

구두 처방(verbal order, VO)은 잘못 들어서 사고가 발생하는 원인이 되므로 원칙적으로 하지 않도록 한다. 그러나 긴급 시에 어쩔 수 없이 구두 지시가 내려지는 경우가 있다. 그때 어떤 점에 주의하면 오류를 범하지 않을지 구체적으로 절차를 정해 두어 생각해 보자.

위험인자

예방책

구두처방오류 특성요인도(Cause-and Effect Diagram)

일반적 예방책

'구두 처방'은 실수를 유발하므로 원칙적으로 받지 않는 것이 규칙이다. 그러나 응급상황이나 의사가 바로 처방을 낼 수 없는 상황에서는 구두 처방이 불가피하여, 이때에는 반드시 처방을 받아적고(write down), 다시 읽어주며(read it back), 의사의 확인을 받는다(confirm). 소리를 내어 복창하면 뇌에 자극을 주어 주의력이나 기억력을 높이고 동시에 주위에 있는 제삼자와 이중확인도 된다. 또한, 구두 처방을 받고 나서는 조기에 그 내용을 의사에게 제시하여 잊지 않고 사인을 받도록 한다. 그렇게 하면 처방대로 시행했음을 증명할 수 있고 만일 실수한 경우에는 '조기 대처'할 기회가 되기 때문이다. 어쨌든 구두 처방은 신중하게 해야 한다.

사고 원인

심리적·신체적 요인

- 환자의 상태변화를 정확하게 파악하고 있지 않다.
- 환자의 병상을 올바르게 의사에게 보고하고 있지 않다.
- 침착한 행동을 취하고 있지 않다.
  - 감정적으로 동요하고 있지 않은가?
  - 착각하고 있지 않은가?
  - 처방을 당황하여 듣고 있지 않은가?
  - 잘못 듣고 있지 않은가?

환경적·조직적·관리적 요인

- 구두 처방 때, 주위가 잡음으로 시끄럽다.
- 전화기 부근에 메모지가 없다. 또한, 필요 비품을 바로 사용할 수 있도록 연구하지 않았다.
- 명료하지 않은 구두 처방을 받고있다.
- 구두 처방의 내용을 정확하게 듣지 못했다.

- 처방을 하는 의사와 대화에 차이가 생기고 있다.
- 소리를 내어 복창확인하지 않았다.
- 구두 처방을 받는 방법에 관한 간호절차에 따라 행동을 취하지 않았다.

memo 틀리기 쉬운 구두 처방의 예

상당히 위험하고 틀리기 쉬운 예로, 긴급 시에 종종 사용되는 약물 중에 Xylocaine(실로카인, 성분명: lidocaine) 100mg와 1000mg의 실수가 있습니다.

예를 들어 Xylocaine 10% 용액 10mg은 1000mg가 되지만, Xylocaine 2% 용액 5mL는 100mg이 됩니다. 2%는 정맥주사가 가능하지만, 10%는 정맥에 투여하지 않고 점적에 혼주하여 사용합니다. 상당히 혼동하기 쉬운 위험한 약물입니다. 긴급시 구두로 'Xylocaine 1 앰풀'이나 'Xylocaine 100mg'라고 처방받았지만, 복창하지 않고 착각하여 1000mg를 건네거나 준비하는 등의 사례가 있습니다.

대량으로 주입하면 생명을 위협하므로 충분히 주의해야 하는 약품입니다.

memo 구두처방을 받을 때의 확인사항

환자 이름, 병실 호수, 약품명, 투여량, 투여방법, 투여속도, 투여목적, 처방을 내린 의사의 이름, 처방을 내린 시간

memo 구두처방에 관한 절차

어쩔 수 없이 구두 처방을 받을 때에는, 인간적 실수를 일으키기 쉬운 사람의 경향이나 전화기의 특성을 고려하여 복창하면서 기록하고 신중하게 대처하는 것이 중요합니다.

'구두 처방'에 관한 시설별 절차에 따라 절차를 지켜 안전한 간호를 시행하도록 항상 주의합시다.

예방 대책

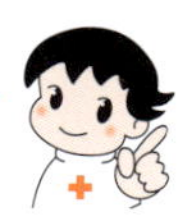

- 구두 처방은 받지 않는 것을 원칙으로 하지만, 긴급하여 어쩔 수 없을 때에 한해 '간호절차', '구두 처방을 받는 기준'에 따라 행동한다.
- '구두 처방'을 받고 있음을 주위사람들이 알수있도록 행동한다.
- 복창하여 메모할 때 다른 간호사에게도 보여준다.
- 처방종료 후 반드시 내용전체를 복창하여 처방자의 확인대답을 받는다.
- 구두지시를 받을 때에는 주위사람에게 조용히 하도록 부탁한다.

- 약물에 대한 일반적 지식을 학습해 두고, 처방된 약물이 환자의 병태에 적합한지 인과관계를 생각한다[최근 대법원판례에 따르면, 환자에게 부적합한 약물투여 시 간호사도 법적책임을 져야 한다(p.256 참조)].
- 구두 처방을 받고 나면 추후 처방을 내린 의사에게 구두 처방의 내용을 제시하여 투약이나 처방의 오류 유무를 확인받고 사인을 받는다. 전산화된 투약시스템의 경우, 구두 처방(VO)후 간호사는 의사가 PC로 입력한 내용을 확인하고 입력한 내용과 VO의 내용이 다른 경우 의사에게 확인한다.
- '구두 처방을 받는 기준'에 대한 규정을 의사와 함께 수립하고 명문화해둔다.

사례연구 : **투약 ❷**

작업 중단

아래의 그림을 보고 숨어 있는 위험성을 생각해 봅시다!

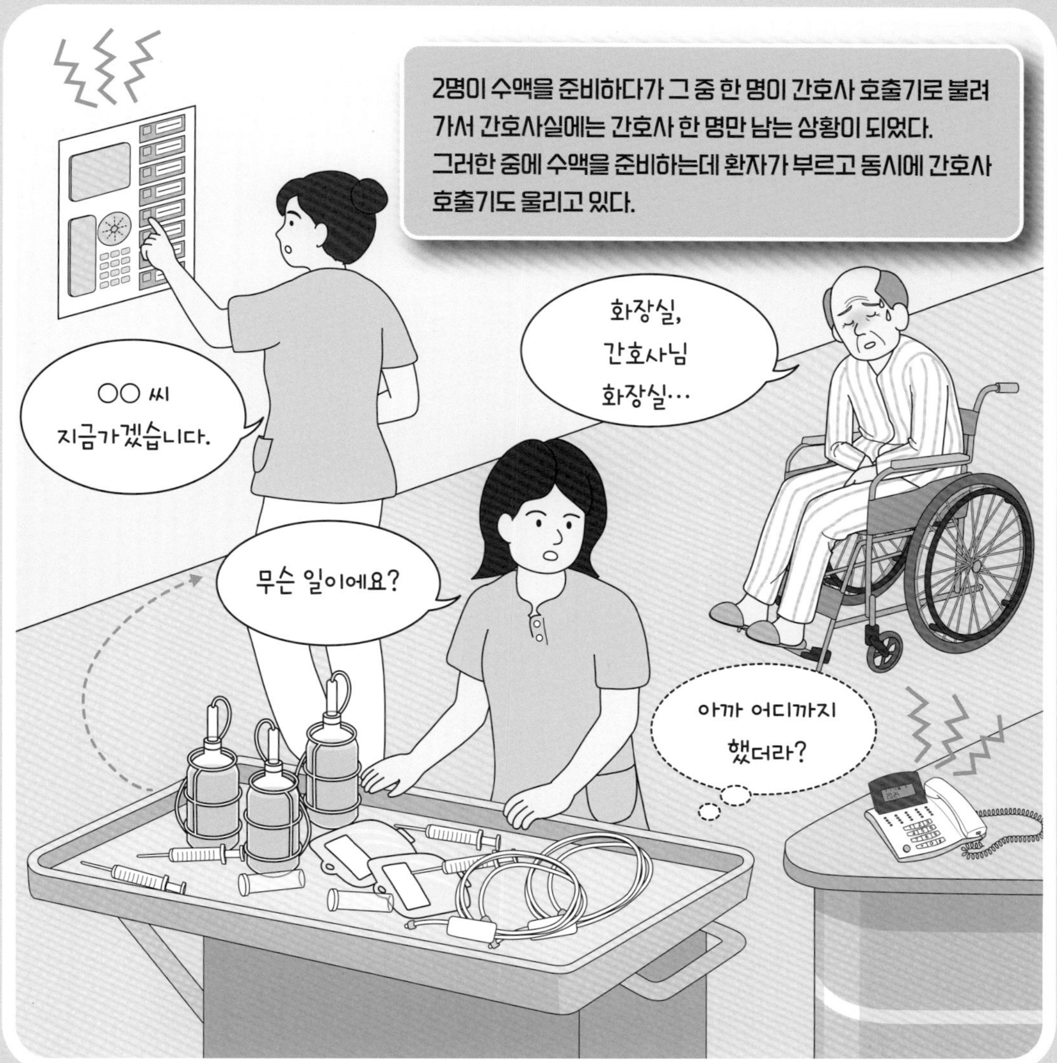

수액과 주사를 준비할 때에는 그 작업에 집중해야 한다. 그러나 일상업무 중에는 여러 명이 많은 수액을 한 번에 같은 처치대에서 준비하는 경우가 있다. 그때 처치대가 혼잡하거나 환자가 간호사 호출기를 눌러 작업이 중단되면 약물명, 단위량 등을 실수하거나 다른 수액병에 잘못 주입 또는 수액병에 이름을 잘못 표기하는 등의 인간적 실수(human error)에 의한 투약사고의 발생이 예측된다.

위험인자

예방책

투약준비 오류 특성요인도(Cause-and Effect Diagram)

일반적 예방책

주사는 약물을 재빨리 체내에 주입하는 방법이므로 만일 실수를 범하면 돌이킬 수 없는 사고를 초래할 가능성이 상당히 큰 업무중 하나이다. 그럼에도, 간호에서 가장 많이 발생하는 실수가 주사에 관한 것이다. 그 발생 원인을 살펴보면 업무체계에 관한 것에서 인간적 오류에 관한 것까지 다방면에 걸쳐 있으며 개인이 바로 해결할 수 없는 시스템상의 문제 등도 숨어 있다. 그러나 주사를 잘못 놓는 것은 간호사로서 절대로 범해서는 안되는 실수 중 하나이기 때문에, 절차를 확실히 준수하여 주사사고를 일으키지 않도록 각별한 주의를 기울여야 한다.

사고 원인

인간적 요인

- 작업중단으로 초조함이 생긴다.
  - 간호사실에 자기 혼자밖에 없으므로 누군가 말을 걸어오면 작업을 중단하고 응대해야 한다. 그래서 초조함이 생긴다.
  - 작업을 중단함으로써 수액이 늦어져 초조함이 생긴다.
- 인간의 특성을 이해하고 있지 않다.
  - 작업을 중단한 후에 다른 업무를 하면 중단 전에 어디까지 수액을 만들었는지 잊어버리게 된다.
- 경험부족: 익숙하지 않으므로 집중할 수 없다.

환경적 요인

- 수액을 만드는 처치대가 정리정돈되어 있지 않다.
- 간호업무의 방법에 원인이 있다.
  - 수액을 만드는 상황에서 수액 만들기에만 집중하는 환경이 정비되어 있지 않다.
  - 준비부터 시행까지 혼자서 작업을 종료할 수 있는 환경 조성이 되어 있지 않다.
  - 수액작업이 어중간한 상태에서 다른 업무를 하게 되어 다급해진다.
  - 여러개의 수액을 동시에 준비할 필요가 생긴다.

memo 간호현장에 숨어 있는 실수 인자

① 여러 명이 관여하는 업무가 많다.
② 작업이 중단되기 쉽다.
③ 시간에 쫓긴다.
④ 사람과 사람의 확인이 중심이 된다.
⑤ 동시에 여러 가지 업무를 수행한다.
⑥ 하루주기리듬(circadian rhythm)에 반한 시간대의 업무가 있다(심야의 집중력이 저하하는 시간대).
⑦ 상대방에 따라 작업 절차에 변화를 주어야 하는 경우가 많다(급한 상황이나 화장실 호출등).
⑧ 생명이 무엇보다도 우선시 되므로 돌발적으로 작업절차를 변경해야 한다.
위와 같이 간호사들은 인간적 실수를 일으키기 쉬운 환경에 있으므로 충분한 주의가 필요합니다.

관리적 요인

- 작업을 중단할 때의 규칙을 지키고 있지 않다. 또한, 절차를 준수하고 있지 않다.
- 설령 수액을 만드는 도중이라도 간호사 호출기에 응대해야 하는 상황이 배려되고 있지 않다.
- 앰플을 자른 채 그 자리를 벗어나는 등 기본적 청결, 오염에 대한 의식이 결여되어 있다.

예방 대책

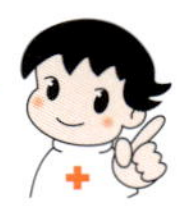

기본적 확인에서 생각할 수 있는 대책

- 3회 확인규칙을 지킨다.
  - 약물을 꺼낼 때
  - 약물을 주사기에 넣을 때
  - 빈앰풀이나 바이알(vial)을 폐기할 때
- 약물을 확인한다.
  - 해당 환자에게 준비하는 것인가?
  - 약물은 올바른가?
  - 양은 올바른가(단위에주의: mg이나mL, mg나g 등)?
  - 투약방법은 올바른가?

- 투약시간은 올바른가?
- 투입속도는 올바른가?

● 준비시의 확인은 이중 확인으로 한다.

● 특수한 사양, 듀얼챔버백 등의 약물취급에 주의한다.

- 사용 직전에 섞는 약물(**찬 곳에 보관하는 약, 듀얼챔버백 등**)을 잊지 않도록 연락, 표시하는 방법을 연구한다.
- 희석하여 사용하는 약물 등을 환산할 때에는 종이에 써서 계산한다.
- 배합하여 변화를 일으키기 쉬운 약물에 관해 지식을 갖는다.
- 용해하여 사용하는 약물에 대한 지식을 갖는다.

memo 앰풀

1회분의 주사액을 넣고 밀봉한 유리 용기를 의미하는 앰풀은 흔히 "앰플"로 잘못 적기 쉽습니다. 북한어로는 "암풀"이라고 하지만 정확한 표기는 "앰풀"이 맞습니다. 영어로는 ampoule, ampule, ampul 등 3가지로 표기됩니다.

한편 앰풀로 된 주사제는 앰풀의 미세한 유리파편이 노인환자나 오랫동안 누워있는 환자에게는 문제가 될 수 있다는 논란도 제기되고 있어서, 미국에서는 사용을 점차 줄여나가고 있으나 우리나라는 현재까지 그 위해성이 과학적으로 증명되지 않아서 일체의 규제없이 자유로 사용되고 있습니다. (의학서원"뇌신경계 간호"p.57 참조)

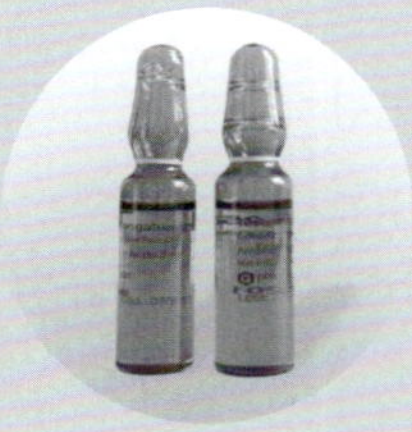

memo 듀얼챔버백[dual chamber bag, 더블백(double bag)이라고도 함]이란?

여러가지 이유로 약물이 동일한 봉지에 상실액과 하실액으로 나뉘어 수납된 백을 말합니다. 주로 아미노산과 포도당을 분리해 두기 위해 고안된 것입니다.

준비 환경에서 생각할 수 있는 대책

● 수액이나 주사를 준비할 때에는 집중하여 작업하며 다른 직원과 이야기하면서 작업하지 않는다.

● 처치대 위에는 항상 정리정돈하여 준비가 완료된 것과 완료되지 않은 것을 쉽게 알 수 있도록 해 둔다.

● 작업이 중단되지 않도록 다른 직원에게 협력을 부탁한다.

● 작업을 중단할 때에는 작업이 끝난 것과 그렇지 않은 것을 나누어 정리한다.

- 작업 중단 후 재개할 때에는 3회 확인을 장려한다.
- 처치서와 해당 약물은 함께 이동되도록 연구한다.
- '1 환자에 1 쟁반(tray, 트레이)' 등 한눈에 다른 환자의 것과 구별이 되도록 연구한다.
- 담당자 한 명이 준비부터 실시까지 책임지고 완료시킨다.
- 다른 사람이 준비한 것은 그 이외의 사람이 중간에 손을 대지 않는 규칙을 만들어 둔다.

혼합을 피하면 좋은 약물

약품명	혼합을 하는 약품명
Aleviatin	강알칼리이므로 배합 불가
Amikacin	β락탐계 항생제+아미노글리코시드계 항생제의 배합
Aminophylline	비타민 C
FOY	Lasix, Neophyllin, Tathione, Heparin, Miraclid
Calcicol	Ephedrine, Neophyllin, Pydoxal, Dormicam, Atropine Sulfate, Meylon
Catabon Hi·Low	단일 사용하여 말초에서 퍼지면 혈관괴사, 피부궤양이 되기 쉽다.
K2	Solcoseryl, Dormicam, Bisolvon
Sulperazon	Amicacin, Atarax-P, Wintermin, Serenace, Tagamet, Neophyllin, Soldactone, Bisolvon
Diprivan	단일 사용이 바람직하다.
Dormicam	대량 시에는 단일 사용
Bisolvon	Solu-Cortef, Stronger minophagen C, Soldactone 5%·10%, Transamin, Neophyllin, Lasix, K2, Sulperazon
Polyperan	Cercine, Lasix
Vancomycin	Neophyllin, Tienam
Miraclid	Aleviatin, Dobutrex, Bosmin, Cercine, FOY, Globulin
Neophyllin	Atarax-P, Calcicol, Inovan, FOY, Bisolvon, Vancomycin, Sulperazon
Lasix	Polyperan, Bisolvon, Mexitil, Tagamet, Pantosin, Persantin, Proterenol, FOY
20% Dextrose	Soldactone, Persantin

듀얼챔버백 사용 시의 주의점

상하로 나뉜 분말 영양수액의 듀얼챔버백은 위, 아래를 제대로 개봉하지 않으면 잘 섞이지 않아 약액이 남게 되는 경우를 생각할 수 있다. 특히, 신입 간호사는 당황하여 필요한 확인을 게을리하기 쉬우므로 충분한 주의를 기울여야 한다.

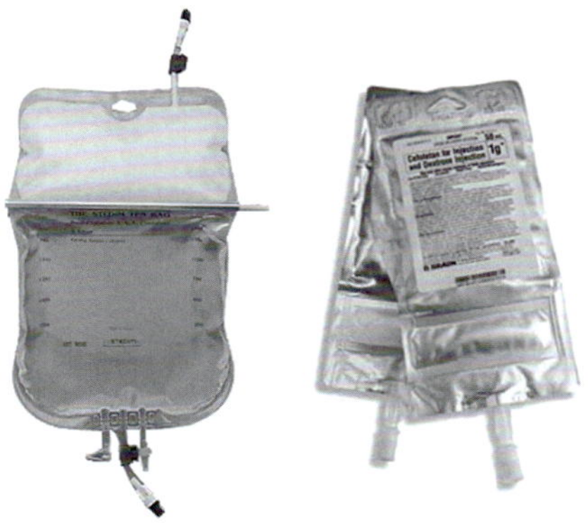

듀얼챔버백 영양수액 ▶

■ 듀얼챔버백의 혼합방법과 확인

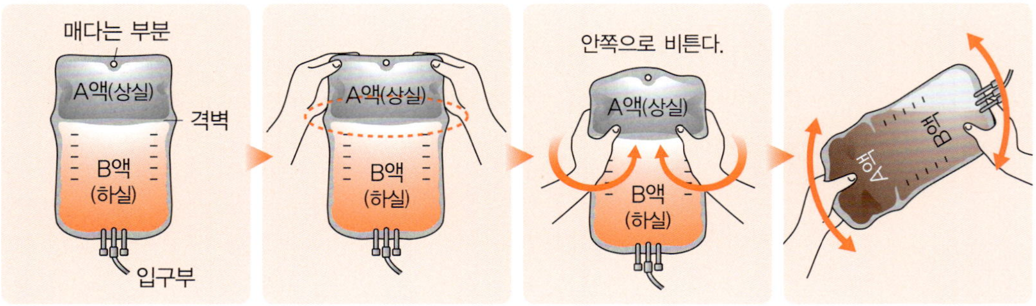

① 위, 아래가 격실로 나뉘어져 있다.
② 손에 들고 듀얼챔버백인지 확인한다.
③ 격벽부를 찢기 위해 좌우로 비틀거나 위에서 누른다.
④ 격벽이 개통되었는지 듀얼챔버백을 흔들어 확인한다.

■ 듀얼챔버백과 메일라드반응(maillard reaction)

아미노산과 포도당(환원당)이 하나가 되면 화학반응으로 "갈색변화"를 일으킨다. 삼투압이나 pH 값에 이상을 초래하거나 때로는 혈관자극통증의 증세가 나타난다. 또한, 보기에 좋지 않아 환자에게 불필요한 심리적 부담을 주는 경우도 있으므로 투여 직전까지 혼합은 피해야 한다.

■ 듀얼챔버백을 섞지 않으면 어떻게 되나?(투석액일 경우)

상실액은 K^+를 67mEq 함유하므로 단독으로 사용하면 고칼륨혈증을 일으킬 가능성이 있다. 그래서 상실액과 하실액은 반드시 섞어서 사용한다. 약물의 조성에 따라서는 신체에 나쁜 영향을 일으킬 우려가 있으므로 주의하여 다룬다.

사례연구 : 투약 ❸

환자 오인

아래의 그림을 보고 숨어 있는 위험성을 생각해 봅시다!

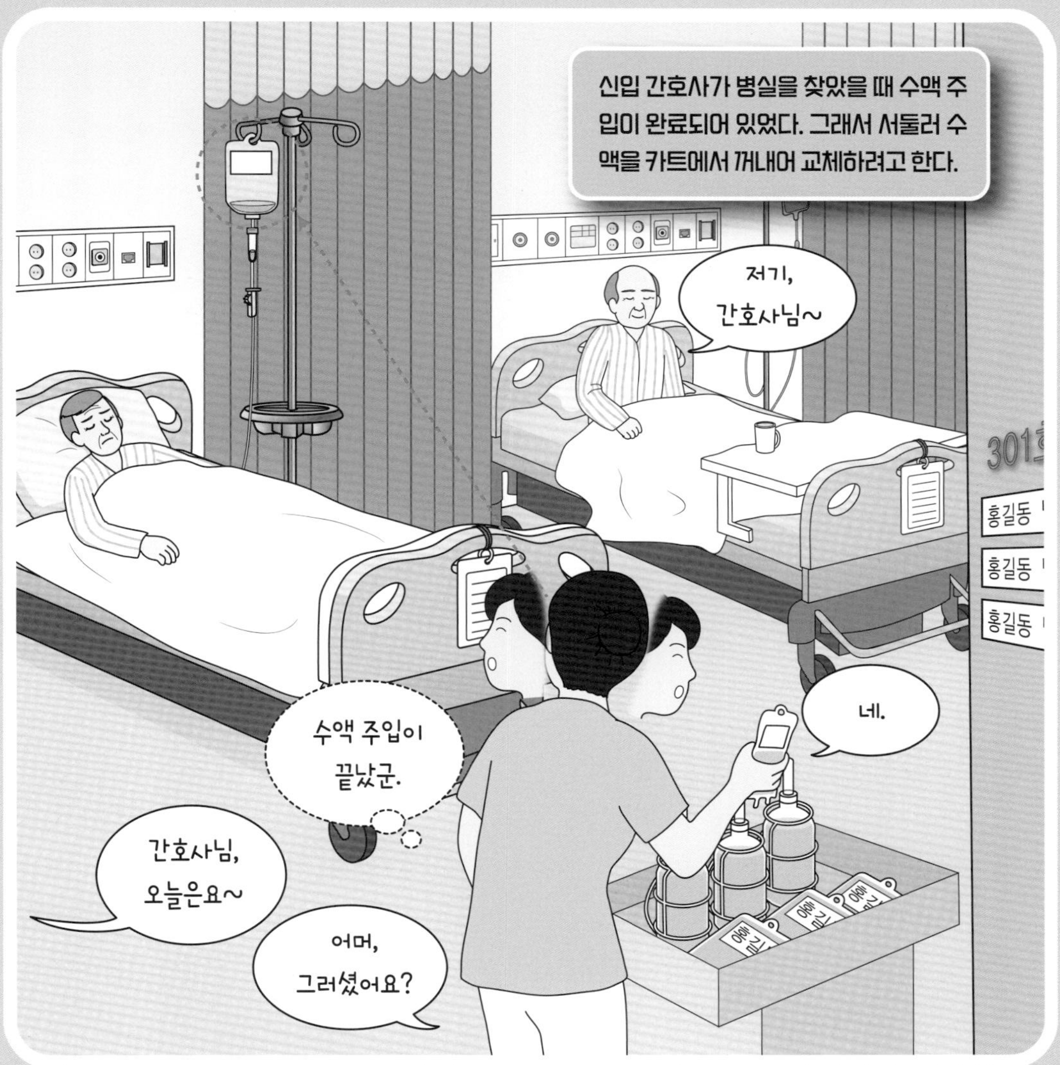
신입 간호사가 병실을 찾았을 때 수액 주입이 완료되어 있었다. 그래서 서둘러 수액을 카트에서 꺼내어 교체하려고 한다.
저기, 간호사님~
301호
홍길동
홍길동
홍길동
수액 주입이 끝났군.
네.
간호사님, 오늘은요~
어머, 그러셨어요?

주사를 놓는 단계에서는 대상이 되는 환자를 오인하거나 투여시간, 투여방법, 절차를 틀리는 등의 사고가 있다. 간호사의 확인 부족으로 잘못 투여하면 약물에 따라서는 환자에게 심각한 영향을 줄 가능성이 있다. 또한, 기대하는 치료 효과를 얻지 못해 환자에게 불이익을 주게 된다. 투약 사고 중에서도 환자를 오인하여 발생하는 주사 사고는 의료인으로서 절대로 일으켜서는 안 되는 사고 중 하나이다.

위험인자

예방책

환자확인 오류 특성요인도(Cause-and Effect Diagram)

일반적 예방책

주사나 수액이 환자에게 투여될 때까지는 여러 간호사가 몇 번이나 확인하여 사고가 없도록 주의한다. 그러나 여러 명의 간호사가 관여함으로써 오히려 복잡해지거나 확인을 다른 사람에게 맡기는 등 방심하여 사고의 위험성이 높아지는 경우도 있다.

또한, 이름을 불렀는데 다른 환자가 대답한다거나 해당 환자가 다른 침상에 누워있는 등 예기치 못한 일이 일어나는 경우도 있다. 게다가 병상에 따라서 환자의 침상을 이동하는 경우도 일상적으로 자주 있는 일이다. 이러한 상황에서 환자 오인을 막으려면 우선은 '이름 확인'을 절차대로 확실하게 하는 것이 중요하다.

사고 원인

심리적·신체적 요인

- 절차를 지키지 않는다.
  - 침상 주위에서 이름 확인을 하지 않는다.
  - 이름 밴드를 활용하지 않는다.
  - 소리를 내어 복창 확인하지 않는다.
  - 수액병에 환자 이름이나 병실 호수를 써넣지 않는다.
  - 환자에게 이름을 말하게 하지 않는다.
- 같은 이름이나 비슷한 이름의 환자가 있는 점을 파악하고 있지 않다.
- 겉모습을 착각하여 행동한다.
- 환자의 병상과 약리작용을 관련지어 생각하지 않는다.
- 약리작용에 대한 지식이 부족하다.
- 바쁘다는 등의 이유로 집중력이 저하되어 있다.

환경적·관리적 요인

- 수액을 준비하는 사람과 실시하는 사람이 다르다.
- 같은 병실에 같은 이름이나 비슷한 이름을 가진 환자가 있다.
- 같은 시각에 업무가 집중해 있다.
- 정해진 절차나 규칙이 없다.
- 주사 처치서를 수액과 함께 두지 않는다.

memo 환자오인 문제와 영향

수액 기제와 내용물은 같지만 수액병을 잘못해서 다른 환자의 수액세트에 연결해 버렸습니다. 이른바 환자 오인, 잘못 투여입니다. 간호사는 '이름은 다르지만 내용은 같다.'고 설명하고 그대로 속행하기도 하는데 이러한 안일한 행동은 피하기 바랍니다.

'같은 내용물이라서 문제가 없다.'는 말은 의료인의 변명으로, 환자 처지에서 보면 전혀 해결책이 되지 않습니다. 환자에게는 내용물이 같더라도 '다른 사람의 것'이라는 사실이 문제입니다. 안일하게 설명하여 넘기려다가는 의료인에 대한 불신감만 키울 뿐입니다.

이 경우에는 ① 의사 또는 상사에게 보고한다. ② 환자에게 제대로 된 설명을 한다. ③ 설명 후 새로 주입한다. 또는 환자가 속행하는 것을 이해한 경우에는 계속한다.

신뢰를 잃지 않도록 신중하게 대응하는 것이 중요합니다.

예방 대책

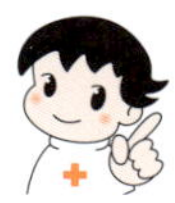

- 환자 자신이 반드시 이름을 말하도록 지도한다.
- 모든 입원 환자에게 이름밴드를 착용하게 한다.
- 이름밴드와 주사 처치서, 수액병의 표시 내용이 맞는지 소리를 내어 복창 확인하여 환자를 조회한다.
- 원칙적으로 수액을 만드는 사람과 시행하는 사람은 같은 간호사여야 한다.
- 수액병의 환자 이름은 깨끗하고 큰 글자로 기재한다.
- 수액요법이나 주사할 때에는 '○○님, ~ 수액을 시작합니다.'하고 말하여 환자에게 이중확인하게 한다. 그렇게 하면 치료에 대한 환자의 관심을 높여 안도감을 줄 수 있다.

- 수액이나 주사는 항상 가지고 다니지 말고 쟁반에 1인분씩 갖고 다닌다.
- 비슷한 병은 구별한다.
- 같은 이름이나 비슷한 이름의 환자가 있으면 병실을 나눈다.
- 같은 이름이나 비슷한 이름의 환자가 있을 때에는 의료진이 알기 쉽도록 표시한다.
  - 환자에게 같은 이름이나 비슷한 이름을 가진 환자가 있음을 전달해 둔다.
  - 환자에게 이름을 명시하는 의미를 전달하여 협력을 얻는다.
- 주사 업무에 집중할 수 있도록 예측되는 다른 간호나 업무는 미리 끝내둔다.
- 환자의 병상과 약리작용을 관련지어 생각한다.
- 절차를 항상 재검토하여 실용적이지 않을 때에는 개선, 수정하도록 제안한다.

memo 이름 표시와 개인정보보호

수액병에 이름을 표시하는 것은 사생활 침해의 가능성이 있습니다. 그래서 사고 방지의 관점에서 이름을 표시할 필요가 있다는 점을 환자에게 사전에 설명하여 이해를 얻는 것이 중요합니다.

memo 같은 이름, 유사한 이름 이외의 실수를 일으키기 쉬운 사례

① 주치의가 동일
② 수간호사가 동일
③ 환자가 동일 혹은 비슷한 상태(인공호흡기 장착이나 수액펌프 사용 중 등)
④ 같은 치료
⑤ 응급입원
⑥ 병실, 침상 이동 후
⑦ 옆병실의 같은 위치에 있는 침상
⑧ 같은 연령대
⑨ 비슷한 체형

■ 환자 오인을 방지하기 위한 핵심

- 확인은 눈, 목소리, 손으로 한다.
- 말없이 잠자코 확인하는 것은 확인이 아니다.
- 의료인보다 먼저 환자에게 이름을 말하게 한다.
- 환자에게 어떤 수액을 주입하는지 설명해 둔다.
- 환자에게 같은 이름이나 유사한 이름을 가진 환자가 있음을 전달해 둔다.
- 환자 자신에게도 내용을 확인하게 한다.
- 인간의 특성을 이해하여 행동한다.

▼ 이름밴드(맨 위)와 수혈밴드(아래 4장)

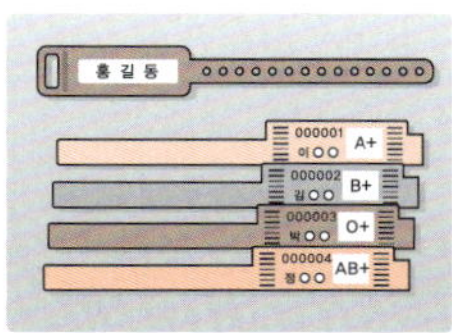

▼ 약물과 주사 처치서의 세트
(쟁반별로 환자의 약물과 클리어케이스에 들어간 주사 처치서가 세트되어 있다. "클리어케이스 사용기준"은 p.121 참조)

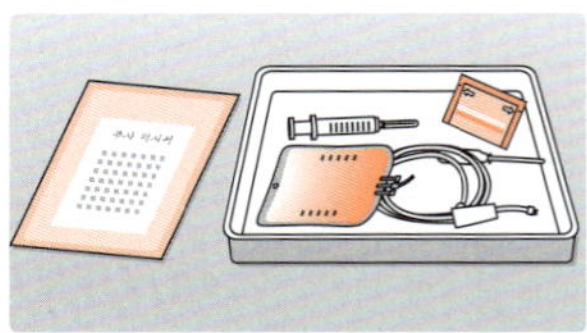

사례연구 : **투약 ④**

점적 및 속도 조절

아래의 그림을 보고 숨어 있는 위험성을 생각해 봅시다!

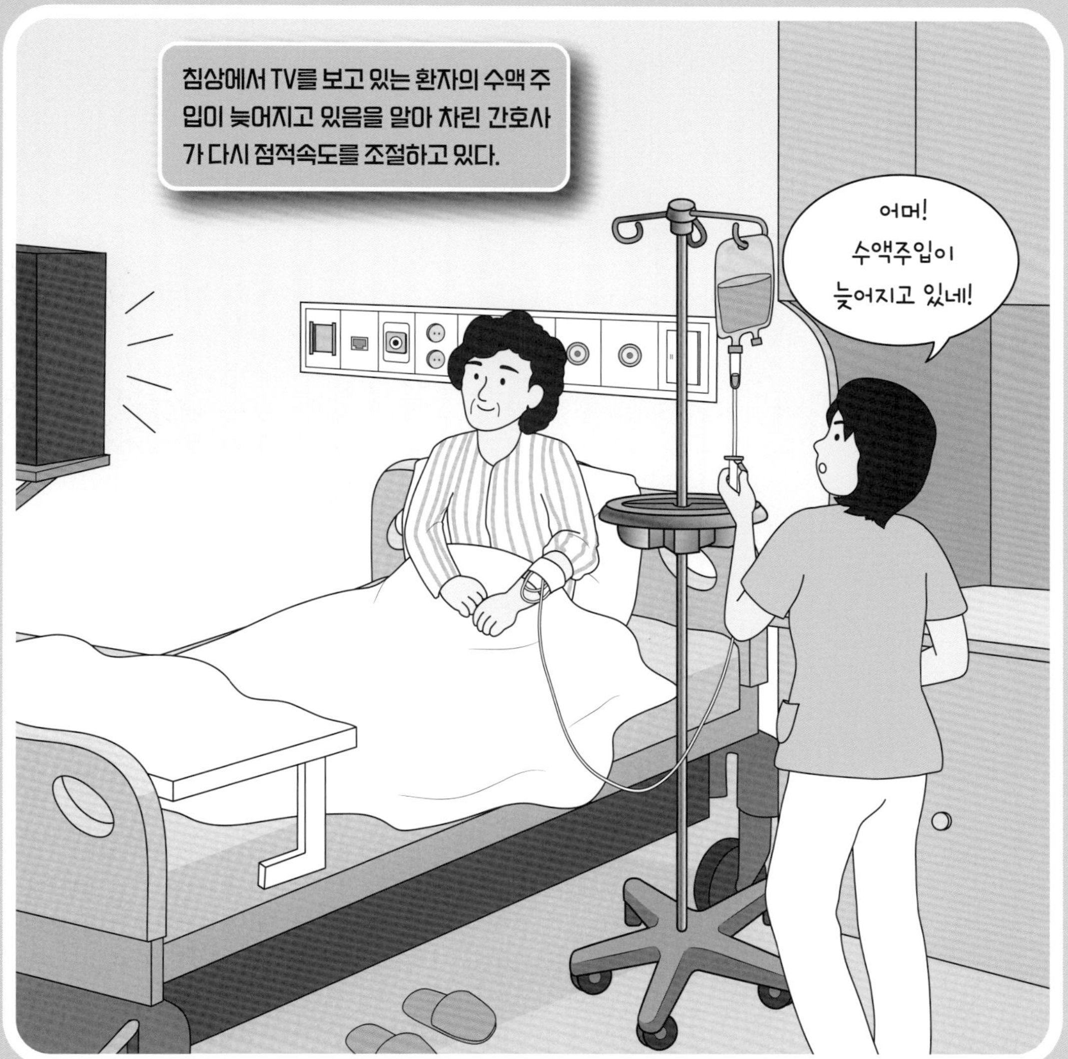

수액요법 시행 중에 수액펌프를 사용하지 않고 수동으로 수액 주입속도를 조절하면 환자의 움직임에 따라 영향을 받기 때문에 지시대로 주입되지 않아 수액 주입속도 조절에 고심하는 경우가 있다. 특히, 말초정맥으로 수액을 주입하는 경우에는 환자의 자세, 팔의 위치 등에 크게 영향을 받는다. 약물에 따라서는 기대한 만큼 효과를 얻지 못해 치료 계획에 지장을 초래할 뿐만 아니라 때로는 신체에 중대한 악영향을 미치기도 한다. 환자의 움직임에 맞춘 세심한 수액 주입속도 조절이 중요하다.

위험인자

예방책

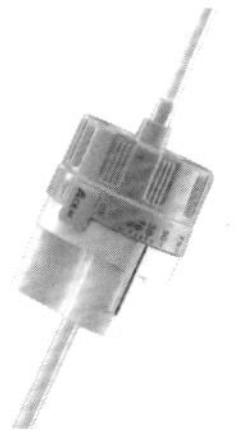

■ 수액자동조절기(automatic flow regulator)

대학병원 등 대형의료기관에서는 점적주사의 경우, 시간당 유속을 5mL~250mL/hr까지 다양하게 조절가능한 "수액자동조절기"도 많이 사용되고 있다. 수액 주입시, 용기나부의 압력이 변화하거나 환자의 심한 움직임으로 흔들림이 심해도, 주입하고자 하는 양을 설정된 유속으로 정확한 시간에 주입할 수 있기 때문에, 특히 정확한 약물주입이 요구되는 신생아 등의 환자에게 유용하다.

수액주입오류 특성요인도(Cause-and Effect Diagram)

일반적 예방책

체내에 수액을 넣는 데 가장 간편하고 비교적 자주 이용되는 방법은 사지의 말초정맥으로 주입하는 것이다. 그러나 이 방법은 환자의 움직임에 따라 상당히 영향을 받는다. 또한, 수액 누출 외에 튜브가 구부러지거나 연결관이 빠지는 등의 문제도 많다.

점적은 '수동'으로 조절하는 경우도 많은데, 수동 조절이라고 해서 적당히 하지 말고 수액 세트의 '1 적당량'을 이해하고 조절해야 한다. 처방에 따른 점적 조절은 일상의 간호에서 가장 중요한 일이다. 수동 조절은 작은 기술이지만, 환자의 신체에 미치는 영향을 염두에 두고 정확하게 작업하는것이 중요하다.

사고 원인

신체적 요인

- 환자의 움직임에 맞추어 조절하고 있지 않다.
- 말초정맥 튜브는 자세에 따라 떨어지는 속도가 달라진다는 사실을 환자에게 설명하고 있지 않다.
- 수액 주입부위의 팔위치를 생각하고 있지 않다.
- 신체 움직임이나 보행 후에는 점적 조절이 필요하다는 사실을 설명하고 있지 않다.
- 수액 주입부위를 장시간 구부린 채로 있으면 폐색상태가 되어 속도에 변화가 일어난다는 사실을 환자에게 설명하고 있지 않다.

심리적 요인

- 주입속도 조절을 감각으로 시행하고 있다.
- 주입속도 조절은 도구를 사용하여 정확하게 시행해야 한다고 의식하고 있지 않다.
- 약물에 따라서는 주입속도 조절이 환자의 신체에 중대한 영향을 미친다고 하는 위기감을 갖고 있지 않다.
- 주입속도를 조절할 때 차분하게 행동하고 있지 않다.

- 현재량과 주입예정량의 상관관계를 깊이 생각하고 있지 않다.
- 처방된 양을 지키는 등 환자 관리가 간호의 중요한 업무라는 의식이 희박하다.

memo 말초정맥관의 주입 중 확인사항

① 주입은 원활하게 이루어지고 있는가?
② 주입속도가 너무 빠르지 않은가?
③ 주입속도는 맞는가?
④ 수액병에 표시된 주입량대로 계획적으로 들어가고 있는가?
⑤ 주입시간과 수액병의 잔량이 맞는가?
⑥ 수액주입관굴절, 수액누출은 없는가?
⑦ 접속이 빠지거나 삼방밸브(3-way stopcock) 등에 이상은 없는가?
⑧ 주입부위의 발적, 부종, 통증은 없는가?
⑨ 환자로부터 고충이나 불평은 없는가?

환경적·관리적 요인

- 주입속도 조절에 관한 통일된 절차를 준수하고 있지 않다(예 : 스톱워치 등을사용).
- 주입속도 조절에 필요한 지식, 기술이 몸에 배어있지 않다.
- 수액 세트에 따라 점적 방울의 양에 차이가 있음을 이해하고 있지 않다(예: 성인용, 미량점적세트등).
- 수액주입이 지연되는 원인을 이해하고 있지 않다(예: 굴곡, 수액누출등).
- 주입속도를 조절할 때 속도뿐만 아니라 튜브의 주입부위, 접속부위 등 모두를 확인하고 있지 않다.
- 말초정맥관의 주입속도 조절은 환자의 부위에 따라 변화하므로 자주 확인해야 하는 점을 이해하고 있지 않다.
- 환자에게 수액 주입 중의 행동이나 자세가 주입속도의 변화에 영향을 준다는 사실을 지도하고 있지 않다.
- 수액계산방법을 이해하고 있지 않다.

memo 말초정맥관에 수액펌프, 미량주입기를 사용할 때의 주의점

기기에서 일정량을 강제적으로 주입하기 때문에 말초정맥관이 폐색되거나 수액이 누출되어도 기기는 그대로 작동합니다. 그래서 특히 의식이 없는 환자나 이해력이 떨어지는 환자는 늦게 발견되어 고통을 주게 됩니다. 주입부위를 세심하게 관찰하는 것이 중요합니다.

예방 대책

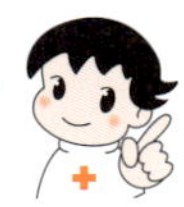

- 바늘, 관(tube) 등을 단단히 고정한다.
- 각종 관들은 폐색을 방지하고 접속부가 빠지는 것을 방지하기 위해 여유를 주어 환자의 움직임에 영향을 받지 않도록 고정한다.
- 수액병에 주입 시작 시각이나 속도 등을 표시하여 누가 봐도 알 수 있도록 해둔다.
- 말초정맥관일 때에는 환자의 부위에 따라 주입속도가 변화한다는 점을 이해하여 관리한다.
- 환자에게 몸을 움직인 직후 주의점을 설명하여 협력을 얻는다.
- 약물의 순환상태에 미치는 영향을 고려하여 더욱 정확하게 주입할 수 있는 방법을 연구한다.
- 주입속도를 정확하게 조절하기 위해 도구나 기기를 활용한다(예 : 시계, 스톱워치, 수액펌프, 미량주입기).
- 환자의 치료내용을 충분히 이해하고 관찰한다.
- 주입속도를 천천히 정확하게 조절한다.
- 수액 세트에 따른 점적수의 이해와 수액 계산에 대한 지식을 얻어 정확하게 조절한다(p.115 참조).
- 정기적인 순회를 거르지 않는다. 또한 순회 때의 확인사항을 절차화해둔다.

의료기관평가인증원의 희석되지않은 염화칼륨(KCl)의 정맥 내 단독 주입 오류관련 주의경보 발령 소개

출처 : 의료기관 평가인증원 (환자안전보고학습시스템-환자안전 주의경보)
https://www.kops.or.kr/portal/aam/atent/atentAlarmCntrmsrList.do

의료기관평가인증원에서는 보고된 중요한 환자안전사건에 대하여 주의경보를 발령하고 있다.

- 염화칼륨(KCl)은 가능한 한 완제품(Pre-mix)의 사용을 권고하며, 부득이한 경우 염화칼륨(KCl)원액을 반드시 수액과 혼합하여 투약하는 것을 원칙으로 한다.
- 투여직전 용량, 용법, 주입속도 등을 2인의 의료인이 정확하게 확인 후 투여한다.
- 환자와 보호자는 수액의 주입속도를 임의로 조작하지 않으며, 주사 부위에 발적, 통증 등이 발생하면 즉시 의료진에게 보고한다.

보건복지부 Ministry of Health and Welfare | 중앙환자안전센터 Central Patient Safety Center | 의료기관평가인증원 Korea Institute for Healthcare Accreditation

No. PSA _ 4-가 2021005
발령일 2021-09-29(수)

환자안전사고 주요사례

사례 1

· 유방암으로 입원 치료 중인 환자

· 주치의가 환자에게 주입 중인 수액에 염화칼륨(KCl) 10mL를 혼합하도록 처방하였으나,

· 간호사는 순간 투여 방법을 혼동하여 정맥주사(IV) 부위로 단독 투여하기 시작함

· 투여 도중(약 4mL 주입) 급격하게 환자 의식 저하되어 투여 중단 후 응급 처치하였으나 사망함

사례 2

· 식욕부진으로 입원 치료 중인 환자

· 주치의가 환자에게 주입 중인 수액에 염화칼륨(KCl) 20mL를 혼합하도록 처방하였으나,

· 간호사는 순간 투여 방법을 혼동하여 정맥주사(IV) 부위로 단독 투여하기 시작함

· 투여 도중(약 10mL 주입) 급격하게 환자 의식 저하되어 투여 중단 후 응급 처치하였으나 사망함

주의사항

위험요인	희석되지 않은 염화칼륨(KCl)을 정맥주사(IV) 부위를 통해 단독으로 투여
위해유형	염화칼륨(KCl)을 희석하지 않고 단독으로 투여할 경우 혈청전해질 및 심전도 변화, 부정맥, 심정지 등 발생
주의대상	염화칼륨(KCl)을 처방, 조제, 투여하는 보건의료기관

재발방지를 위한 권고사항

1. 염화칼륨(KCl)(이하 "KCl"이라 함) 원액 사용 제한

· 약제부서와 허용부서*로 제한(허용되지 않은 그 외 부서에서는 보관 및 사용 불가)

* 개별 의료기관 내 위원회(환자안전위원회, 약물운영위원회 등)로부터 KCl 원액의 보관 및 사용 가능한 부서로 승인받은 부서

· 약제부서와 허용부서에서는 KCl 원액 보관 시 다른 의약품과 분리된 별도의 장소에 보관

2. KCl이 함유된 완제품(Pre-mix) 사용

· 약제부서 내 KCl이 함유된 완제품(Pre-mix) 비치

· KCl이 함유된 완제품(Pre-mix) 처방 (허용부서 외 원액 처방 금지)

· 완제품(Pre-mix)을 준비할 수 없고 KCl 원액 처방에 대한 요구가 있는 경우 가능한 한 환자 구역(patient areas)이 아닌 직원 전용 업무 구역(work areas)에서 조제*후 사용

* 처방에 따른 수액제제와 KCl 원액을 혼합

3. 투여 직전 처방 및 조제 검토

· KCl이 함유된 완제품(Pre-mix) 또는 조제된 수액을 투여하기 직전에 처방에 따른 정확한 제품, 혼합 용량, 라벨링 등 확인

4. KCl 함량, 규격, 단위 표준화

· 일관된 측정 단위를 사용하여 약제부서에 비치된 KCl이 함유된 완제품(Pre-mix)의 종류 및 함량 등에 대한 안내 및 교육

5. KCl 안전 투약에 관한 직무 교육

· KCl이 함유된 완제품(Pre-mix) 및 원액의 보관, 처방, 조제, 투여와 관련된 모든 직원을 대상으로 KCl 안전 투약에 관한 직무 교육 시행

염화칼륨(KCL)원액을 사용해야 하는 경우, 사용 단계별 유의사항

구분	내용

종류

KCl 20mEq/20ml

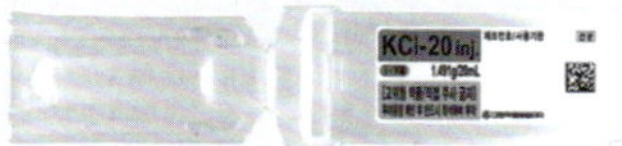

KCl 40mEq/20ml

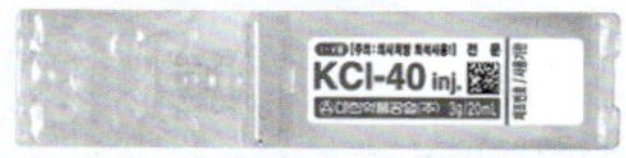

* 해당 이미지는 KCl 원액 종류에 대한 이해를 돕기 위한 참고 이미지(약학정보원 발췌)이며, 유통 중인 세부 제품은 식품의약품안전처 의약품안전나라에서 확인하시기 바랍니다.

처방

- KCl 처방 시 혼합할 수액과 함께 정확한 용량, 용법, 주입속도를 전산을 통해 처방(KCl 원액 단독 처방 금지)

* 가능한 한 ① 전산제어를 통해 수액과 KCl 원액을 묶음으로 세팅, ② KCl이 함유된 완제품(Pre-mix) 처방 권고

불출

- KCl 원액을 불출할 때에는 고위험의약품전용 봉투에 넣고 '고위험의약품' 라벨링 표기

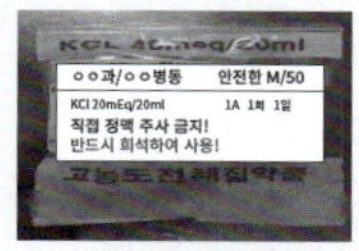

※ 고위험 의약품 전용 봉투 예시

투여

- 의심되는 처방의 경우 처방 내용을 반드시 의사에게 재확인
- 투여 직전 용량, 용법, 주입속도 등 2인의 의료인이 정확하게 확인(double check*)

* double check 의약품 목록 선정 및 관리 권고

- 반드시 희석 후 점적 정주(단독 정맥 주사 금지)
- 추가 혼합된 수액의 경우 보조 라벨 부착하여 주의 표시
- 수액 혼합 후 남은 KCl은 즉시 폐기

[KCl 안전사용 지침] 의약품 사용과오 예방을 위한 가이드라인 발췌

최대 희석 농도

· KCl 원액 최대 희석 농도
- 중심정맥용 150mEq/L
- 말초정맥용 80mEq/L

· KCl 원액 희석 기준 마련
- 1,000ml + 2mEq/ml KCl 1 amp(20ml) 40mEq/L(말초정맥)
- 1,000ml + 2mEq/ml KCl 2 amp(40ml) 80mEq/L(말초정맥, 중심정맥)
- 1,000ml + 2mEq/ml KCl 3 amp(60ml) 120mEq/L(중심정맥)

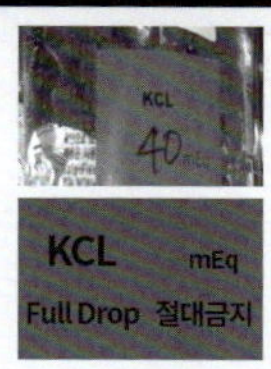

※ 고위험 의약품 혼합 라벨 예시

주의사항

· 2mEq/ml KCl은 반드시 희석해서 투여하여야 한다.
· 2mEq/ml KCl의 농도가 40mEq/1,000ml 이상일 때는 infusion pump를 사용하여 투여하여야 한다.
· 2mEq/ml KCl의 농도가 80mEq/L를 초과한 경우에는 정맥염 예방을 위하여 중심정맥관을 통해 투여해야 한다.
· 2mEq/ml KCl은 시간당 최대 10mEq 이상 투여되지 않도록 한다. 만약 20-40mEq/hr로 투여해야 할 때는 최대한 주의를 기울여야 한다.
· 혈관의 개존성을 반드시 확인한다. 만약 일혈이 발생한다면 괴사를 야기할 수 있으며, 40mEq/L 이상의 농도에서는 국소 동통이나 정맥염이 발생할 수 있다.

보관

- KCl 원액은 약제부서와 의료기관에서 허용한 부서에 한해서 보관
- (허용부서) 뚜껑이 있는 구획된 의약품 보관함에 분리보관하고 보관장소에 '반드시 희석 후 사용'과 같은 경고 문구 부착

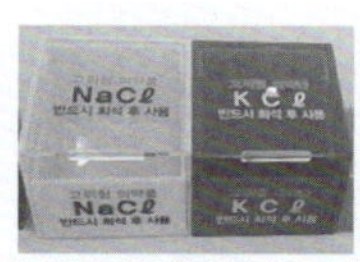

※ 고농도 전해질 보관함 예시

모니터링

- 혈관의 개존성 확인(혈관 외 유출 발생 시 국소 통증, 정맥염 등 야기)
- KCl 혼합 수액의 주입속도, 잔여량, 부작용 등 관찰 및 기록

KOPS 환자안전보고학습시스템

환자안전 주의경보

No.PSA_4-가_2019006
발령일 2019-08-19 (월)

고위험의약품이 혼합된 수액의 급속 주입으로 인해 환자에게 치명적 위험 초래

염화칼륨(KCl)이 혼합된 수액이 정맥 내로 급속 주입될 경우 환자에게 중대한 위해가 발생할 우려가 있어 주의 필요

◆ 환자안전사고 주요내용

- 말초정맥으로 고농도의 염화칼륨(KCl, 160mEq/L)이 혼합된 수액을 120cc/hr 속도로 주입 중
- 환자의 탈수(dehydration) 증상으로 주치의가 수액공급을 목적으로 주입 중인 수액을 최대 속도(full drop)로 주입할것을 간호사에게 지시함(주치의는 수액에 고농도의 염화칼륨이 혼합된 사실을 잊어버림)
- 헬퍼(helper) 간호사로서 수액에 고농도의 염화칼륨이 혼합된 사실을 알지 못한 간호사는 지시대로 말초정맥으로 주입중인 수액을 최대 속도(full drop)로 주입함
- 주입 직후 환자는 가슴이 뜨겁고, 두근거림을 호소하였으며 수초 후 맥박 및 의식 소실을 보여 심폐소생술 및 각종 응급처치를 시행하였으나 사망함

◆ 주의사항

위험요인	고농도의 염화칼륨(KCl)이 혼합 된 수액의 정맥 내 급속 주입
위해유형	염화칼륨(KCl)의 급속 주입으로 인한 혈청전해질 및 심전도 변화, 부정맥, 심정지 등 발생
주의대상	염화칼륨(KCl)을 포함한 고위험의약품의 사용 및 수액요법을 시행하는 보건의료기관

◆ 재발방지를 위한 권고사항

급속 주입(full drop) 처방의 경우 새로운 수액으로 주입

염화칼륨(KCl)을 포함한 고위험의약품이 혼합되어 있는 수액이 급속 주입됨으로써 발생할 수 있는 사고를 미연에 방지하기 위하여 **급속 주입(full drop)**의 경우에는 주입 중인 수액이 아닌, **다른 의약품이 혼합되지 않은 새로운 수액으로 연결**하도록 한다.

➡ 주입 중인 수액이 단독 수액(single fluid)이라 할지라도, 혹여 라벨링 오류 및 기록 되지 않은 의약품의 혼합 가능성을 염두에 두어 급속 주입(full drop) 시 **새로운 수액으로 연결**하는 것을 권고함

함께 보고하고 함께 보호받는 환자안전 보고학습시스템, KOPS

※ 의료기관에서는 의약품의 급속주입(full drop)으로 인해 발생한 환자안전사고를 보고하여 주시기 바랍니다.
※ 환자안전 보고학습시스템(KOPS)에서는 유사 환자안전사고 보고 사례를 지속적으로 모니터링하며, 향후 추가적으로 관련 정보가 제공될 수 있음을 알려드립니다.
※ 환자안전 주의경보에 대한 각 의료기관의 점검사항은 2019년 11월 18일까지 환자안전 보고학습시스템 사이트 (www.kops.or.kr)에 자율적으로 등록하여 주시기 바랍니다.

보건복지부 Ministry of Health and Welfare　KOPS 환자안전보고학습시스템 KOREA PATIENT SAFETY REPORTING & LEARNING SYSTEM　KOIHA 의료기관평가인증원 Korea Institute for Healthcare Accreditation

memo 속도조절에 주의할 약품의 예

① 헤파솔(Hepasol inj.)　② 펜타글로빈(Pentaglobin inj.)

① 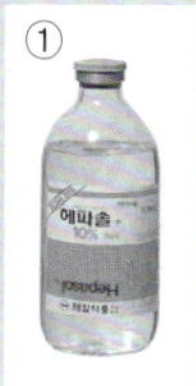

② 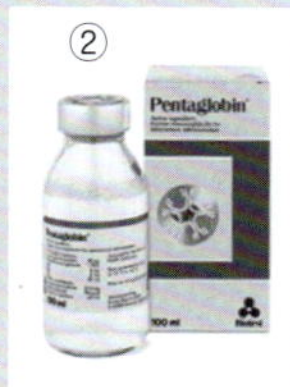

급속하게 투여하면 심각한 부작용이 우려되는 정주, 점적 정주용 약물

속도 주의 용법	약 물 명	급속 투여로 인한 부작용
정주, 점적 정주	Neophyllin(기관지확장제)	쇼크, 부정맥 등
	Tagamet(소화성 궤양치료제)	부정맥, 혈압저하 등
	Aleviatin(항간질제)	심정지, 혈압저하 등
	Saxizon, Solu-Cortef(부신피질호르몬)	심정지 등
	Solu-Medrol(부신피질호르몬)	심정지 등
정주	Xylocaine 2%(항부정맥제)	쇼크, 심정지 등
	Ketalar(전신마취제)	호흡정지 등
	Inderal(β차단제)	부정맥 등
	Pethidine HCl, Opystan(비알카로이드계 마약)	호흡억제, 심정지 등
점적 정주	Xylocaine 10%(항부정맥제)	쇼크, 심정지 등
	Morphine HCl	호흡억제, 심정지 등
	K.C.L, Aspara(칼륨제제)	부정맥, 심정지 등
	Dalacin S, Lincocin(린코마이신계 항생물질)	심정지 등

■ 점적 상태 확인(주입 · 수액 누출 등)

① 주입부위의 주위를 관찰 : 통증, 발적, 종창(수액 누출), 출혈, 폐색 유무
② 클램프를 'open' 상태로 한다.
③ 수액병을 침상보다 아래로 낮추어 클램프를 열고 혈액의 '역류' 여부를 본다.
④ 혈액의 역류가 확인되면 클램프를 닫고 병을 수액걸이에 매단다.
⑤ 주입 속도를 조절하고 주입부위를 고정한다.
⑥ 혈액의 역류가 원활하면 수액은 누출되지 않는다.
⑦ 혈액이 역류되지 않거나 아주 소량으로 반응이 나타날 때에는 수액의 누출 가능성이 있으므로 정맥관을 제거하고 다시 주입할 필요가 있다.

*항암제가 누출되면 피부 괴사를 일으킬 가능성이 있으므로 수액 누출 시에는 신속히 대처한다.

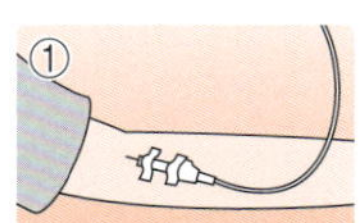

주입부위를 확인한다.

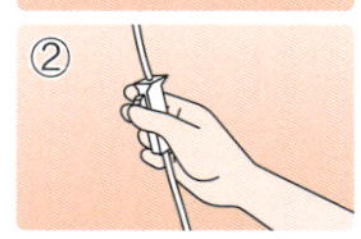

수액 세트의 클램프를 조작한다.

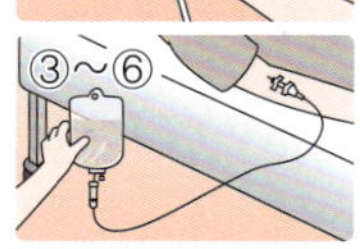

수액병을 내린다.

수액 계산방법

＊점적 소요시간이 지정되어 있지 않은 경우(예정량과 점적시간으로 계산하는 방법)

$$1분당\ 점적수(점적\ 속도) = \frac{예정량(mL) \times 사용세트의\ 1mL\ 점적수}{점적시간(분)}$$

＊점적속도(점적수/분)로 점적 소요시간을 계산하는 경우

$$소요시간(분) = \frac{예정량(mL) \times 사용세트의\ 점적수}{조정한\ 점적속도(점적수/분)}$$

주사약과 실수하기 쉬운 약물

바이알에 든 내복약 · 외용약

- Polymyxin B sulfate 내복용 · 국소용
- Baritase 국소용
- Thrombin 내복용 · 국소용
- Elase 국소용

내복용과 주사용이 모두 바이알에 든 약물

- Vancomycin HCl 내복용 · 주사용

이름은 같고 사용방법이 다른 약물

- Bisolvon 내복용 · 주사용 · 흡입용
- Bosmin 주사용 · 국소용

투여속도에 주의를 요하는 혈관작용약

혈압 강하제

- Ca 길항제 Perdipine injection 2mg/2mL/A
- Herbesser injection 50mg/A
- 초산류 Nitropress injection 30mg/10mL/A
- Millisrol injection 5mg/10mL/A 25mg/50mL/V
- Nitrol injection 5mg/10mL/A 50mg/50mL/ V

급성순환부전 개선약

- Inovan injection 100mg/5mL/A
- Dobutrex injection 100mg/5mL/A
- Coretec injection 5mg/5mL/A
- Adehl injection 5mg/V
- Catabon injection 600mg/200mL/V
- Dobutrex K injection 600mg/200mL/V
- Milrila injection 10mg/10mL/A

사례연구 : **투약 5**

잘못된 주입

아래의 그림을 보고 숨어 있는 위험성을 생각해 봅시다!

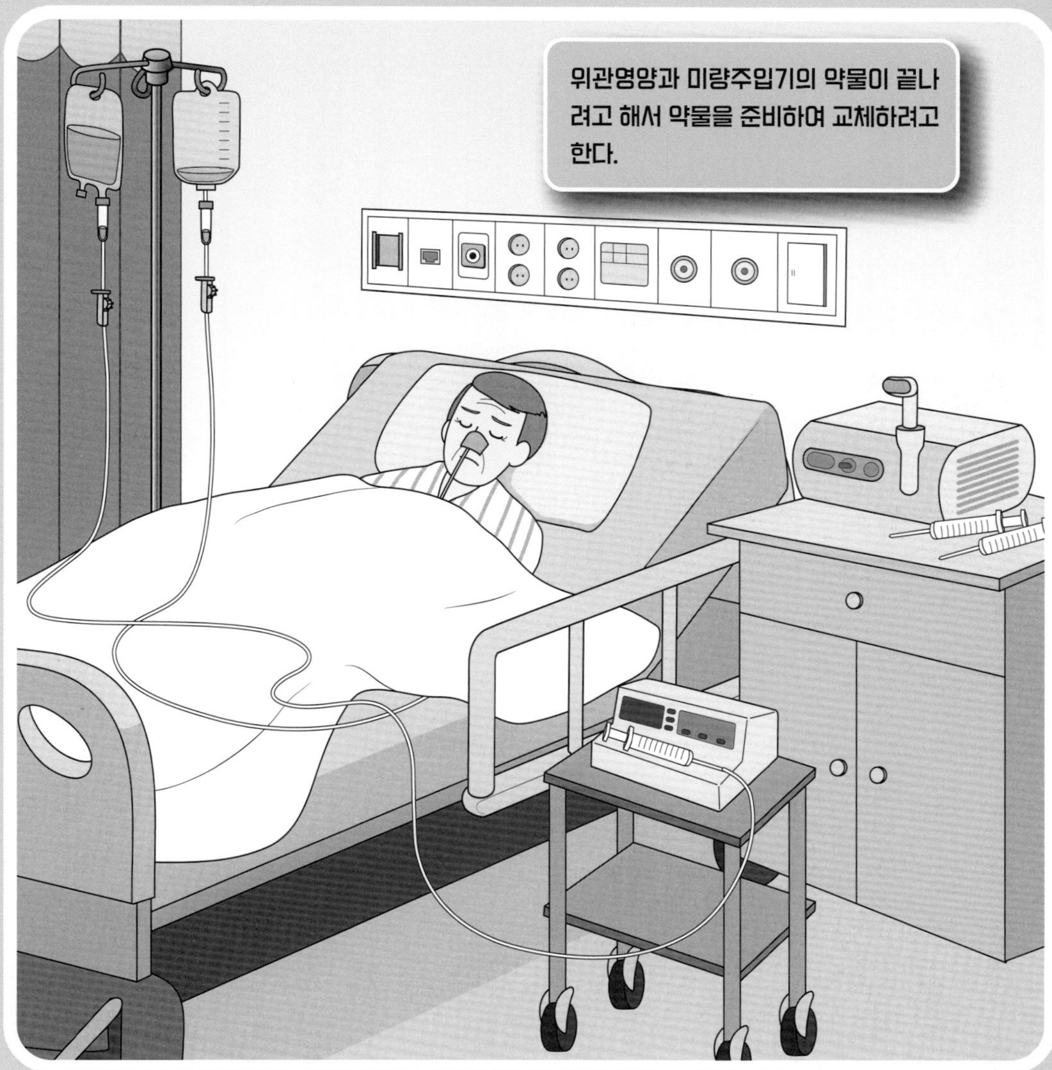

약물의 잘못된 주입은 결코 있어서는 안 되는 의료사고 중 하나이다. 환자에게는 여러 가지 관(말초정맥, 정맥영양, 동맥, 위관영양 등)들이 치료 목적에 따라 삽입되어 있다. 여러 종류의 관을 조작할 때에 충분하게 확인하지 않거나 절차를 지키지 않으면 잘못된 주입으로 중대한 사고가 발생한다. 기본적인 준비와 확인작업을 하는 것이 중요하며, 각각의 목적에 맞춘 세심한 점적 조절이 중요하다.

위험인자

예방책

주입오류 특성요인도(Cause-and Effect Diagram)

일반적 예방책

잘못된 주입에는 지시하지 않은 약물을 실수로 주입하거나 환자를 오인하는 외에 본래 주입해서는 안 되는 경로(라인)로 약물이나 튜브영양을 주입해 버리는 사고가 있다. 특히 주의해야 할 것으로는 경정맥관으로 튜브영양이나 분말제 등을 주입해 버리거나 경동맥관으로 항생물질이나 고농도 약물을 주입하는 등이 있다. 이들 사고는 직접적으로 생명을 위협하므로 작업 조작상에 특별한 주의가 요구된다.

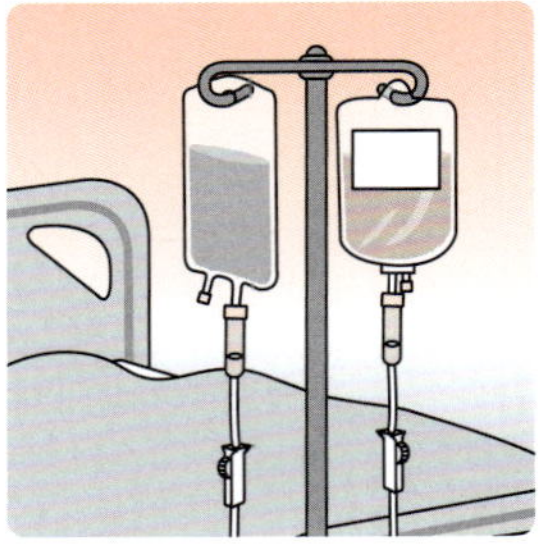

▲ 위험 사례
(동일한 수액걸이에 걸려 있는 용도가 다른 병)

memo 잘못된 주입, 잘못된 접속을 방지하는 대책

잘못된 주입의 예방을 인간의 힘으로 모두 대응하기에는 한계가 있습니다. 확실한 방법은 의료용구를 활용하는 것입니다. 삼방밸브나 주사기의 각 라인 입구와 각도를 일치시키지 않도록 합니다. 또는 시각적으로 색상을 구분하고 형태를 다르게 하는 등 구체적으로 누구나 한눈에 알 수 있는 효과적인 대책이 중요합니다.

사고 원인

심리적·신체적 요인

- 잘못된 주입의 위험성을 별로 의식하고 있지 않다.
  - 쟁반 안이 복잡해도 아무렇지 않다.
  - 주사 이외의 외용 처치에 주사기를 사용하는 것에 대해 주의나 의문을 느끼지 않는다.
- 인간의 특성을 인식하고 있지 않다.
  - 보기만 할 뿐 사용하는 의료용구의 의미를 의식하지 않는다.
  - 같은 라인을 나누고 있다고 착각하여 행동한다.
  - 무의식적으로 작업행동을 한다.
  - 인간은 착각하기도 한다.
  - 인간은 실수를 범하기도 한다.
- 일일이관을 확인해보지 않는다.
- 주입할 때에는 반드시 주입부위까지 확인하는 기본을 지키고 있지 않다.

환경적·관리적 요인

- 루트가 정리되어 있지 않다.
- 목적이 다른 병(루트)이 같은 수액걸이에 걸려있다.
- 목적이나 용도가 기재되어 있지 않은 주사기가 놓여있다.
- 용도가 다름에도 주사기를 구별하고 있지 않다.
- 주입부위에서의 확인을 게을리한다.
- 잘못된 접속을 방지하기 위한 표지 등의 연구를 게을리한다.
- 모든 루트에 비슷한 삼방밸브를 사용하고 있다.
- 주사 지시서와 약물이 함께 있지 않다.
- 약물과 튜브영양을 별도로 하고 있지 않다.

예방 대책

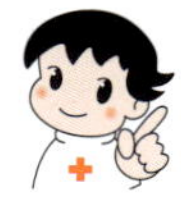

- 주입루트가 다른 점적과 영양제는 별도 수액걸이에 건다.
- 점적과 영양제주입의 준비작업은 동시에 하지 않는다.
- 어디로 들어가는 관인지 모든 관에 주입부위를 표시한다.
- 반드시 관이 삽입된 부위에서 거슬러 올라가 루트를 확인한다(확인은 환자 측에서).
- 삼방밸브 등 주입조작부위에는 삽입부위를 표시한다.
- 컬러주사기의 도입, 삼방밸브의 색상 구분 등으로 경정맥용, 경동맥용, 위관영양용 등을구별(명문화)하여 안전을 지킨다(p.120~121 참조).
- 관은 최대한 별도로 고정한다.
- 주사기에 들어있는 것이 무엇인지를 명시하고 표시가 없는 것은 폐기한다.
- 잘못된 접속을 방지하는 시스템의 도입을 늘 고려한다.
- 전직원이 절차를 철저히 지킨다.

● 약물에 관한 지식을 익힌다(예: 같은 이름의 용법이 다른 약물).

- 약물을 준비할 때에는 3회 확인을 한다.
- 약물명을 확인할 때에는 이름뿐만 아니라 라벨에 기재된 전체의 내용을 모두 읽는다.

● 시행시에는 의식을 집중한다(동시작업을 하지 않는다).

■ 잘못된 주입을 예방하기 위한 삼방밸브 사용기준의 예

- 녹색 R형 : 수액 전용
- 백색 R형 : 요추천자 전용
- 적색 R형 : 드레인 처치 전용

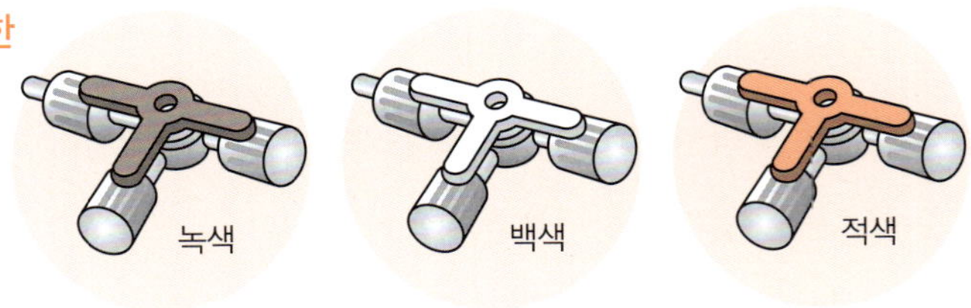

▲ 삼방밸브

memo 말초정맥관 주입 기간과 감염

말초정맥관도 장기간 주입하면 감염의 원인이 됩니다. 수액이 누출되지 않는다고 해서 계속해서 주입 유지하는 것은 피해야합니다.

주입된 날짜를 주입부위의 테이프에 기록해 두거나 확인표 등을 이용하여 장기간 유치를 피하는 것이 중요합니다.

또한, 주입부위는 외부에서 관찰할 수 있도록 투명한 드레싱을 사용하여 고정합니다. 혈액이나 지방성분의 제제를 제외하고 수액세트를 매일 교환할 필요는 없지만 각 기관에서

① 삽입기간
② 고정방법
③ 소독방법
④ 수액세트 교환일

을 정해둘 필요가 있습니다.

〈외국병원 예〉

주사기 사용 기준

● 목적

의료사고를 방지하기 위해 용도에 따라 주사기를 구별한다.

● 명칭

• 흰 주사기	종래부터 사용해 온 반투명 주사기를 '주사' 에 사용한다.
• 파란 주사기	사고방지를 위해 주로 '처치' 에 사용한다.
• 카테터 팁	넓은 입구의 튜브에 접속하는 주사기로 파란색 이외에 '위관영양' 전용으로 노란색이 있다.

● 종류

① 흰 주사기	1mL	2.5mL	10mL	15mL	20mL	30mL	50mL
② 파란 주사기	1mL	2.5mL	10mL	15mL	20mL	30mL	50mL
③ 파란 카테터 팁	50mL						
④ 노란 카테터 팁	2.5mL	5mL	10mL	30mL			

● 용도

① 흰 주사기

* 정맥 내 투여(정맥영양, 점적, 측관, 정맥주사, 헤파린락)
* 근육주사, 피하주사, 피내주사, 국소주사
* 동맥 내 투여(동맥주사, 리저버)
* 경맥 외, 뇌척수강 내, 관절강 내의 약액 주입

② 파란 주사기

* 세정 · 흡인(체강 내, 상처, 위 내, 방광, 직장, 질 등)
* 산포(체강 내, 상처, 위 내, 질)
* 흡인(네뷸라이저)
* 계량 · 계측(소독액 작성, 소변량 측정 등)
* 내복(경구, 혀 밑)
* 기타(점안, 점비, 점이, 삽입관의 공기, 풍선 카테터의 고정수)

〈주의〉 단독으로 체강 내에 약액을 주입할 때에는 흰 주사기를 사용.

③ 파란 카테터 팁

위 내, 방광 내, 흉강 내 등의 세정 · 흡인

④ 노란 카테터 팁

위관영양(유동식, 경장영양제, 우유 등)
위관으로 내복약 주입

● 보관방법

주사기와 카테터 팁은 종류별로 구별하여 보관하고 섞이지 않도록 한다.

● 특이적 사용 시

상기의 기준 외에 발생하는 해당 과의 특이적 치료에 주사기를 사용할 때에는 해당 과에서 기준안을 작성하여 원장의 승인을 얻는다.

■ 지시서(주사, 처치 등)를 넣는 케이스

〈외국병원 예〉

클리어케이스 사용 기준

● 목적

의료 사고를 방지하기 위해 용도에 따라 클리어케이스의 색상을 구별한다.

● 종류와 용도

- 〈오렌지〉 정맥 내 투여(정맥영양, 점적, 측관, 정맥주사, 헤파린락)
- 〈초록〉 근육주사, 피하주사, 피내주사, 국소주사
- 〈하양〉 동맥 내, 경막 외, 뇌척수강 내, 관절강 내 투여(동맥주사, 리저버)
- 〈노랑〉 (상기 이외의 처치)
  - *세정 · 흡인 … 체강 내, 상처, 위 내, 방광, 직장, 질 등(외용액과 혼합하여 사용하는 경우)
  - *산포 ………… 체강 내, 상처, 위 내, 질
  - *흡인 ………… 네뷸라이저
  - *내복 ………… 경구, 경관, 경비, 혀 밑
  - *기타 ………… 점안, 점비, 점이, 삽입관의 공기, 풍선 카테터의 고정수

■ 수액세트의 종류

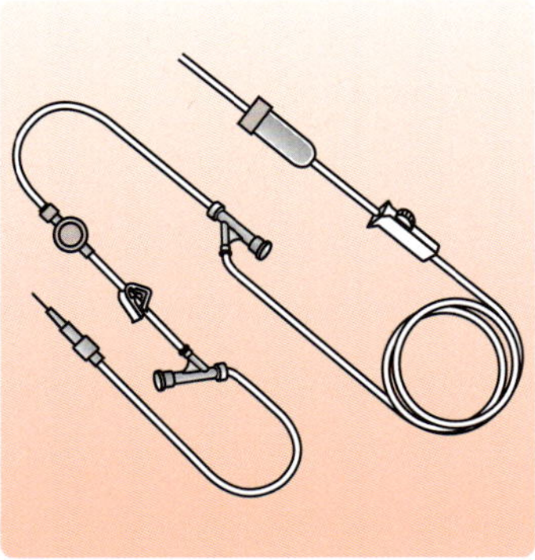

▲ 수액세트 클로즈드시스템(감염방지)

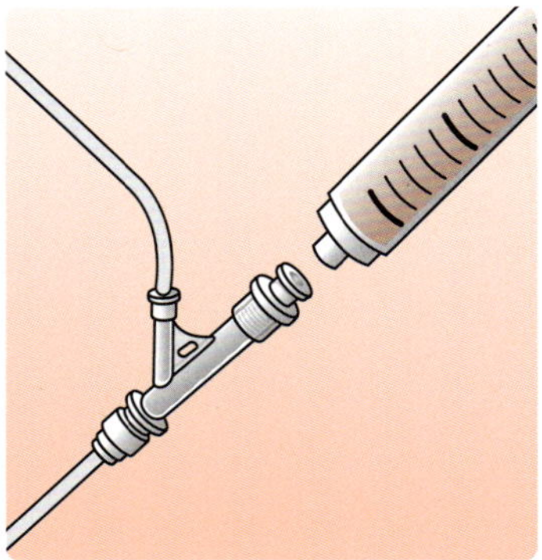

▲ Y커넥터(감염방지)

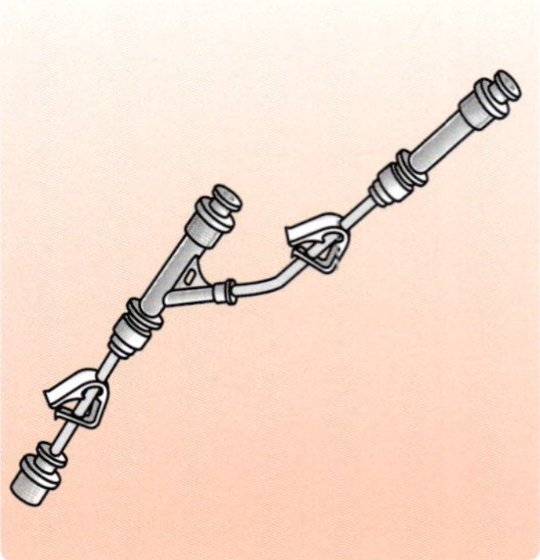

▲ Y커넥터(연장튜브)

사례연구 : **투약 ⑥**

자가관리약

아래의 그림을 보고 숨어 있는 위험성을 생각해 봅시다!

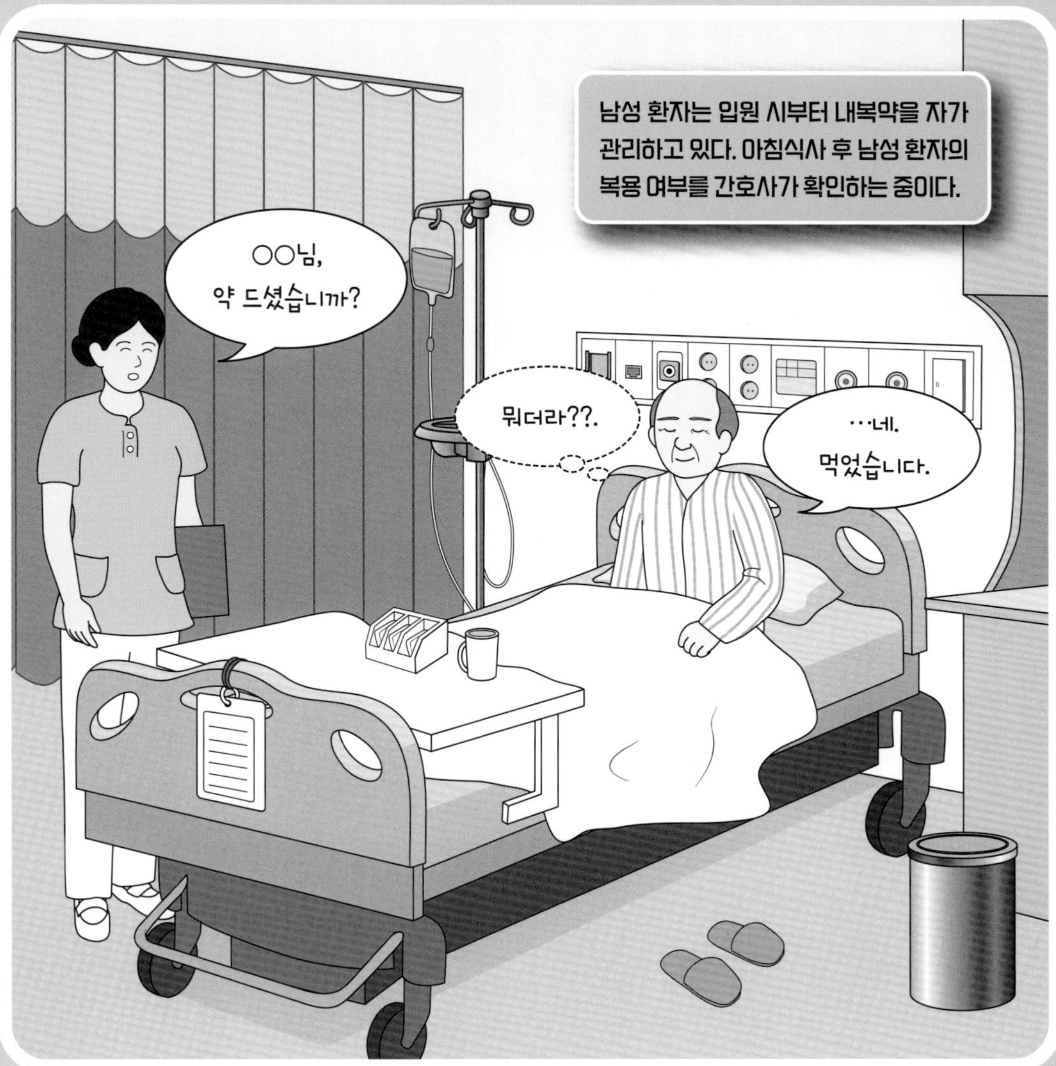
남성 환자는 입원 시부터 내복약을 자가 관리하고 있다. 아침식사 후 남성 환자의 복용 여부를 간호사가 확인하는 중이다.
○○님, 약 드셨습니까?
뭐더라??.
···네. 먹었습니다.

내복약은 환자의 건강상태에 따라 처방되며 퇴원 후에도 계속되는 경우가 많다. 입원 초기 단계부터 내복약의 자가관리를 위해 교육하는 것은 내복약에 대한 환자의 의식을 높이고 퇴원 후에도 자가관리(self-care)를 할 수 있다고 하는 자신감으로 이어진다. 환자 개개인에게 맞는 지도 방법을 생각하여 지원하는 것이 중요하다.

위험인자

예방책

투입오류 특성요인도(Cause-and Effect Diagram)

일반적 예방책

입원 중인 환자에게 복약을 지도하면 복용에 대한 관심을 높이고 퇴원 후의 '내복약 자가관리 능력'을 향상시킨다. 그러나 입원 중의 복약 지도가 환자에게 맞지 않는 방법이거나 설명이 불충분하면, 복약을 잊어버리거나 약물과 용량, 용법을 잘못하여 먹게 되는 등의 의료사고가 발생하게 된다.

환자가 퇴원할 때까지 확실하게 내복약을 자가관리할 수 있도록 환자의 자가관리능력을 조사하여 환자의 생활형태에 맞게 지도해야 한다.

사고 원인

신체적 요인

- 치매가 있다.
- 판단력이 떨어져 있다.
- 기억력이 떨어져 있다.
- 약물에 대한 이해력이 낮다.
- 자가관리가 불가능한 질환을 갖고 있다.
- 시력이 저하하여 일상생활이 자유롭지 못하다.
- 팔에 운동장애가 있다.
- 신체적 고통이 있다.

심리적 요인

- 환경이 바뀌어 심리적 혼란이 있다.
- 내복약을 자기가 관리하고자 하는 태도가 소극적이다.
- 생활방식의 문제, 다시말해 약을 좋아하지 않는 특징이 있다.

환경적·관리적 요인

- 병원 내에 내복약자가 관리를 위한 평가기준이 없다.
- 의료진을 대상으로 한 내복약자가 관리교육이 부족하다.
- 직원간에 의사소통이 부족하다.
- 환자의 신체적 변화(검사, 처치 등)에 맞는 신중한 후속조치가 이루어지고 있지 않다.
- 정기적인 평가가 역할을 하고 있지 않다.

예방 대책

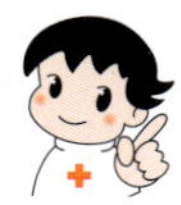

- 환자의 신체적 기능이나 자가관리능력의 조사는 평가표를 이용하여 평가한다.
  ① 연령
  ② 치매
  ③ 기억력저하 여부
  ④ 이해도
  ⑤ 과거의 내복실수 여부
  ⑥ 약물에 대한 인식
  ⑦ 시력 등
- 내복약을 자가관리하는 목적과 필요성을 충분히 설명한다.
- 내복약의 자가관리에 대한 환자의 태도를 고려하여 입원 중에 실수가 발생하지 않는 절차로 시행한다.
- 환자가 내복약의 자가관리에 대해 자신감을 가질 수 있는 방법으로 연습을 시작한다. 처음에는 견본을 만들어 1회분을 준비하게 하고 간호사가 확인한 다음에 복용하게 한다. 그후 서서히 확인하는 횟수를 줄이거나 복용 후에 확인하는 방법 등으로 바꾸어 환자에게 자신감을 갖게 한다.
- 복약 확인방법은 환자와 상담하여 무리 없는 단계부터 시작한다. 또한, 다른 간호사라도 같은 방법을 취할 수 있도록 간호계획을 세워 시작한다.
- 내복약의 작용과 부작용을 설명하고 어떻게 이해했는지를 확인한다.
- 중간에 변경(감량, 증량)되는 약물은 간호사가 관리하고 투여량과 투여방법이 일정하면 환자가 관리하게 한다.

- 항암제나 혈당강하제, 혈압강하제, 향정신약 등 부작용이 우려되는 약물은 바로 환자가 관리하게 하지 말고 간호사가 충분히 지도하여 환자가 약물의 특성을 이해한 다음에 자가관리하게 한다.
- 환자의 생활방식에 맞추어 복약지도를 한다.
- 잘못 복용했거나 복약을 잊었을 때의 대처방법을 설명하고 어떻게 이해했는지를 확인한다.
- 시력 저하나 운동 장애가 있는 경우에는 약을 1포로 조제하는 연구 등 해결할 방법을 함께 생각한다.
- 약상자를 구분(**1일 타입, 1주간 타입**)하고 입원 중에 사용하도록 시도해 본다.
- 정기적으로 평가하여 자가관리의 여부나 재지도로 연결한다.
- 퇴원 후의 일도 염두에 두어 복약을 잊어버리거나 잘못 먹었을 때에는 그 원인을 추정하고 원인별 대처도 생각한다.
- 가족도 함께 지도한다.

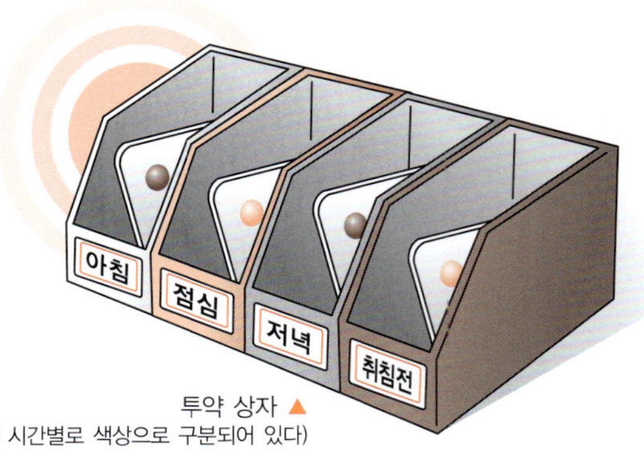

투약 상자 ▲
(복용 시간별로 색상으로 구분되어 있다)

memo 불순응(noncompliance)이란?

약물요법의 기본은 의사가 처방한 약품을 지시대로 환자가 복용하는 것에 있습니다. 그러나 실제로는 무심코 "깜박" 하여 복약을 잊어버리거나 부작용 발현을 너무 걱정하여 스스로 병상을 판단하고 복용하지 않는 등의 예가 많이 있습니다. 이처럼 지시대로 약물을 복용하지 않는 것을 불순응이라고 합니다.

memo 불순응의 대책

① 현상을 파악하여 그 원인을 분석합니다.
② 환자 개개인의 생활방식에 맞는 복약지도를 합니다.
③ 복약을 잊는 환자에 대해서는 복용 시기를 일상생활 패턴에 포함시킵니다. 또한, 복약 확인 목록 등을 작성합니다.
④ 환자 자신이 의식적으로 복용을 거절 할 때에는 질환에 대해 설명하여 복용의 중요성을 인식시킵니다.

memo 신중히 취급해야 할 약물

① 항암제
② 승압제, 강압제
③ 혈당강하제
④ 알러지반응을 일으키기 쉬운 약물
⑤ 호르몬제
⑥ 향정신약
⑦ 내복기간이 있는 약물
⑧ 약물량이 변경될 예정의 약물
⑨ 시간지정약물
⑩ 마약

내복약 자가관리 평가용지의 기재 규정

(외국병원 간호부의 예)

● 정의

평가용지는 Ⅰ, Ⅱ, Ⅲ의 세가지 양식이 있다.

• **평가용지 Ⅰ**

입원시 가져온 내복약을 환자가 앞으로 자가관리할 수 있는지를 판단하기 위한 조사용지다.

• **평가용지 Ⅱ**

입원후 내복약이 시작된 경우 환자가 자가관리할 수 있는지를 판단하기 위한 조사용지다.

• **평가용지 Ⅲ**

평가용지 Ⅰ, Ⅱ로 조사한 다음 재조사 용지로서 사용한다. 환자가 내복약을 자가관리하기 시작하고 나서 확실하게 복용이 이루어지고 있는지를 판단하기 위한 조사용지다.

● 기재 규정

▸ **평가용지 Ⅰ**

① 환자 이름란에는 환자의 이름을 기재한다.

② 평가 일자란에는 조사한 날짜를 기재한다.

③ 인터뷰하여 조사내용에 따라 ○ 또는 ×를 평가란에 기재한다.

- 표문항1: 가져온 약을 환자에게 받아서 약물별로 남은 약을 확인하고 모든 약이 정확하게 복용되었으면 ○를 표시한다.
- 표문항2: 환자에게 자가관리를 하고자 하는 의사가 있으면 ○를 표시한다.
- 표문항3: 가져온 약을 약물별로 구별하게 하고 모두 정확하면 ○를 표시한다.
- 표문항4: 구별한 약은 약물별로 내복방법을 묻고 모두 정확하면 ○를 표시한다.
- 표문항5: 의사에게 설명을 들은 병명과 각 약이 올바르게 관련되면 ○를 표시한다.
- 표문항6: 모든 약의 효과가 올바르면 ○를 표시한다.
- 표문항7: 약의 부작용(항암제, 이뇨제, 스테로이드제 등)이 올바르면 ○를 표시한다.

④ 조사내용 1~4가 모두 ○이면 자가관리하게 한다.

⑤ 조사내용 5~7은 수간호사가 환자의 상태에 맞게 지도해 간다.

⑥ 비고란에는 조사한 내용에서 보충하고 싶은 사항을 기재한다.

⑦ 사인란에는 조사한 간호사명을 기재한다(원칙적으로 수간호사 또는 책임간호사가 평가한다).

⑧ 평가용지는 간호기록의 플로시트(flow sheet) 앞에 보관한다.

자가관리 평가용지 I

환자 이름 (   )

내 용		평 가	
		월 / 일	월 / 일
1	입원 전에는 내복약 관리를 환자 자신이 정확하게 실시했다. (남은 약 확인)		
2	입원 시부터 내복약 관리는 자신이 하고 싶어 하는가?		
3	약을 구별할 수 있다.		
4	복용 방법을 말할 수 있다.		
5	자신의 병과 내복약의 관계를 이해하고 있다.		
6	약효를 말할 수 있다.		
7	부작용을 말할 수 있다.		
비고		㊞	㊞

▸ 평가용지 II

① 환자 이름란에는 환자의 이름을 기재한다.

② 평가 일자란에는 조사한 날짜를 기재한다.

③ 인터뷰하여 조사내용에 따라 ○ 또는 ×를 평가란에 기재한다.

- 표문항1: 환자에게 자기관리를 하고자 하는 의사가 있으면 ○를 표시한다.
- 표문항2: 개시한 약을 약물별로 구별하게 하고 모두 정확하면 ○를 표시한다.
- 표문항3: 구별한 약은 약물별로 내복방법을 묻고 모두 정확하면 ○를 표시한다.
- 표문항4: 의사에게 설명을 들은 병명과 각 약이 올바르게 관련되면 ○를 표시한다.
- 표문항5: 모든 약의 효과가 올바르면 ○를 표시한다.
- 표문항6: 약의 부작용(항암제, 이뇨제, 스테로이드제 등)이 올바르면 ○를 표시한다.

④ 조사내용 1~3이 모두 ○이면 자가관리하게 한다.

⑤ 조사내용 4~6은 수간호사가 환자의 상태에 맞게 지도해 간다.

⑥ 비고란에는 조사한 내용에서 보충하고 싶은 사항을 기재한다.

⑦ 사인란에는 조사한 간호사명을 기재한다(원칙적으로 수간호사 또는 책임간호사가 평가한다).

⑧ 평가용지는 간호기록의 플로시트(flow sheet) 앞에 보관한다.

자가관리 평가용지 Ⅱ

환자 이름 (　　　　　　)

	내 용	평 가	
		월 / 일	월 / 일
1	내복약 관리는 자신이 하고 싶어 하는가?		
2	약을 구별할 수 있다.		
3	복용 방법을 말할 수 있다.		
4	자신의 병과 내복약의 관계를 이해하고 있다.		
5	약효를 말할 수 있다.		
6	부작용을 말할 수 있다.		
비고		㉻	㉻

▸ 평가용지 Ⅲ

① 환자 이름란에는 환자의 이름을 기재한다.

② 평가 일자란에는 조사한 날짜를 기재한다.

③ 인터뷰하여 조사 내용에 따라 ○ 또는 ×를 평가란에 기재한다.

- 표문항1: 자가관리약을 환자에게 받아 약물별로 남은 약을 확인하고 모든 약이 정확하게 복용되고 있으면 ○를 표시한다.
- 표문항2: 환자에게 자가관리를 하고자 하는 의사가 있으면 ○를 표시한다.
- 표문항3: 자가관리약을 약물별로 구별하게 하고 모두 정확하면 ○를 표시한다.
- 표문항4: 구별한 약은 약물별로 내복방법을 묻고 모두 정확하면 ○를 표시한다.
- 표문항5: 의사에게 설명을 들은 병명과 각 약이 올바르게 관련되면 ○를 표시한다.
- 표문항6: 모든 약의 효과가 올바르면 ○를 표시한다.
- 표문항7: 약의 부작용(항암제, 이뇨제, 스테로이드제 등)이 올바르면 ○를 표시한다.

④ 조사 내용 1~4가 모두 ○이면 자가관리하게 한다.

⑤ 조사 내용 5~7은 수간호사가 환자의 상태에 맞게 지도해 간다.

⑥ 비고란에는 조사한 내용에서 보충하고 싶은 사항을 기재한다.

⑦ 사인란에는 조사한 간호사명을 기재한다(원칙적으로 수간호사 또는 책임간호사가 평가한다).

⑧ 평가용지는 간호기록의 플로시트(flow sheet) 앞에 보관한다.

자가관리 평가용지 Ⅲ

환자 이름 (   )

내 용		평 가	
		월 / 일	월 / 일
1	자가관리를 시작한 후 내복약 관리는 정확한가? (남은 약 확인)		
2	앞으로도 내복약 관리는 자신이 하고 싶어 하는가?		
3	약을 구별할 수 있다.		
4	복용 방법을 말할 수 있다.		
5	자신의 병과 내복약의 관계를 이해하고 있다.		
6	약효를 말할 수 있다.		
7	부작용을 말할 수 있다.		
비고		㊞	㊞

임상연구 : 인슐린을 올바르게 이해한다

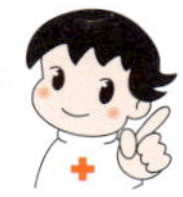

사례 당뇨병으로 아침, 점심, 저녁 하루 3번 혈당을 측정하고 슬라이딩 스케일(sliding scale)법에 따라 인슐린을 피하주사하고 있다. 매 식전에 혈당을 측정하라는 처방이 내려져 있어서 아침 7시 30분에 혈당을 측정한 결과 150mg/dL이었다. 슬라이딩 스케일에 따르면 150mg/dL일 때에는 Novorapid 를 10단위 피하주사하게 되어 있었다. 그래서 1cc를 주사기에 준비하여 선배 간호사에게 확인을 요구했더니 10단위에 0.1cc를 준비해야 하는 것을 잘못 계산하여 1cc 준비했던 것이 발각되었다. Novolin R주는 100단위/1mL이므로 계 산하면0.1mL가 정확했던 것이다.

사고 원인

인슐린은 특히 당뇨병 환자나 당에너지 대사 부전 환자에게 빼놓을 수 없는 중요한 호르몬이다. 그 사용에 있어 주의할 점은 '과량'사용에 의한 저혈 당쇼크(hypoglycemic shock)이다.

인슐린의 일반적 사용량은 '0.00'이라는 미량의 세계. 다시 말해 0.01mL라는 미량에 대한 의식이 중요하다. 또한 '사고는 절대로 일으키지 않는다.'라고 하는 마음가짐으로 신중하게 행동하는 것이 중요하다.

인슐린은 제1형 당뇨병과 경구혈당강하제(oral hypoglycemic agent)로 충분히 혈당을 관리할 수 없는 제2형 당뇨병에 사용할 뿐만 아니라 수술 후나 합병증, 중증 감염병 등에 의한 고혈당이나 TPN(완전비경구영양법, total parenteral nutrition) 사용 시의 혈당 제어를 목적으로 현재 폭넓게 사용되고 있다. 그 밖에 당뇨혼수(diabetic coma)나 임신당뇨병(gestational diabetes), 중증의 간, 신장장애가 있는 당뇨병도 대상이 된다.

memo 당뇨병의 유형

① 제1형 당뇨병 : 인슐린 의존형(insulin- dependent diabetes mellitus, IDDM)입니다. 인슐린 분비가 절대적으로 부족합니다. 대부분은 인슐린이 필요합니다.
② 제2형 당뇨병 : 인슐린 비의존형(non-insulin-dependent diabetes mellitus, NIDDM)입니다. 인슐린 저항성이 증가되어 인슐린 작용에 문제가 있는 상태로, 경구혈당 강하제나 인슐린으로 치료할 수 있습니다.
③ 그 밖의 당뇨병 : 특정 기전이나 질병으로 발병합니다. 원인은 특정되어 있지 않습니다.
④ 임신 당뇨병 : 임신과 관련하여 발병하는 당뇨병입니다. 임신에 따른 호르몬이나 태반에 있는 효소가 원인입니다.

인슐린 제제

인슐린 제제에는 많은 종류가 있는데 발현시간과 지속시간으로 분류하면 ① 초속효형, ② 속효형, ③ 중간형, ④ 지속형, ⑤ 혼합형 등 5가지로 나뉜다(자세한내용은 'p.135 표'를 참조).

인슐린의 단위

인슐린의 양은 100단위/1mL이다. 일반적으로 약물 표시는 1바이알(1앰플) 속에 포함되는 약물의 함유량을 나타내지만, 인슐린은 바이알의 표시가 1mL 중에 포함된 단위수로 기재되어 있어서 특히 주의하여 다룰 필요가 있다.

신입 간호사가 범하는 인슐린에 관한 실수는 이 바이알 표기의 차이에서 오는 지식 부족이나 이해 부족으로 잘못 계산하거나 착각하는 것이 주요 원인이다.

신입뿐만 아니라 간호사 전반에게서 관찰되는 일상적인 실수로는 슬라이딩 스케일을 잘못 읽는 데서 오는 실수가 있다. 이 실수의 원인은 복잡하고 판독하기 어려운 처치서이거나 간호사가 착각했기 때문이다. 다른 검사를 위한 금식 지시를 잊거나, 특수하지만 위험한 사례로서 인슐린을 지속 주입하던 중에 미량주입기를 잘못 조작하는 것을 들 수 있다.

이러한 사고를 피하려면

① 단위를 잘 확인한다.

② 시행할 때에는 이중확인을 한다.

③ 읽기 어려운 문자나 지시는 "읽지 않는다". (결코, 지시서를 안일하게 마음대로 해석하지 않는다.)

등이 중요하다.

환자가 관리하는 인슐린 실수에 대해

인슐린은 '자가 주사'가 가능한 약물이다. 특히 제1형 당뇨병 환자인 경우에는 인슐린은 꼭 필요하다.

환자가 당뇨병을 제대로 관리하면서 사회생활을 보낼 수 있게 하려면 당뇨병에 대한 이해를 깊게 하여 '인슐린의 자가 주사'를 올바르게 이해하여 자립(자가관리)하게 할 필요가 있다.

인슐린 자가 주사의 실수로서 관찰되는 사례로는 지식, 이해 부족(자가 해석)에 따른 인슐린의 미실시나 남용이 있는데 구체적으로는 다음과 같다.

① 몸상태가 나빠서 식사하지 않았으면서 늘 맞는 양의 인슐린을 주사한다.

② '인슐린이 있으니까 괜찮아.'하고 방심하여 많이 먹는 불규칙한 식생활을 한다.

③ '다소 양이 달라도 괜찮아.', '1번 정도는 안 맞아도 괜찮아.'하고 마음대로 해석하여 인슐린을 맞는다.

④ '식사한 후 인슐린만 맞으면 된다.', '식사를 적게 했으니까 인슐린량을 조금 줄여서 맞는다.'라는 등의 불규칙한 식사섭취와 인슐린 주사 실시로 몸상태를 망친다.

⑤ 인슐린을 잊어버리고 맞지 않은 경우 '조금 정도는 괜찮아.'하며 식사와 인슐린 주사 시간을 의식하지 않고 맞아서 저혈당을 일으킨다.

⑥ '인슐린 주사 놓는 것을 잊었다.', '귀찮아서 맞지 않았다.' 등의 단순한 이유가 고혈당(케톤산증, diabetic ketoacidosis)으로 의식상실(apsychia)을 일으킨다.

memo 중요한 호르몬으로서의 인슐린의 역할

혈당 조정(혈당을 낮춤)이 그 역할입니다.
① 조직으로 당의 흡수나 글리코겐 합성을 촉진합니다.
② 동시에 포도당의 생성을 억제합니다.
③ 그 결과 혈당을 저하시킵니다.

memo 저혈당(hypoglycemia)

인슐린 주사 후 또는 공복 시에 출현합니다. 아침 공복 시 혈당은 80-130mg/dl이 목표로, 70mg/dl 미만이 확인되거나 평상 시 대비 급격한 혈당 감소가 있고 증상을 동반한 경우 저혈당입니다. 쇼크상태의 증세는 탈력감, 식은땀, 떨림이 나타나며 더 진행되면 경련, 혼수를 초래합니다. 당을 경구, 경정맥로로 섭취하면 개선됩니다. 인슐린요법 중인 환자에게는 저혈당 증세를 설명하고 그 대책으로 설탕과 사탕을 휴대하게 합니다.

memo 인슐린 사용 = 당뇨병은 '아님'

인슐린을 사용한다고 해서 반드시 '당뇨병'은 아닙니다.

혈당치는 각종 약물이나 췌장내부 랑게르한스섬의 2차 장애(췌장염, 췌장결석, 췌장암, 췌장 절제)나 인슐린 길항성 호르몬의 증가(갑상샘기능항진증, 갈색세포종 외), 나아가 중증 감염병이나 수술 후 등에 당에너지 대사에 이상이 발생했을 때 고혈당을 초래하는 예가 있습니다.

또한, 간경변, 지방간, 스트레스 등이 원인일 수도 있습니다.

원인은 다양하므로 질환, 치료 내용과 관련지어 인슐린의 치료를 이해하는 것이 중요합니다.

환자 교육의 중요성

이러한 환자의 인슐린 실수를 예방하려면 병에 대한 이해도를 높이는 것이 중요하며, 제대로 당뇨병을 관리하기 위한 환자교육과 지도도 중요하다. 당뇨병 환자의 입원교육 시에는 반드시 자가관리에 의한 인슐린 피하주사가 가능한지를 평가한다.

복잡한 인슐린의 투여 업무

인슐린은 환자의 상태나 치료방침에 따라 복잡하게 지시가 바뀌므로 실수를 범하기 쉬워 주의가 필요하다. 그 복잡한 인슐린 지시 업무에서 실수를 방지하는 방법 중 하나로 '슬라이딩 스케일' 표를 이용한 방법이 있다.

슬라이딩 스케일이란 '환자 혈당치의 어느 일정한 폭을 기준으로 인슐린의 지시량을 사전에 결정하여 지시해두는' 방법이다.

이 슬라이딩 스케일을 사용하려면 의사의 협력이 필요하며, 처방받은 시간에 혈당을 측정하고 그 값에 따라 인슐린을 주사하는 것을 원활히 할 수 있다. 번잡한 간호 업무 중에 당황하여 받은 처방이 읽기 어려운 글씨거나 갑자기 처방받은 인슐린의 양 계산에 당혹해하는 수고를 들이지 않고 침착하게 대응할 수 있는 이점이 있다.

- 인슐린을 투여하기 전에 반드시 인슐린의 유효기간을 확인하고 바이알의 경우에는 색깔 및 투명도를 관찰하여 변질여부를 확인한다. 병형 인슐린은 상온(25도 이하)에서 개봉 후 28일 이내 사용 가능하고, 펜타입은 개봉 후 상온(25도 혹은 30도 이하)에서 4주~8주로 종류에 따라 다르니 주의한다.
- 펜 형태의 주사기를 사용할 때에는, 버튼을 누른 후 바로 바늘을 빼면 인슐린이 다 주입되지 않으므로 주입버튼을 끝까지 누른 후 약 10초 후(속으 로천천히열까지센뒤) 주사바늘을 빼도록 한다.
- 인슐린투여 부작용 : 인슐린 항체에 의한 인슐린 저항성, 저혈당, 인슐린 알러지반응 등이 나타날 수 있으므로 주의한다.
- 인슐린 흡수율 : 배(복부) 〉 위팔(상완부) 〉 허벅지(대퇴상반부) 〉 엉덩이(둔부) 순으로, 배(복부)의 흡수율이 가장 높으며 특히 복부투여는 운동과 관계없이 일정하게 흡수가 이루어진다. 아날로그 인슐린(지속형 인슐린, 초속효성 인슐린)은 주사부위에 따라 흡수율이 달라지지 않으므로 모든 부위에 주사할 수 있다.

■ 슬라이딩 스케일의 예

(　　　　) 호 실　　　환자이름 (　　　　　　　　　　　　　　　)

월　　일　　　처방의사 (　　　　　　　　　　　　)
　　　　　　　처방의사 서명 (　　　　　　　　　　)

1. 혈당 측정 시간　　• 매 식전 30분
　　　　　　　　　　• 시간 지정 (　　　　　　　　　　)
2. 혈당치에 따라 다음의 지시에 따라 주세요.
　　　　　　　　　　• 인슐린 (　　　　　　　　　　)
3. 혈당치*

< 150mg/dL	→	(○○ 단위 ○○cc)**
151~250mg/dL	→	(○○ 단위 ○○cc)**
251~350mg/dL	→	(○○ 단위 ○○cc)**
> 351mg/dL	→	(○○ 단위 ○○cc)**

주) * 환자의 상황에 따라 혈당치 폭을 지시
** 환자의 상황에 따라 인슐린량을 지시

◈ 다양한 인슐린 주사형태

◈ 바이알 형

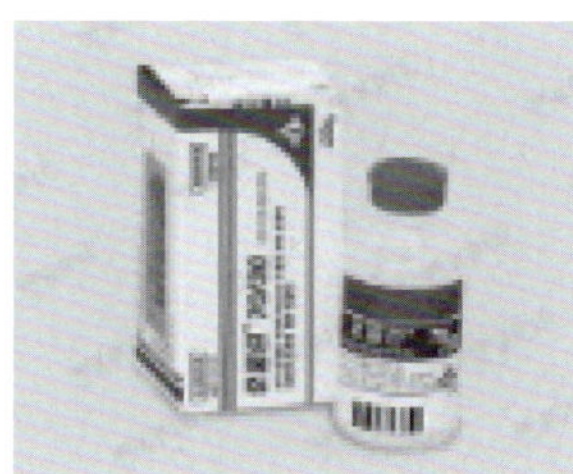

작은 약병(바이알, vial)에서 주사기로 인슐린을 뽑아 주사해야 했던 고전적 주사방식은 매번 주사기와 약병을 들고 다니기 불편하다는 휴대성, 주사 준비시간도 길고 환자에게 주사 교육 시간도 길다, 환자의 순응도(compliance)도 낮다는 등 여러 측면에서 매우 불편하였다. 특히 아동이나 노인들에게는 인슐린의 정확한 용량을 맞추기가 어려워 저혈당이나 고혈당의 위험을 안고 있었고 치료 효과도 일정하지 못한 것이 문제였다. 이러한 점을 개선하고 보완하기 위해 고안된 것이 펜형 주사기이다.

◈ 펜 형

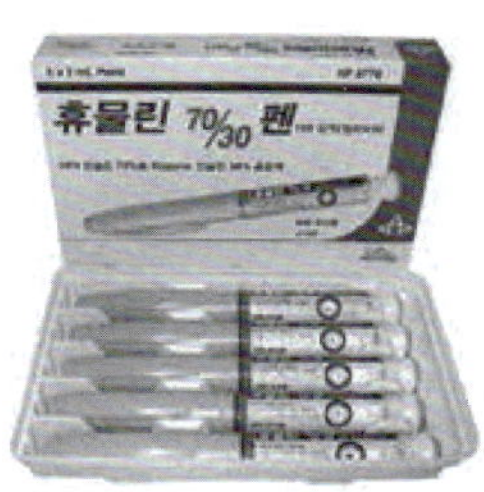

◈ 인슐린 펌프

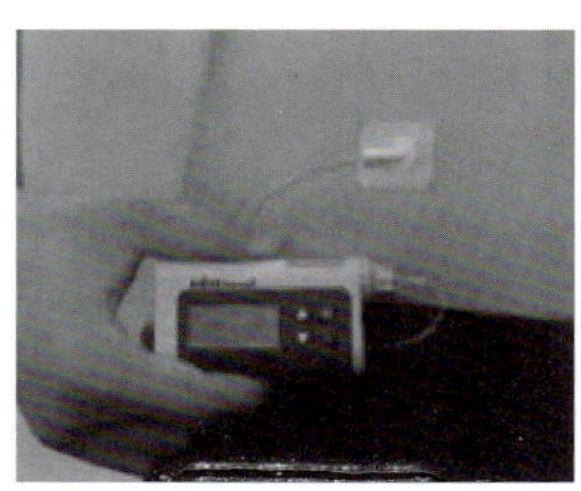

인슐린 펌프 주입세트의 캐뉼라 혹은 스틸니들을 피하지방층에 삽입해 두고, 인슐린 펌프와 연결된 관을 통해 인슐린이 지속적으로 주입된다.

국내에서 사용되는 인슐린의 종류와 특성

종류	상품명	약효시작시간	최대효과시간	지속시간	주사시간
초속효성	휴마로그(Humalog) 노보래피드(Novorapid) 애피드라(Apidra)	5~10분	1~3시간	3~5시간	식사직전~15분 이내
	휘아스프(Fiasp)	2~5분	1~3시간	3~5시간	식사직전~5분 이내
속효성	휴물린 알(Humulin R)	30~60분	2~3시간	3~6시간	식사20~30분전
중간형	휴물린 엔(Humulin N)	2~4시간	4~10시간	10~16시간	식사30~45분전
지속형	란투스(Lantus)/바자그라(Basaglar)	2~4시간	비교적 균일	24시간	하루1번 일정한 시간
	레비미어(Levemir)	40분~2시간	비교적 균일	12~20시간	
	트레지바(Tresiba)	1~1.5시간	비교적 균일	42시간	
	투제오(Toujeo)	1시간	비교적 균일	36시간	
혼합형	노보믹스 30(Novomix 30) 노보믹스 50(Novomix 50)	15분이내	두번(dual)	15~18시간	식사직전~15분이내
	리조데그(Ryzodeg)	15분이내	1~3시간	42시간	식사직전~15분이내
	휴마로그 믹스 25(Humalog mix 25) 휴마로그 믹스 50(Humalog mix 50)	15분이내	두번(dual)	10~16시간	식사직전~15분이내
	휴물린 50/50(Humulin 50/50) 휴물린 70/30(Humulin 70/30)	30~60분	두번(dual)	10~16시간	식사30분전
	소리큐아(Soliqua)	2~4시간	비교적 균일	24시간	하루1번 일정한 시간

■ 효과 발현 형태

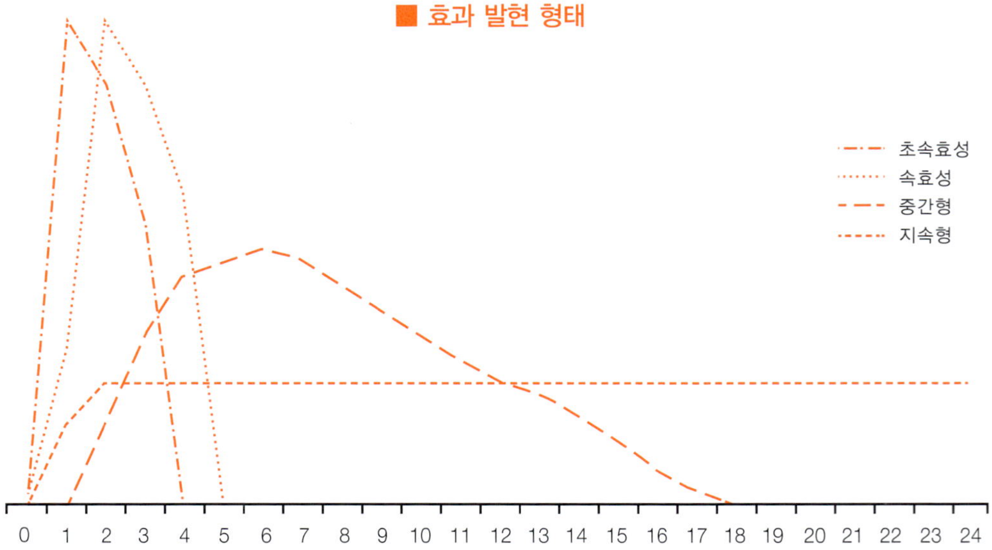

임상연구 : 수혈사고 제로를 자랑하는 외국병원

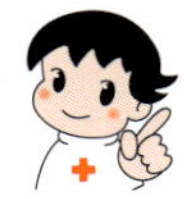

수혈은 '장기의 하나'라고 불릴 정도로 인간에게는 중요하다. 만일 잘못 수혈하면(수혈과오) 생명과 직결되는 '위기'를 발생시키거나 또는 가벼운 경우라도 신체의 주요 장기에 어떠한 손상을 주게 된다. 그러한 의미에서 수혈은 '안전하게 실시'해야 한다.

1. 병원장의 지시 하에 '수혈사고 제로'에 대처

외국의 한 병원에서는 수혈을 많이 다루는 진료과가 있어서 '수혈 사고는 절대 일으키지 않는다.' 라고 하는 병원장의 지시하에 '수혈 절차서'를 작성하여 실시해온 사례가 있다(p.137~140참조).

안전하게 수혈을 실시하기 위하여 ① 환자의 혈액형과 혈액백의 혈액형 확인, ② 혈액제제의 유효기간, 제조번호, 교차시험(cross matching) 적합표(수혈 백에 표기), ③ 혈액백의 파손, 변색, 응집 유무 관찰, ④ 방사선 조사 여부에 대한 확인은 물론, 최종 확인단계인 침상에서 실시 직전의 환자 확인이나 앞에서 언급한 사항의 확인작업이 중요하다.

2. 시스템으로서의 안전 수혈을 확립

수혈하는 과정에서 병원에서는 단지 확인뿐만 아니라 한 사람 한 사람의 행동수준에 준한 매뉴얼을 작성하고 확인하기 위한 여러 가지 절차들이 설정된 체계적인 매뉴얼을 이용하고 있다. 나아가 이 매뉴얼을 실천하는 데에 있어 의사와의 연계는 빼놓을 수 없으며 반드시 의사와 간호사가 이중 확인하도록 의무화되어 있다. 설령 야근일 때라도 의사와 함께 조회한 다음 '간호사 입회 하에 의사가 수혈하는' 조직적인 대처가 이루어지고 있다.

3. 원내 순시를 통해 간호의 질을 확인

이렇게 시스템화된 매뉴얼이 있어도 그 내용이 준수되지 않으면 수혈 사고라는 위험을 피할 수는 없다.

그래서 병원에서는 수혈절차, 매뉴얼에 대해 수간호사가 월 1회 원내를 순시하여 '간호사가 내용을 이해하고 있는지'를 확인한다. 그리고 안전하고 확실한 수혈을 위해 간호사는 최종 책임을 진다는 의식을 갖게 하고, 감성을 높이는 교육을 계속 실시하여 간호질의 향상에 노력하고 있다.

memo 혈액제제의 부적합 수혈을 병원 20%가 경험

외국의 한 연구결과에 따르면, 5년 동안 혈액제제를 수혈한 578개 병원 가운데 약 20%인 115개 병원에서 혈액제제의 ABO형 부적합 수혈이 있었다고 하며 그 원인은

① 혈액백의 잘못된 취급이 42.8%
② 혈액형의 판정 오류가 15.1%
③ 환자오인이 11.5%
④ 수혈 의뢰서의 잘못된 기록이 8.4%

였습니다. 그리고 사고가 있었던 시간대를 조사하면 시간 외 수혈이 60.2%였습니다. 또한, 긴급성 여부의 질문에 긴급 수혈이 47.0%였다고 합니다.

◈ 수혈절차서 [외국병원의 예]

1. 취지

본 절차는 수혈을 안전하게 행하기 위한 준비, 실시, 환자 관리에 대한 지침을 정한 것이다.

2. 목적

혈액 중 적혈구 등의 세포성분이나 응고인자가 양적으로 감소 혹은 기능적으로 저하했을 때 그 성분을 보충한다.

3. 필요 물품

수혈요법 설명안내서, 수혈요법 동의서, 오프라인 전용 지시카드(**주사**), 수혈신청서, 출고전표, 수혈부 검체검사 최종보고서(**이하, 수혈부 검사보고서**), 혈액형 판정표, 수혈전용용지, 카덱스용지(**cardex sheet**), 진료록, 수혈확인표, 교차용 라벨, 수혈인증표, 바코드 인자 수혈밴드, 혈액백, 수혈세트(**필터 등**), 주사기 5~10mL 또는 진공 채혈용 홀더, 주사바늘 21~23G, 혈액형 검사용 채혈관(**5mL EDTA-2K**), 교차혈용 채혈관(**7mL 보통 시험관**), 알코올솜, 압박띠, 정맥유치바늘 18~22G 또는 날개형 바늘 21G, 반송용용기, 수혈전용용기(**폐기용**)

4. 절차

I. 수혈 준비

1. 의사는 수혈요법 설명안내서를 바탕으로 설명하고 수혈요법 동의서를 받는다.
2. 간호사 혹은 의사는 혈액형 검사를 위한 채혈(5mL EDTA-2K)을 하여 수혈부에 제출한다.
3. 수혈부 검사보고서를 받으면 의사 혹은 간호사는 수혈전용용지에 붙인다.

II. 수혈 신청

1. 의사는 오프라인 전용 지시카드(주사)와 수혈신청서를 써넣고 수혈을 지시한다.
2. 간호사는 카덱스(cardex)에 빨간 글씨로 수혈 지시를 받는다.
3. 간호사, 간호조무사 혹은 의사는 교차혈 검체용 라벨에 환자 이름, ID 번호, 채혈일자를 써넣어 교차혈용 채혈관(7mL 보통 시험관)에 붙인다.
4. 간호사 혹은 의사는 교차혈용에 채혈하고 라벨의 채혈자란에 기명 혹은 날인한다.
5. 간호사, 간호조무사 혹은 의사는 수혈신청서와 교차혈 검체를 대조한다.
6. 간호사, 간호조무사 혹은 의사는 수혈신청서 및 교차혈 검체를 수혈부에 제출한다.
7. 혈액형 판정표 수령방법 :
   ① 간호사, 간호조무사 혹은 의사는 수혈부에 환자의 ID 카드 혹은 수혈신청서의 병동 대기표 등 환자 이름과 ID 번호를 확인할 수 있는 것을 지참한다.
   ② 지참자는 해당 환자의 혈액형 판정표에 있는 환자 이름과 ID를 대조하고 수혈부 대장에 기 명 혹은 날인하여 혈액형 판정표를 수령한다.
   ③ 의사는 수혈부 검사보고서, 혈액형 판정표의 환 자 이름, ID 번호, 혈액형을 대조하고 수혈전용용지에 붙인다.

III. 바코드 인자 수혈밴드 장착

1. 바코드 인자 수혈밴드의 발행 의뢰 :
   ① 의사 혹은 간호사는 수혈밴드 발행의뢰서(청색 용지)에 환자 ID 카드를 새긴다(혹은 ID와 환자 이름을 써넣는다).

② 간호사, 간호조무사 혹은 의사는 수혈부에 수혈밴드 발행의뢰서를 지참하여 수혈부 담당자로부터 수혈밴드 발행의뢰서의 진료과 대기표를 받는다.

2. 바코드 인자 수혈밴드 수령 :

① 간호사, 간호조무사 혹은 의사(수령자)는 수혈부에 수혈밴드 발행의뢰서의 진료과 대기표를 수혈부에 지참하여 간다.

② 수혈부 담당자와 수령자 두 사람이 바코드 인자 수혈밴드의 환자 이름과 ID를 대조한 다음 수혈부 담당자는 수혈밴드 발행의뢰서의 수혈부란에, 지참자는 수취자란에 사인 혹은 날인하고 진료과 대기표는 수혈부 담당자가 회수 한다.

③ 수령자는 바코드 인자 수혈밴드를 수령한다.

3. 의사 및 간호사 입회하에 진료록 내의 수혈전용용지에 붙여 놓은 수혈부 검사보고서, 혈액형 판정표 및 바코드 인자 수혈밴드의 환자 이름, ID 번호, 혈액형을 대조한다.

4. 의사, 간호사, 환자 세 명이 바코드 인자 수혈밴드의 이름을 대조한다(환자에게 의식 장애가 있는 경우에는 의사와 간호사 2명이 시행한다).

5. 의사 혹은 간호사는 수혈전용용지에 기재된 혈액형을 환자에게 설명하고 바코드 인자 수혈밴드를 장착한다.

6. 수혈전용용지에 장착 월일을 써넣고 의사 및 간호사는 사인 혹은 날인한다.

IV. 수혈 수령

1. 수혈부에서 연락이 오면 담당 의사에게 확인한 다음 간호사, 간호조무사 혹은 의사(수령자)는 수혈신 청서의 대기표와 반송용 용기를 갖고 필요량의 혈액을 받으러 간다.

2. 수령자와 수혈부 담당자 2명이 수혈신청서와 수혈 인증표의 환자 이름, ID 번호, 혈액백의 로트번호, 혈액형, 제제명, 단위수를 확인한 다음 출고전표에 사인하고 혈액백, 수혈인증표, 수혈세트(필터 등), 출고전표(3장째 : 진료록 보관용, 4장째 : 수혈실시 조사 용, 단 외래인 경우에는 2장째의 의사과용)를 수령한다.

V. 수혈 실시 절차

1. 의사와 간호사는 혈액백에 수혈인증표를 붙이고 수혈부 검사보고서, 혈액형 판정표, 출고전표 및 오프라인 전용 지시카드(주사)의 환자 이름, ID 번호, 혈액형을 대조하여[FFP(신선동결혈장, fresh frozen plasma)인 경우에는 수혈인증표를 붙이고 융해 전후에 확인한다] 수혈확인 체크표를 수혈인증표 뒤에 붙인다.

2. 간호사 혹은 의사는 혈액백에 수혈세트(필터 등)를 장착한다.

3. 환자의 침상에서는 수혈전용용지의 수혈부 검사보고서, 혈액형 판정표, 바코드 인자 수혈밴드, 혈액백, 수혈인증표, 출고전표 및 오프라인 전용 지시카드(주사)의 환자 이름, ID 번호, 혈액형을 대조하고 환자 본인인지를 의사, 간호사, 환자 3명이 함께 호칭하여 확인한다(환자에게 의식 장애가 있을 때에는 의사와 간호사 2명이 실시한다).

4. 의사와 간호사는 수혈확인표에 사인 혹은 날인한다.

5. 의사 혹은 간호사는 수혈 전 환자의 활력징후나 전신상태를 확인한다.

6. 의사는 수혈을 시작한다.

7. 의사 혹은 간호사는 수혈 시작부터 15분간은 주입 속도를 느리게 하여 부작용 유무를 관찰하고(수혈 시작 후 5분간은 침상에서 관찰) 진료록에 기재한다. 그 후에도 수혈 종료까지 적절하게 관찰한다.

8. 수혈백을 교체할 때에는 처음과 마찬가지로 상기의 수혈 실시 절차에 따른다.

VI. 수혈 개시 후의 처리

1. 수혈 시작 후 간호사 혹은 의사는 출고전표(4장째)에 수혈 시작 시각을 써넣는다.
2. 수혈 종료 후 의사 혹은 간호사는 환자의 활력징후나 전신상태를 확인한다. 이상이 있으면 의사는 적절하게 대처한다.
3. 간호사는 카덱스에 사인한다(1백에 1사인).
4. 간호사는 간호기록에 수혈의 제제명, 단위수, 제제 로트번호, 시행 의사명, 보조 간호사명, 수혈 시작과 종료 일시를 빨간 글씨로 써넣고 실시상황을 기재한다(라벨이 있으면 라벨을 붙여도 된다).
5. 의사 혹은 간호사는 수혈신청서와 출고전표를 진료록 내에 철하여 보관한다.
6. 수혈 종료 후 간호사는 사용이 끝난 혈액백을 수혈 전용용기(폐기용)에 넣어 12시간 보관한다.
7. 수혈 종료 후 의사 혹은 간호사는 출고전표(4장째)에 부작용 유무를 써넣고 사인 혹은 날인한다. 간호사, 간호조무사 혹은 의사는 출고전표를 수혈부 접수창구에 있는 수혈 실시 조사용지 회수 상자에 제출한다.

VII. 확인사항

1. 채혈 시에는 환자 이름이 적힌 라벨을 붙인 채혈관을 사전에 준비하고 채혈 직전에 환자에게 이름을 말하게 하여 이름 밴드와 채혈관 라벨의 이름을 대조한다.
2. 수혈 부작용이 확인된 때에는 즉시 수혈을 중지(정맥은 확보해 둔다)하고 의사와 수혈부에 연락하며, 의사와 간호사는 치료와 간호에 임하면서 원인을 규명한다(ABO 부적합 수혈 시의 치료가이드라인 → p.140).
3. 의사는 부작용이 심각할 때에는 환자의 혈액(10mL 보통 시험관, 1개 채혈) 및 혈액백을 보관하고 수혈부에 연락한다.
4. 의사는 수혈로 감염될 가능성이 있는 HIV(사람면역 결핍바이러스, human immunodeficiency virus), HBV(B형 간염 바이러스, hepatitis B virus), HCV(C형 간염 바이러스, hepatitis C virus) 등에 대해서는 수혈 후 적절하게 항체검사나 간기능검사를 시행한다.
5. 바코드 인자 수혈밴드는 원칙적으로 입원환자는 퇴원까지, 외래환자는 수혈이 종료될 때까지 장착해 둔다.
6. 혈액제제는 수혈 필요 시에 필요한 단위수 만큼 수혈부로부터 수령한다.
7. ABO 혈액형의 색상 구별은 다음과 같이 정한다. A형·황색, B형·백색, O형·청색, AB형·적색(수혈인증표 및 바코드 인자 수혈밴드 등에 이용한다), 비특정(아형 등)·녹색(바코드 인자 수혈밴드에만 이용한다)
8. 수혈의 폐기 방법
   ① 출고 전인 경우 : 의사가 수혈부에 전화 연락한 다음 오프라인 전용 지시카드 B(처치검사)에 써 넣어 간호사에게 건넨다.
   ② 출고 후인 경우
   - 아직 사용하지 않은 경우에는 혈액백과 함께 수혈폐기 의뢰전표를 수혈부에 제출한다.
   - 수혈 회로를 접속했지만 아직 사용하지 않은 경우에는 혈액백은 각 부서에서 처리하고 수혈 폐기 의뢰전표를 수혈부에 제출한다.
   - 수혈 도중이면 혈액백은 각 부서에서 처리하며 수혈폐기 의뢰전표는 제출할 필요가 없다.

VIII. 응급센터나 응급외래에서의 첫 수혈

수혈부 검사가 이루어지지 않아 수혈부 검사보고서가 없고 야간 휴일 등에 수혈할 때에는 다음의 절차에 따른다.

1. 의사는 응급센터 혹은 응급외래에 비치해둔 혈액형 판정시약세트를 이용하여 유리판법으로 ABO식 혈액형을 검사하여 1차 판정(임시) ABO식(혈구형 검사) 혈액형 검사 성적(이하, 1차 판정 혈액형 성적표)에 판정 결과를 써넣는다.

2. 수혈 신청 시 간호사, 간호조무사 혹은 의사는 수혈 신청서, 교차시험용 검체 및 사용한 혈액형 판정 유 리판과 1차 판정 혈액형성적표(1장째 : 수혈부 제출) 를 지참한다.
3. ID 번호가 미정인 환자일 때에는 수혈부 담당자는 1차 판정 혈액형 성적표에 수혈용 임시 ID를 써넣고 혈액형 판정표에도 임시 ID를 입력한다.
4. 간호사, 간호조무사 혹은 의사는 수혈부에서 혈액을 출고할 때 혈액형 판정표를 수령한다.
5. 의사 혹은 간호사, 간호조무사는 수혈전용용지에 1차 판정 혈액형 성적표(2장째 : 진료록 보관용)와 혈액형 판정표를 붙인다.
6. 1차 판정 혈액형 성적표를 수혈부 검사보고서 대신 이용하여 상기의 수혈 절차(절차 V)에 따라 수혈한다.
7. 1차 판정 혈액형 성적표는 긴급 시 수혈부 검사보고서를 대체하는 것에 불과하므로 주치의는 다음날 이후 근무시간대에 다시 수혈부 검체 검사의 혈액 형검사[ABO식 혈액형 및 Rho(D)]를 의뢰하여 수혈부 검사보고서를 수혈전용용지에 붙인다.
8. 1차 판정 혈액형 검사를 시행했지만, 그 시점에 수혈을 신청하지 않았더라도 의사 혹은 간호사, 간호 조무사는 1차 판정 혈액형 성적표의 2장째는 수혈 전용용지에 붙이고 1장째(수혈부 제출)는 다음날 이 후 근무시간대에 수혈부 창구에 제출하거나 반송시 스템을 이용하여 전송한다.

IX. 긴급 수혈과 최긴급 수혈

수혈 시작까지의 시간적 여유가 없는 때에 일반적인 수혈검사를 일부 생략하여 실시하는 수혈 절차로, 응급센터에서의 수혈만 그 대상이 된다.

1. 긴급 수혈 : 환자의 ABO식 혈액형 검사를 시행한 다음 동형의 적혈구 제제를 출고하고 이어서 신속하게 교차시험을 시행하는 것이다(수혈 신청에서 출고까지 10분 이내).
   ① 의사는 환자 혹은 가족의 동의를 얻을 수 있을 때에는 긴급수혈신청서의 소정란에 서명하게 한다.
   ② 의사는 환자의 ABO식 혈액형 검사를 시행하고 그 이후에는 상기의 Ⅷ와 같은 절차를 밟는다.
   ③ 의사가 필요사항을 써넣은 긴급수혈 신청용지(긴급에 체크)와 교차혈 검체를 수혈부에 제공한다.
   ④ 수혈부에서는 10분 이내에 동형의 MAP 적혈구를 출고한다.
   ⑤ 수혈부에서는 계속해서 교차시험을 시행하여 부적합한 경우에는 주치의에게 연락한다.
2. 최긴급 수혈 : 환자의 ABO식 혈액형 검사를 시행할 여유가 없는 경우에 O형의 적혈구 제제를 출고 한다(수혈 신청에서 출고까지 5분 이내).
   ① 의사는 환자 혹은 가족의 동의를 얻을 수 있을 때에는 긴급수혈신청서의 소정란에 서명하게 한다.
   ② 의사가 필요사항을 써넣은 긴급수혈 신청용지(최긴급에 체크)를 수혈부에 제출한다.
   ③ 수혈부에서는 5분 이내에 O형의 MAP 적혈구를 출고한다. 그때, 최긴급이라는 붉은 고무인을 찍은 수혈인증표를 첨부한다.
   ④ 수혈밴드가 없는 상태에서 해당 환자임을 확인한 다음에 수혈한다.

X. ABO 부적합 수혈 시의 치료 가이드라인

3. 최초 처치
   ① 수혈 중지
   ② 유치 바늘은 남긴 채 접속부에서 수혈세트를 새로운 세트로 교환
   ③ 젖산 함유 링거액을 연결하여 최고속으로 점적

④ 도뇨

⑤ 10mL 정도를 채혈하여 다음의 검사를 시행한다 : 혈액형 재검사, 직접항글로불린검사, 혈구계산, 빌리루빈, 유리헤모글로빈(육안검사), 생화학(GOT, LDH, K)

4. 치료 : 신부전에 대한 대처로서 즉시 대응, 핍뇨기 대응, 이뇨기 대응의 3단계로 나뉜다.

① 즉시 대응 : 조기라면 젖산 함유 링거액 3000mL를 2시간 정도 급속 투여하여 이뇨를 유도한다. 혈관 내 용혈의 존재가 명확해지면 즉시 신장 혈류를 유지하기 위한 처치를 시행한다.

- 순환혈액량을 바로 잡음
- dopamine 투여(3~5㎍/kg/min)
- 이뇨제 투여(furosemide 250mg을 4시간 이상에 걸쳐 확산) 1mL/kg/hr 이상의 소변량을 확보한다.

② 핍뇨기 대응 : 부적합 수혈로 진단되면 바로 집중치료실에 수용하고, 핍뇨로 판단되면 지속혈액투석여과(continuous hemodiafiltration, CHDF)를 시행하여 신장 기능이 충분히 회복될 때까지 엄중하게 체액을 관리한다.

- 24시간 심전도 모니터
- 혈청칼륨치 측정(4시간마다) : 6mEq/L을 넘으면 즉시 GIK(glucose insulin potassium)요법을 개시(당액은 50%를 이용)
- 부정맥이 관찰되면 긴급 대응으로 10% 염화칼슘 10~20mL를 정주
- 당액 중심의 고열량 수액을 주사한다[이화작용(catabolism)에 의한 조직세포에서의 칼륨 배설 증가 예방].
- 대사산증(metabolic acidosis)을 바로잡으려고 탄산수소나트륨을 투여하는 것은 최대한 피한다(나트륨의 과잉 부하나 탄산가스의 과잉 생산을 일으키지 않기 위해).
- 요소질소(blood urea nitrogen, BUN)와 크레아티닌(creatinine)은 매일 측정한다.
- 필요에 따라 신장내과의에게 상담을 의뢰한다.

③ 이뇨기 대응 : 수분뿐만 아니라 전해질도 보충한다. 소변 중 배설되는 전해질량을 매일 측정하여 수액 메뉴를 작성한다. 식사 중의 단백질은 BUN이 20mg/dL 이하가 될 때까지 제한한다.

※ 약물에 따른 DIC(파종혈관내응고, disseminated intravascular coagulation)에 대한 확립된 치료법이 없지만 일반적으로 FOY 1000~2000mg/일(DIV)이 시행된다.

※ 현재, 다음의 약물은 치료 효과가 명확하지 않다고 본다.

- 스테로이드 대량 투여, 헵토글로빈 투여, 혈장교환, 교환 수혈

의료기관평가인증원의 수혈오류관련 주의경보 발령 소개 1.

출처 : 의료기관 평가인증원 (환자안전보고학습시스템-환자안전 주의경보)
https://www.kops.or.kr/portal/aam/atent/atentAlarmCntrmsrList.do

안전한 수혈의 시작은 정확한 확인으로부터 시작한다.
수혈 직전 2인의 의료인이 환자와 함께 확인한다.

혈액백 라벨 정보
환자 정보(이름, 등록번호, 혈액형)

No. PSA_4-나_2022005

환자안전 주의경보

KOPS 환자안전보고학습시스템

의료인과 환자가 함께하는 수혈 전 정확한 확인

발령일 2022-10-28 (금)

수혈 전 환자 정보 확인 미흡으로
환자에게 중대한 위해가 발생할 우려가 있어 주의 필요

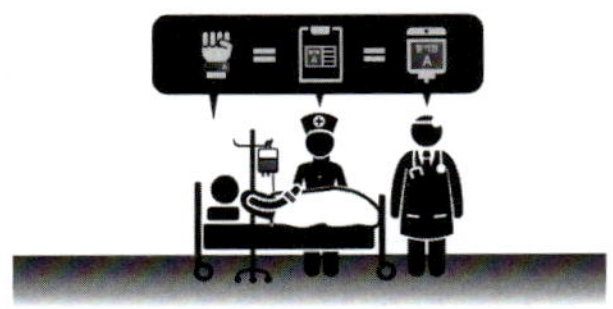

환자안전사고 주요사례

사례 1

대뇌동맥류로 입원 치료 중 수혈 예정인 환자(B형)

↓

혈액은행에서 혈액을 수령하기 위해 혈액출고 요청서를 출력하던 중 다른 환자(A형)의 혈액출고 요청서를 잘못 출력

↓

수혈 전 2인의 의료인이 확인하는 절차를 누락하여 오류를 인지하지 못한 채 다른 환자(A형)의 혈액으로 수혈 시작

↓

수혈 종료 후 환자 두통, 혈압상승, 산소포화도 저하, 혈뇨 증상 보여 다른 혈액형이 수혈됨을 인지, 중환자실로 전실하여 집중 치료 시행

사례 2

간세포암종으로 입원 치료 중 수혈 예정인 환자(O형)

↓

의료인이 혈액전용냉장고에 보관된 혈액 중 같은 칸에 보관되어 있던 다른 환자(B형)의 혈액을 꺼낸 후 수혈 시작

↓

혈액 주입 직후 오류 발견하여 즉시 수혈 중단, 혈액이 극소량 주입되었을 것으로 예상되어 추가 처치 없이 경과 관찰

주의사항

위험요인	정확한 환자, 혈액형 확인 절차 오류 및 누락
위해유형	수혈 후 빈맥, 흉통, 호흡곤란, 혈뇨, 신부전, 쇼크와 같은 심각한 위해 발생
주의대상	수혈을 시행하는 모든 보건의료기관

재발방지를 위한 권고사항

▶ 혈액 수령 후 수혈 준비부터 시작 전까지 정확한 확인 절차 수행

① 수혈 준비

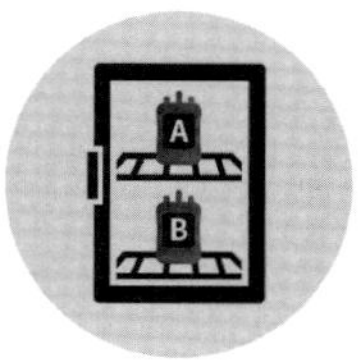

- ✓ 한 번에 한 환자의 혈액만 준비
- ✓ 혈액전용 냉장고를 보유한 부서에서 일시적으로 혈액을 보관할 경우, 냉장고 내 공간을 환자별로 구분

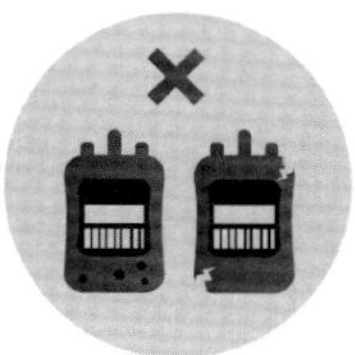

- ✓ 혈액의 양, 색깔, 혈액백(blood bag) 손상 등 외관 확인

  혈액백 라벨(blood bag label) 파손, 혈액의 혼탁 및 부유물, 변색 또는 용혈, 기포 여부 등

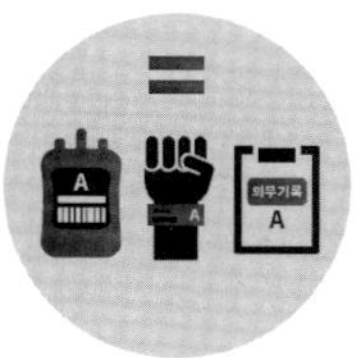

- ✓ 혈액백 라벨(blood bag label) 정보, 의사의 수혈 처방, 혈액출고 요청서 내용이 모두 일치하는지 확인

  모두 일치해야 수혈 시작 가능하며, 불일치 시 혈액은행에 알려야 함

② 수혈 직전

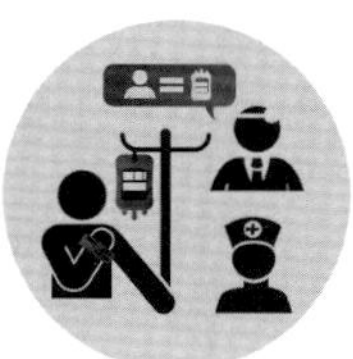

- ✓ 혈액백 라벨(blood bag label) 정보와 환자 확인

구분	정보
확인 장소	반드시 환자 바로 옆
라벨 정보 확인	2인의 의료인이 환자 곁에서 성명, 등록번호, ABO 및 RhD혈액형을 소리내어 비교
환자 확인	가능하다면 환자에게 개방형 질문으로 성명, 생년월일, 혈액형 등을 확인 후 환자인식표와 정보 대조, 환자와 의사소통이 어려운 경우 보호자에게 확인

③ 수혈 시작

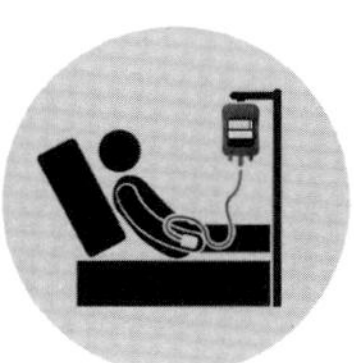

- ✓ ①, ② 절차 확인하고, 환자의 체온, 혈압, 맥박 등 활력징후 측정 후 수혈 시작

  혈액은행에서 출고 후 30분 이내 수혈 시작

[참고] 의사의 처방 및 혈액출고 요청서에 기재되어야 하는 필수 정보

- 의사의 수혈 처방 : 환자 성명, 등록번호, ABO 및 RhD혈액형, 혈액제제 종류, 혈액번호, 유효기간, 수량 등
- 혈액출고 요청서 : 수혈 의뢰자명, 진료과명, 환자정보, 의뢰일, 혈액제제 사용일 및 명칭, 수량 등

활동사례 [개인용 디지털 단말기(PDA)를 활용한 정확한 환자 및 혈액 확인]

※아래는 수혈과 관련된 환자안전사고를 예방하기 위한 개별 보건의료기관의 개인용 디지털 단말기(PDA, Personal Digital Assistant) 활용 사례로,각 보건의료기관의 상황을 고려하시어 참고하시기 바랍니다.

▶ A병원 사례

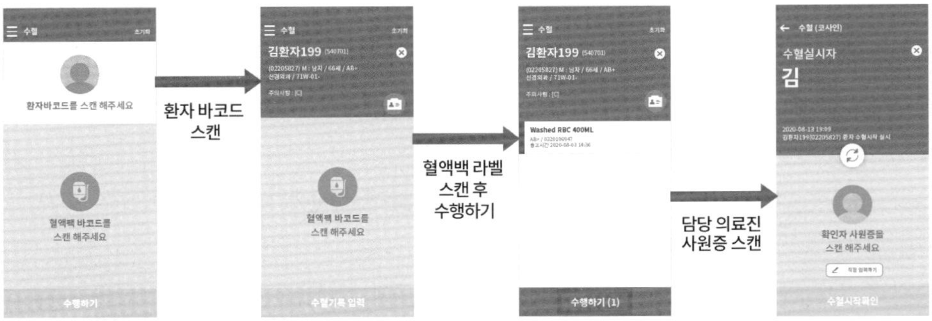

▶ B병원 사례

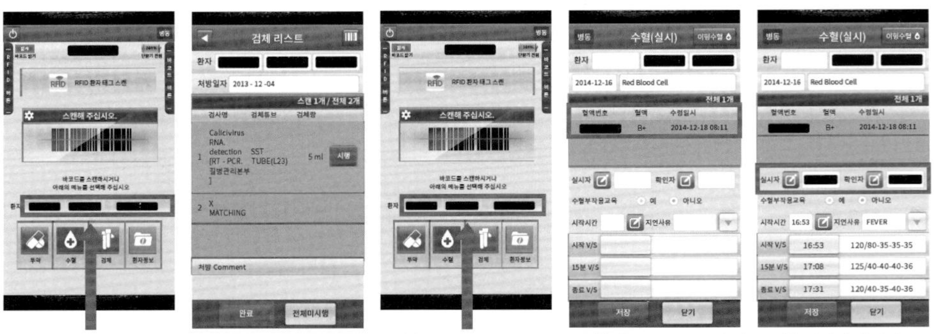

[채혈] 환자 바코드 스캔 ➡ [채혈] 검체 바코드 스캔 [수혈] 환자 바코드 스캔 ➡ [수혈] 혈액 바코드 스캔 ➡ [수혈] 실시자/확인자 바코드 스캔

의료기관평가인증원의 잘못된 혈액형의 수혈오류관련 환자안전 주의경보 발령 소개 2

출처 : 의료기관 평가인증원 (환자안전보고학습시스템-환자안전 주의경보)
https://www.kops.or.kr/portal/aam/atent/atentAlarmCntrmsrList.do

No. PSA _ 4-나 2018005
발령일 2018-07-30(월)

보건복지부 KOPS 환자안전보고학습시스템 KOREA PATIENT SAFETY REPORTING & LEARNING SYSTEM KOIHA 의료기관평가인증원 Korea Institute for Healthcare Accreditation

환자안전사고 주요내용

잘못된 혈액형의 수혈 오류 발생 시 환자에게 중대한 위해가 발생할 우려가 있어 주의 필요

- **(사례 1)** B(+)형 환자 혈액형 검사 후 전산에 O(+)형으로 잘못 입력하였으나 진단검사의학과 이중확인 지연됨 보호자 상주하지 않는 치매환자에게 다른 혈액형의 혈액이 수혈된 것을 뒤늦게 발견함

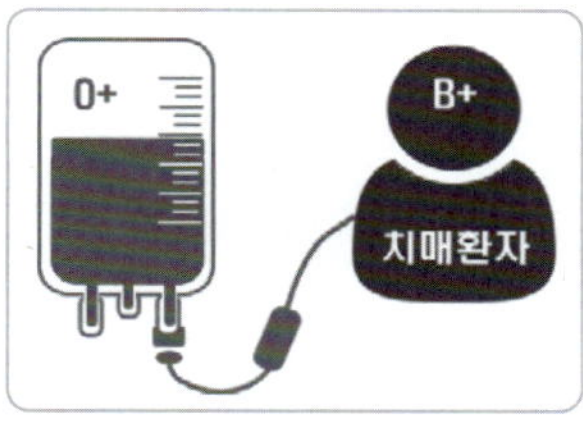

- **(사례 2)** 마취과 간호사 근무교대(인계) 중 다른 환자의 혈액을 수술실에 전달하는 과정에서 이중확인을 누락함. 수술 중 과다출혈 발생한 O(+)형 환자에게 B(+)형 농축적혈구 2팩을 25분 간 급속 수혈함. 다른 혈액형 수혈했음을 인지하고 항히스타민제 투여 및 수액 주입하였으나 수술종료 후 호흡곤란, 산소포화도 저하로 기도삽관 후 인공호흡기 치료함

[환자안전사고 보고현황 및 관련내용]

❖ 수혈 관련 환자안전사고 33건('16.7.~'18.4.) 중, 위해가 없었거나 치료 후 후유증 없이 회복된 건이 27건, 일시적인 손상 또는 부작용이 발생한 건이 4건, 영구적인 손상 또는 부작용이 발생된 것은 2건에 해당되었음

❖ 사고의 종류는 **수혈과정 중 오류**(다른 혈액형 수혈, 수혈 누락 등) **》 다른 혈액형·용량의 혈액 불출 》 혈액 처방오류** 순으로 보고됨

➢ 사고의 장소는 **입원실 10건, 주사실 10건, 수술실 5건, 그 외 장소 8건(중환자실, 검사실 등)**으로 보고됨

주의사항

- **(위해 유형)** 수혈 후 호흡곤란, 혈뇨 등 이상징후 발생
- **(주의 대상기관)** 수혈을 시행하는 모든 보건의료기관

재발방지를 위한 권고사항

- **수혈 전 》중 》후 단계별 주의사항 확인 및 수행**

① 수혈 전 | 수혈 중 | 수혈 후

1. 혈액 검체 채취

- 채혈자는 **환자와 검체를 정확히 확인** 후 혈액을 채취하며, 표지에 채혈 날짜, 환자 성명 및 등록번호, 의뢰일 등을 **기록하고 서명**
- 혈액검체 검사결과 및 전산 입력사항 간 일치 여부(혈액형 등) 이중확인

2. 혈액 요청 및 출고

- 혈액제제는 반드시 혈액요청서(전산상 요청서 포함)로 요청
- 혈액은행은 정확히 기록·서명된 혈액요청서* 및 검체 만을 접수

*** 의뢰일, 의뢰자명, 진료과명, 환자정보(등록번호, 성명, 성별, 연령 등), 혈액제제 명칭, 수량 등 기재**

- 혈액전용 운반백을 이용하여 **한번에 한 환자의 혈액만 수령**하여 운반

★ 혈액은행에서의 확인 과정 예시

❶

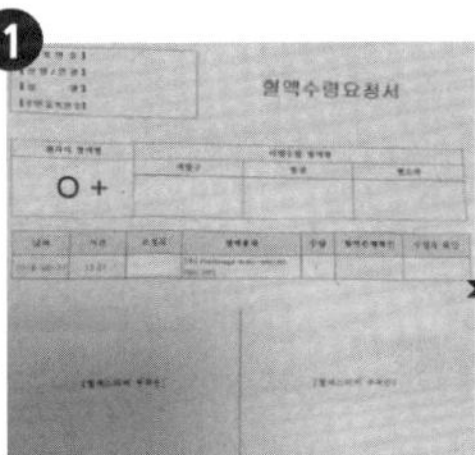

처방된 혈액의
혈액수령 요청서 지참

→ ❷

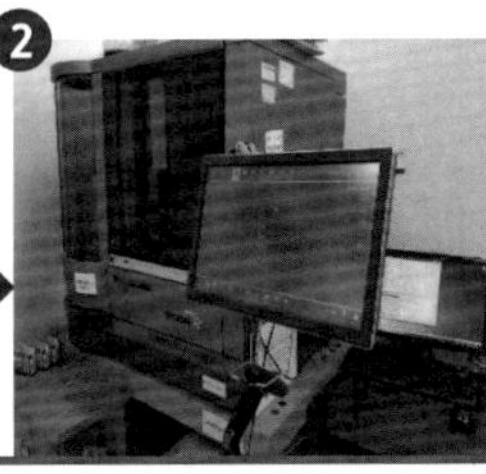

'혈액확인 자동전산시스템'
- 혈액수령 요청서상 환자 라벨과 혈액백 바코드 스캔
- 처방혈액에 맞는 출고혈액 자동입력

→ ❸

혈액수령 요청서에 혈액 출고자와 수령자가 확인, 서명 후 혈액 불출

※ 이중 확인 필요!!

① 수혈을 처음 받는 환자
② 자동전산시스템에서 "검토필요" 판정

→ 혈액담당자가 수동확인 후 불출

※ 혈액 출고 시 확인사항

환자 성명, 등록번호, **ABO·RhD 혈액형,** 혈액제제 종류·혈액번호, 유효기간, 수량, 혈액백 손상 여부, 표지 파손, 혈액 혼탁·변색·용혈, 교차시험(X-matching) 결과, 출고일자·시간, 출고자·수령자 성명

3. 수혈 전 확인

- **수혈 1회**에 **환자 한 명**의 수혈을 준비
- **환자 곁**에서 교차시험 표지가 붙은 혈액제제를 환자의 성명, 등록번호, 혈액형과 비교하여 **의료인 두 명이 소리 내어 비교·재확인**
- 환자 체온, 혈압, 맥박 등 측정 후 수혈 시작

재발방지를 위한 권고사항

수혈 전 | ② 수혈 중 | 수혈 후

⊙ **수혈 중 확인**

· (환자 관찰) 수혈 시작 후 **5~15분 간**

· (활력징후 측정) 수혈 시작 후 **15분 이내 최소 한번 측정**하여 **기록**

· (환자상태 확인) 수혈 **종료까지** 환자상태를 **주기적으로 확인**

수혈 전 | 수혈 중 | ③ 수혈 후

1. 수혈 기록

· 환자의 성명, 혈액형, 혈액번호 재확인

· 의무기록에 수혈경과 기록

2. 수혈 부작용 관찰

· 부작용 발생 시 담당 의사에게 보고 후 혈액은행으로 연락(기관 지침에 따라 즉시 조치)

· 특정 수혈부작용 발생 시 보건복지부장관에게 신고

* **(관련 법령)**혈액관리법 제10조(특정수혈부작용에 대한 조치), 동법 시행규칙 제3조(특정수혈부작용), 동법 시행규칙 제13조(특정수혈부작용의 신고 등)

참고 **잘못된 혈액형 수혈에 따른 부작용 / 대처방안 예시**

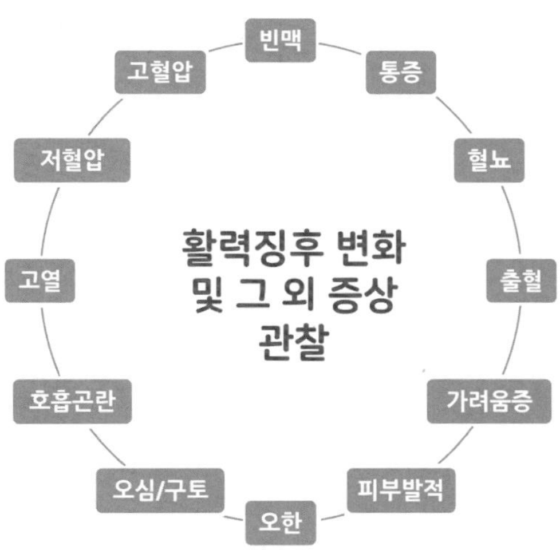

1. 즉시 수혈을 중단하고 생리식염수로 대치하여 정맥주입로 확보

2. 수혈부작용 조사의뢰 진행

① 혈액백 표지와 환자의 인적사항을 재확인

② 활력징후 측정 및 환자사정

③ 혈액은행에 환자 인적사항을 알리고 사용된 수혈백, 수혈세트를 보냄

④ 그 외 수혈한 반대편 신체에서 채취한 혈액, 소변검체를 의뢰서와 함께 혈액은행으로 보냄

3. 용혈성 수혈부작용에 대한 검사 진행

- Antihumanglobulin test, plasma Hb, Haptoglobin
- 강한 의심이 되는 상황에서는 CBC, BUN, creatinine, 혈액응고검사까지 시행

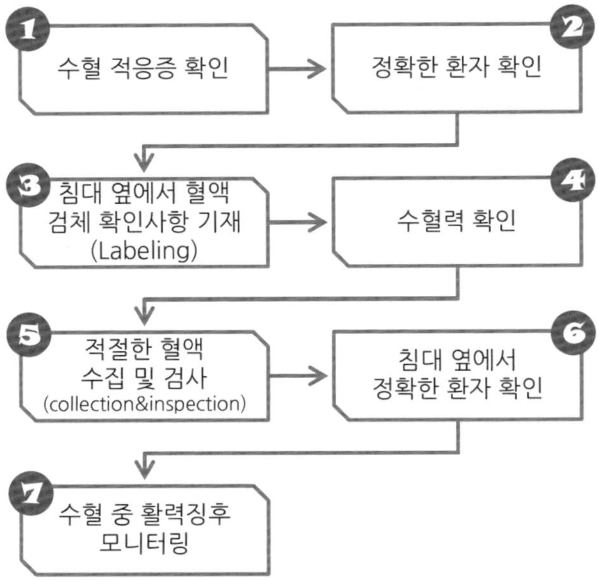

<안전한 수혈을 위한 7단계>

< 바코드 시스템을 활용한 정확한 수혈>

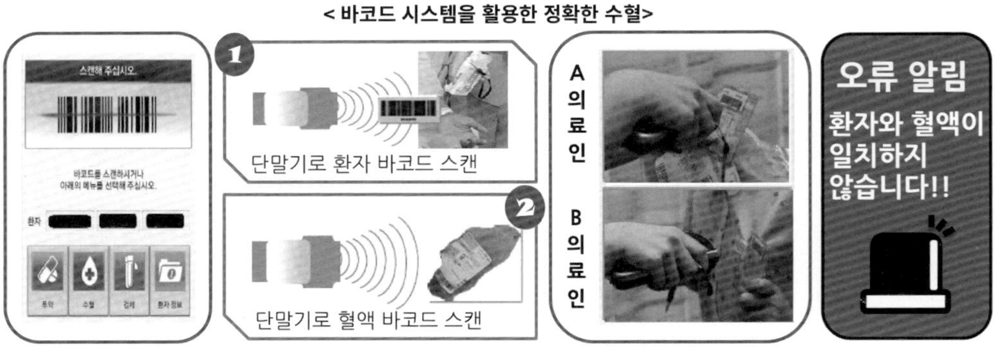

참고자료 : 질병관리본부, 대한수혈학회. 제4판 수혈가이드라인(2016 전면개정)

◈ 안전한 수혈 절차

◈ 수혈 동의서 작성

수혈전 의사가 수혈 필요성 & 부작용 설명 후 동의서 작성

↓

◈ 수혈전 확인

1. 정확한 환자 확인(**개방형 질문, 환자 인식표**)
2. 의료인 2인이 환자 앞에서 소리내어 확인
   - 이름, 등록번호, 혈액형, 혈액제제확인

↓

◈ 수혈 및 관찰

1. 수혈 필요한 전 처치 시행(**투약, 부작용 관련 설명**)
2. 활력징후 측정: 수혈 시작 전 / 시작 15분 후 / 종료
3. 수혈 기간 중 30분 간격으로 부작용 관찰, 기록

↓

◈ 수혈부작용 발생 시 대처

1. 즉시 중단 후 활력 징후 측정 및 담당의 보고
2. 정확한 혈액 제제 투여 여부 재확인
3. 의사의 처방에 따른 중재활동 후 기록
4. 보고
   1) 수혈 부작용일 경우
      - 수혈부작용 보고서(**EMR 서식 검색**): 진담검사의학과 접수
      ☞ 진담검사의학과는 보고된 부작용이 '특정수혈 부작용일 경우 [혈액안전 감시체계 - 질병관리본부]에 따라 신고
   2) 수혈오류(**혈액형 불일치 수혈 등**)으로 인한 경우
      - 환자안전사고 보고

CHAPTER

04

라인 위험

01 라인 위험의 개념

'라인'이란 환자 주위에 존재하는 모든 '관'을 말하며, 치료를 위해 신체에 삽입된 관, 의료기 기류에 사용하는 테이블 탭, 콘센트 등도 포함한다. 본 항목의 일반적 예방책에서는 특히 경정맥 라인, 위관 영양 라인에 관여하는 문제에 대해 수록하고 있다.

라인 위험이란?

라인 위험이란 치료를 목적으로 신체에 삽입된 정맥 수액 주입이나 라인, 튜브, 배액관 등이 어떠한 사정으로 굴곡, 발관, 또는 올바른 경로를 거치지 않고 약물이나 위관영양이 주입되어 올바른 치료에 지장을 초래해서 계획된 치료 목표, 목적을 이룰 수 없게 되는 상태를 말한다. 경우에 따라서는 환자의 생명을 위협하는 중대한 결과를 발생시키기도 하는데 비교적 많은 사례로 ① 환자가 정맥 수액 주입 라인, 위관을 발관, ② 정맥 수액 주입 라인의 접속 불량, ③ 삼방밸브의 잘못된 조작, ④ 약물 교체나 추가 시의 잘못된 투약 등이 있다. 나아가 드물게 발생하는 사례로 환자의 생명을 위협할 위험성이 있는 것으로 ⑤ 출혈, ⑥ 경정맥로로 위관 영양을 잘못 주입, ⑦ 수액펌프 또는 미량주입기의 약물주입량 잘못 설정 등 조심해야 할 것이 있다.

이러한 위험은 '환자측 요인', '의료인측 요인', '환경적 요인'이 원인으로 발생하기 때문에 방지책은 세 가지 요인을 염두에 두고 강구할 필요가 있다.

memo 스파게티 상태

신체에 많은 라인이 삽입되어 있는데 그 라인이 흐트러져 있어 마치 접시 위의 '스파게티'를 연상시키는 어수선한 상태를 말합니다.

02 사고 원인

환자측 문제에 기인하는 경우

- 방향감장애나 불안이 있다.
- 이해력이 떨어져 있다.
- 노인성치매가 있다.
- 신체적 고통이 있다.

- 수술 후의 마취영향이 있다.
- 진통진정제를 사용하고 있다.
- 안정을 강요받아 스트레스 상태에 있다.

의료인측 문제에 기인하는 경우

- 환자의 의식, 이해력, 치매상태 등을 파악하고 있지 않다.
- 환자의 치료나 사용되는 약물을 이해하고 있지 않다.
- 진통진정제와 환자의 의식상태를 통합하여 생각하고 있지 않다.
- 환자의 신체, 정신, 심리적 스트레스 상태를 파악하고 있지 않다.
- 환자의 호소나 미묘한 상태변화, 행동을 주시하고 있지 않다.
- 환자의 움직임, 행동 범위가 예측되지 않아서 라인이 어떠한 상태에 있는지 유의하지 않고 있다.
- 라인 주입부위를 의식하고 있지 않다.
- 약물, 영양제의 주입조작 시에 주입부위를 확인하고 있지 않다.
- 삼방밸브의 조작방법을 제대로 이해하고 있지 않다.
- 누가 봐도 알 수 있도록 표시하는 것의 중요성과 필요성을 생각하고 있지 않다.
- 지금 눈앞의 상황에 위험을 느끼지 않아서 개선이나 변화의 필요성을 느끼고 있지 않다.
- 일하는 마음에 여유가 없다.
- 사고위험성을 의식하면서 행동하고 있지 않다.

환경적인 문제에 기인하는 경우

- 환자의 침상 위가 정리정돈되어 있지 않다.
- 라인 정리도 환자에게 중요한 환경을 조성하는 것의 일부라는 의식이 공유되어 있지 않다.
- 환자에게 쾌적한 공간을 제공하는 정리정돈이 되어있지 않다.
- 의료기관 및 시설을 의료인이 주체가 되는 환경으로 생각하여 환자 주체의 공간확보를 의식하고 있지 않다.

memo 환경정비의 중요성

① 첫째로 환자의 요양 환경을 정비하여 청결하고 쾌적한 환경을 만든다.
② 둘째로 안전한 장소를 제공한다.

memo 환경정비의 목적

① 환자를 관찰하기 쉽게 한다.
② 일을 효율적으로 한다.
③ 사고를 일으키지 않도록 한다.

환자의 상태가 급변할 때, 물품을 찾지 못해 대응이 늦어지는 일이 없도록 물품은 소정의 장소에 되돌려 놓는 것도 넓은 의미에서 환경정비로 이어진다.

약물, 기기류, 위생재료 등 일상적으로 사용하는 물건을 정리정돈하는 것이 중요하다.

03 예방 대책

- 환자의 의식상태를 정확하게 평가하여 예측에 따른 관찰간호를 한다.
  - 환자의 의식상태는 정상인가 비정상인가?
  - 의식상태가 비정상이라면 그 원인을 파악한다.

※ 의식상태의 이상을 조사할 때의 핵심

표면상의 현상만 보지 말고 그 배경을 살펴 본질을 파악하는 것이 중요하다.

① 질환에 기인하는 것, 예를 들어 뇌경색, 대사성질환에 의한 혼수, 이차적 뇌 장애 등에 따른 것인지의 여부
② 치료에 수반하는 일과성(일시적)인 것, 예를 들어 수술, 전신마취, 진정제, 수면제 사용에 따른 것인지의 여부
③ 환경적 요인, 예를 들어 입원 당일, 장기간 와상, 구속증후군, 신체구속 등의 원인에 따른 것인지의 여부
④ 치매, 다시 말해 노화 현상에 따른 것인지의 여부

- 환자의 신체적 고통이나 정신, 심리상태를 관찰함으로써 환자의 스트레스나 고통경감을 꾀하고 정신적 불안감에 대처한다.
- 신체를 움직이지 못하는 상태가 지속되면 그만큼 시간이 흐름에 따라 스트레스는 증가한다. 이 점을 간과하면 위험하다.

- 환자의 눈동자, 언행, 표정, 수면, 시간 감각, 불안감, 무언가에 집착한 호소등을 관찰한다.

● 환자가 현재 상황을 인식할 수 있을때에는 치료에 협력하도록 노력한다.

- 현재의 신체 상황을 알기 쉽게 자세하게 전달함으로써 환자의 잠재적 의식을 움직인다.
- 삽입된 라인의 위치, 치료목적 등을 구체적으로 설명한다.

● 어쩔 수 없을 때의 최종수단으로 신체를 구속한다(**신체보호동의서 참고**).

- 신체구속, 억제는 환자의 고통, 인권문제 등 여러 가지 문제 때문에 쉽게 시행할 수 없다. 그러나 그 라인이 빠질 때 일어날 수 있는 위험과 억제에 따른 위험의 균형을 생각할 필요가 있다.
- 환자의 상황에 따라서는 진통제 사용을 조기에 검토한다.

● 용기있는 결단을 내린다.

- 신체 보호대 적용이 장기간 지속되면 진정제를 사용해도 효과가 없을 수 있다.
- 이러한 때에는 주치의와 상담하여 라인을 줄이는 것도 고려한다.

● 정비, 정리정돈을 한다.

- 환자의 행동 범위나 신체 움직임 범위를 파악하여 라인길이와 고정방법 등을 연구한다.
- 많은 라인이 삽입된 상태에서도 환자가 생활하기 쉽도록 환자의 생활공간 확보를 제일 먼저 생각한다.
- 라인은 환자나 의료인 모두가 보기 쉽도록 고정하여 관리한다.
- 라인이 많이 삽입된 환자의 환경을 정비하는 목적은 침상위, 아래도 포함하여 모든 것이 사고방지에 있다는 점을 의료진 전원이 공통 인식한다.

● 삽입라인의 표시, 사용 시 잘못된 조작을 방지하기 위한 연구를 한다.

- 라인의 표시방법을 통일한다. 기본은 누가 보더라도, 서두를 때에도 환자의 신체에 삽입된 라인을 한눈에 알 수 있도록 표시하는 것이 중요하다.
- 의료재료를 색상을 구분하여 사용한다.

● 새로운 의료기기나 위생재료를 사용할 때에는 그 사용법, 조작을 올바르게 학습하여 이해한다.

- 새로운 위생재료나 익숙하지 않은 것이 접속되어 있을 때 조작상 실수가 발생할 가능성이 있다. 정보 전달과 조작 숙지를 위한 집담회 (conference)나 학습모임을 열어 의료진 전원이 이해한 다음에 행동할 수 있도록 하는 것이 중요하다.
- 자주 사용하는 기기는 정기적으로 학습모임을 열어 조작법 등을 습득해두는 것이 중요하다.

memo 색상으로 구분된 삼방밸브와 커넥터

외국병원에서는 삼방밸브와 커넥터를 색상으로 나누어 잘못된 주입을 방지하고 있다.

〈신체보호대 동의서 견본〉

신체보호대동의서

(ID 카드를 프린트하세요)

△△병원 병원장 귀하

저는

담당의사 (과 의사)로부터

신체보호대의 목적, 필요성, 부차적 영향 등에 대한 설명을 듣고 또 불명확한 점에 대해담당의사와 대화를 나누고 질문하는 기회를 얻었습니다.

저는 진료상 저의 안전을 확보할 목적으로 신체보호가 필요한 때가 있음을 이해했으므로 치료경과중에 담당의사의 판단에 따라 적절한 신체보호가 이루어지는것에 동의합니다.

년 월 일

환자 이름 인

대리인(친족 · 보호자) 주소

대리인 이름 인 (관계)

※ 본 동의서는 신체보호를 필요로 하는 상태가 개선될 때까지 유효하다.

환자 본인의 동의를 얻지 못하고 가족에게도 연락이 불가능한 경우의 신체보호 필요성의 확인

(해당 이유 항목에 체크)

☐ 긴급하게 신체보호가 필요하며 동의를 받을 시간적 여유가 없다.
☐ 환자 본인이 위독 혹은 의식장애가 있어 동의를 받을 수 있는 상태가 아니다.
☐ 가족과 연락이 취해지지 않는다.
☐ 기타 ( )

년 월 일

과 의사 ㊞

병동 간호사 ㊞

병동 간호사 ㊞

※ 조기에 환자 본인 혹은 가족에게 설명하여 동의를 얻어 본 동의서의 작성을 완료할 것.

△△병원 안전관리위원회

※ 어쩔 수 없이 신체 보호를 할 때에는'동의서'를 제출하게 한다.

임상연구 : 출혈로부터 환자를 지킨다

사례 노인성 치매가 있는 80세 환자. CABG(심장동맥우회술, coronary artery bypass graft) 수술 후 4일째로 손에 동맥라인(동맥압 측정용 라인)이 삽입되어 있었다. 모니터링은 필요하지 않아 채혈용 라인으로 유지하고 있었다. 간호사가 야간순회 시 침상밑에 '고여있는피'를 발견하고 살펴 본 결과 접속부가 빠져 피가 나오고 있었다. 환자의혈 압은 낮았고 다행히 생명에 이상은 없었으나 Hb가 6.5로 낮아서 수혈해야 했다. 환자가 불안해하며 자꾸만 라인을 신경쓰는 바람에 자주 순시해야 했다.

라인 위험에서 '출혈'은 본래 있어서는 안되는 간호 실수 가운데 하나이다. 원인은 크게 나누어 ① 환자가 갖는 문제에서 기인되는 '불안이나 섬망 등에 의한 발관'이나 '느슨한 접속' 등과, ② 의료측 원인으로 야기되는 '라인접속불량', '삼방밸브의 잘못된 조작', '고정미비' 등이 있다.

출혈은 극소량이라면 별로 문제는 없지만, 대량이라면 생명에 직결되는 중대사고의 위험성이 있다. 이러한 사실로 미루어 결코 안일하게 생각하지 말고 주의하여 관찰해야 한다.

원인과 문제

환자측 문제와 간호사측 문제로 크게 나뉜다.

1. 환자측 문제

- 고령이다.
- 노인성치매가 있다.
- 불안해 한다.
- 움직임이 심하다.
- 라인이 신경쓰인다.
- 설명해도 이해를 못한다.

2. 간호사측 문제

- 환자의 정보가 있음에도 안전에 대한 예방이 이루어지고 있지 않다.

- 팔의억제, 움직임에 대한 연구
- 라인 삽입한 쪽의 고정도구 등을 연구
- 라인의 주입부위를 붕대 등으로 보호

● 순회 시 라인 관찰 부족

- 라인의 접속부위를 순회 때마다 연결부위 쪼임 정도를 확인하지 않았을 가능성이 있다.
- 순회 시 환자의 움직임을 감안하여 관찰하고 있지 않다.
- 순회 시 환자의 손이나 팔의 위치 등을 의식하면서 관찰하고 있지 않다.

● 라인접속의 기술상 실수, 잘못된조작

- 라인접속부를 완전히 연결하지 않았다.
- 조작 후 삼방밸브의 캡을 덮지 않았다. 또는 잘못 조작했다.
- 라인의 접속부위가 약하게 고정되었다.

● 라인 관찰에 대한 위기의식 부족

- 설마 환자가 접속부위를 만질 것이라고는 생각하지 않았다.
- 자주 순회를 해서 괜찮을 것으로 생각했다.
- 말초에 삽입된 동맥관의 경우 고정되어 있다고는 하지만 동맥이므로 발관되거나 피가 역류하면 환자의 생명을 빼앗는 사고로 이어진다는 의식이 결여되어 있다.

3. 예측되는 위험인자

● 늦게 발견하면 출혈로 인해 생명을 잃을 위험성이 있다.

● 출혈로 인해 수술 후 경과에 악영향을 미친다.

● 수혈하게 되어 계획 이외의 치료가 발생하며 환자의 육체적, 정신적, 경제적 부담이 발생한다.

● 환자와 가족의 신뢰를 잃는다.

4. 대책

● 동맥라인의 접속 불량이나 역류에 의한 사고는 다량의 출혈로 연결되어 생명을 위협하는 중대한 사고로 이어진다는 위기의식을 갖고 간호 관찰한다.

● 불안 환자나 치매 환자인 경우, 라인이 신경 쓰여 빼버리는 예도 충분히 생각할 수 있으므로 예측하여 대처를 강구한다.

- 주입부위측의 손이나 발을 고정한다,

- 주입부위에 붕대나 고정용구등을 활용하여 보호한다.
- 접속부위를 확실하고 정확하게 고정한다.

● 순회 시 세심하고 철저하게 관찰한다.

- 순회 때마다 반드시 라인의 주입부위까지 거슬러 올라가 확인한다.
- 이불은 반드시 들쳐서 확인한다.
- 침상주위나 이불 등에서 출혈 여부를 확인한다.
- 환자의 움직임으로 라인이 얽히지 않았는지 확인한다.

● 상황에 따라서는 신체보호대를 적용한다

- 신체 보호대를 적용했다고 해서 안심하지 말고 자주 순회하여 세심하게 관찰한다.
- 신체 보호대 적용에 의한 이차적 장애(저림, 찰과상 등)를 만들지 않도록 적절하게 상황을 관찰한다.

[소량의 출혈을 발견하면? → 환자에게 이상이 없는 경우]

① 원인을 조사하여 대처한다.

② 출혈량을 조사한다.

- 주사기로 빨아들여 양을 바로 측정한다.
- 이불 등에는 출혈범위를 '몇cm×몇cm'로 나타낸다.
- 수건 몇 장, 베개 1개 등으로 나타낸다.
- 수액량과 혈액량의 '비율'을 육안으로 대략 측정한다(측정 가능한 것은 모두 측정한다).

③ 아무리 소량이라도 의사에게 보고한다.

④ 활력징후를 반드시 확인한다.

⑤ 필요에 따라 안정을 지시한다.

[다량의 출혈을 발견하면? → 환자에게 이상이 있는 경우]

① 즉시 의사에게 보고한다.

② 원인을 조사하여 대처하면서 서둘러 산소호흡을 시킨다.

③ 활력징후를 확인하고 전신상태를 관찰한다.

④ 구급카트를 준비한다.

⑤ 혈액대용제 및 수혈용 혈액을 준비한다.

⑥ 상태에 따라서는 인공호흡기를 준비한다.

⑦ 저혈량성 쇼크(혈액량감소 쇼크, hypovolemic shock)의 중증상태로 관찰, 간호한다.

memo 출혈이 일어나는 라인

동맥과 정맥에 관계없이 모든 혈관에 삽입되는 라인에서는 출혈이 일어난다. 라인 폐색과는 달리 출혈의 위험은
① 아무리 말초정맥에서 발생한 출혈이라도 방치하여 시간이 지나면 생명을 위협하는 중대사고에 이른다.
② 또한, 조금씩 출혈하기 때문에 환자 대부분은 고통을 호소하지 않는다.
③ 그런까닭에 발견이 늦어져 더욱 심각한 사태가 된다.

임상연구 : 위관의 자연 발관

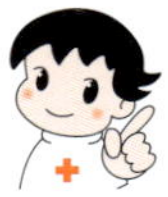

사례 어느 남성 환자가 위암으로 위전절제술(total gastrectomy)을 받아 위관을 유지하고 있었다. 수술 후 2일째에 위관삽입에 불편감을 느껴 '코를 풀면 불편감이 없어질지도 모른다.'라고 생각하고 코를 풀다가 잘못하여 위관이 빠지고 말았다. 지시사항이 있어서 병실에들른 1년차 간호사는 당황해서 자기판단으로 그 위관을 재삽입하려다가 선배 간호사에게 들켜 주의를 받았다. 그 후 위관은 주치의가 재삽입했다.

1. 삽입 목적이 다른 위관 발관 시의 대응

위관이 발관된 경우의 재삽관은 의사가 시행하는 것이 기본이다. 당황하여 자신이 재삽관하지 않도록 한다. 특히, 식도, 위절제술 후나 불안감 등으로 환자에게 협조를 얻지 못할 때에는 사고가능성이 크므로 반드시 의사가 시행한다. 위관은 삽입 목적에 따라서 다르게 처치되므로 잘 생각해서 대처해야 한다.

2. 사고가 일어나는 주요 원인

가장 주의해야 할 원인으로 지식 부족이 있으며, 다음의 4가지 항목으로 크게 분류된다.

- 해부학적 이해, 지식이 부족하다.
- 수술 후 위 내의 감압을 목적으로 한 위관 삽입과 위관영양을 목적으로 한 위관삽입은 간호관리에 차이가 있다는 지식과 이해가 부족하다.
- 환자가 불쾌해할 때의 대응과 설명이 부족하다.
- 위관이 느슨하게 고정되어 있다.

3. 대책을 생각한다.

모든 장비가 발관되지 않도록 연구를 거듭하고 있지만, 환자측 원인에 의한 발관도 중요한 요소라서 좀처럼 예방을 위한 완벽한 방법을 찾기가 어려운 점도 많이 있다. 만일 발관된 것을 발견했다면 당황하지 말고 간호 절차에 따라행동을 취하는 것이 바람직하다.

- 위관삽입 시에 환자에게 구체적인 주의사항을 설명한다.
- 환자의 고통과 불쾌감을 이해하고 테이프나 위관의 고정위치를 연구한다.
- 확실하게 위관을 고정하고 1일1회는 반드시 테이프를 교환한다.
- 전문 지식의 습득에 전력을 다한다. 상황을 정확하게 판단할 수 있도록 간호매뉴얼을 습득하고 준수하는 것이 중요하다.
- 수술 직후, 적어도 위투시검사 종료 후 경과 확인기간 동안에 환자의 '위관이 발관'되었을 때에는 반드시 의사에게 보고하고 성급하게 행동하지 않는다.
- 불확실한 지식으로 행동을 취하면 중대사고를 일으킬 위험이 있다는 점을 충분히 인식하고행동한다.

memo 수술후 위관 발관의 위험성

위 수술이나 식도암 수술 후의 위관 발관은 봉합 부전의 위험이 커진다. 그런 까닭에 발관되면 간단히 삽입하지 말고 의사의 지시에 따르는 것이 중요하다. 주요 위험성은 다음과 같다.

① 위관 끝의 자극으로 문합부 부전을 일으킬 가능성이 있다.
② 위관 끝의 자극으로 궤양이 일어날 가능성이 있다.
③ 최악의 경우에는 긴급 수술의 가능성 이있다.

memo 위관영양 주입 중 위관 발관의 위험성

수분, 식사주입 중에 위관이 발관되면 '흡인폐렴 (aspiration pneumonia)'에 주의해야 한다. 특히, 음식 찌꺼기가 많은 식사는 그 위험성이 높다. 식사 주입 중에 위관이 발관되면 청진기로 폐영역의 잡음을 청취하는 등의 관찰을 한다. 그후 갑작스러운 발열이 출현되면 염증징후로 주의하여 관찰해야 한다. 또한, X선 촬영 등도 고려해야 한다. 고령자에게서는 폐렴 등의 합병증으로 상태가 악화될 가능성이 있으므로 주의가 필요하다.

◈ 확실한 고정과 피부 장애 방지

콧구멍으로 삽입한 위관을 장기간 유지하면 문제가 되는 것이 '콧구멍', '뺨'의 궤양이다. 궤양 형성을 방지하기 위해 다음 사항에 유의하여 간호하여야 한다.

① 위관 고정은 매일 한번 그 위치를 바꾼다.

② 고정하기 전에 얼굴이나 코끝 부분, 콧구멍을 따뜻한 수건으로 닦는다.

③ 다음으로, 콧구멍 전체를 글리세린 면봉으로 피부를 자극하면서 닦는다.

④ 콧구멍과 테이프를 붙이려는 뺨을 가볍게 알코올솜으로 닦고 유분을 제거하여 고정하기 쉽도록 한다.

⑤ 콧구멍의 위관은 꽉 고정하지 않고**(콧구멍에 위관이 장기간 접속되어 있으면 피부가 압박되어 욕창을 형성)** 약간의 여유를 갖도록 고정한다.

⑥ 위관 중간을 안전핀으로 의류에 고정하면 움직임에 의한 부하, 위관 무게에 의 한 부하를 경감하여 피부의 압박과 마찰을 방지하는 데에 도움된다.

◈ 테이프 고정의 준비 과정 일례

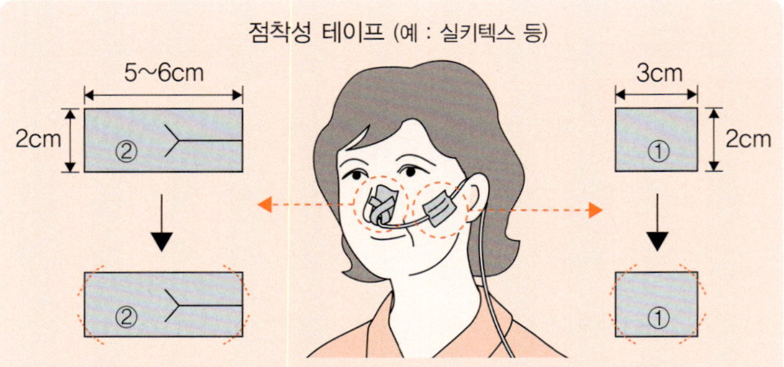

테이프의 끝을 둥글게 잘라 모서리가 잘 말리지 않도록 한다.

◈ 테이프 사용법

1) 위관을 고정하려는 곳에 ①을 '기초'로 하여 붙인다.

2) 그 위에 위관을 놓고 ②의 테이프로 고정한다. 직접 위관을 피부에 고정하는 것이 아니라서 잘 벗겨지지 않는다.

임상연구 : 기관 삽입관의 자가 발관

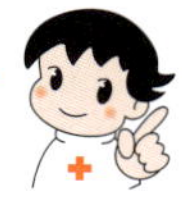

사례 83세의 남성 환자는 폐렴, 폐부종(pulmonary edema), 울혈(성)심부전증(congestive heart failure)으로 기관을 절개하여 인공호흡기를 적용하고 있었다. 의식 수준에 문제는 없지만, 노인성 치매가 있고 이해력이 떨어져 있었다. 또한, 전신의 체력은 저하되었지만, 왼쪽 팔 이외의 사지에 근력은 있어서 자력으로 침상 난간을 잡고 옆으로 눕기도 하였다. 수면제를 사용하고 있지만, 수면상태도 양호하였다. 순회 시 잠에서 깨면서 움직임이 심해져 몸과 팔에 신체보호대를 적용하고 침상 각도를 30도로 올렸다. 그 15분 후 알람이 울려 병실을 찾아가니 기관 삽입관을 환자가 빼고 있었다.

그 어떤 라인도 환자의 생명을 지키기 위해 유치되는 것이므로 경시해서는 안 된다. 특히, "기관 삽입관"은 생명에 직결되는 라인이어서 주의해서 취급해야 한다. 기관 삽입관이 빠지면 기관공의 자연치유력(상처를 막으려는 힘)에 의해 기관공 폐색에 따른 질식이나 출혈에 따른 기도 내 폐색으로 질식사할 위험성이 있기 때문이다.

1. 자가 발관의 원인을 생각한다.

- 환자의 상황을 제대로 파악하고 있지않다.
  - 움직임의 범위를 가정한 대책이 불충분하다.
  - 움직임과 체력에 맞는 신체보호대 적용이 이루어지고 있지 않다.
  - 전체 움직임에 대한 평가가 부족하다.
  - 침상각도를 올렸을 때의 환자움직임에 대한 배려가 부족하다.
  - 환자의 고통에 대한 배려 등이 불충분하다.
  - 신체보호대에 너무 의존하고 있다.
- 기관 삽입관의 커프(cuff) 공기 주입라인이 환자의 손이 닿는 곳에 있었으므로 대책을 게을리했을 가능성이 있다.
- 기관 삽입관의 고정끈이 느슨해져 있었을 가능성이 있다.
- 커프공기가 부족해서 발관되기 쉬웠을 가능성이 있다.
- 자고 있다고 생각하여 안심해서 순회를 소홀히 했을 가능성이 있다.

memo **기관 삽입관을 삽입한 환자의 심리, 정신불안**

환자에게 기관 삽입관은 그야말로 '숨을 쉬기' 위해 필요한 것으로 중대한 의미가 있다. 조금이라도 막히면 의료인이 예상하는 이상의 '공포감'이 환자에게 생긴다는 점을 이해해 두는 것이 중요하다. 아주 사소한 이상이라도 환자에게는 힘이 들고, 공포는 정신적 공황으로 발전한다. 그 경우 충분히 숨을 쉴 수 없는 등의 신체적 증세를 나타낸다. 그 증세는 정신적인 불안을 뒷받침한다는 예도 있다. 환자의 기분이나 불안감을 이해하고 심리 간호를 포함하여 책임을 갖고 관리하는 것이 중요하다.

2. 대책을 생각한다.

가급적 발관의 가능성을 없애는 환경을 조성하는 것이 중요하다.

- 움직임이 심한 환자의 평가는 전체의 움직임을 보고 판단한다.
- 신체보호대에만 의존하지 말고 침상의 위치도 고려한다. 또한, 기관 삽입관의 흡입라인(suction line), 고정끈 등은 환자의 손에서 멀리하고 없앨 수 있는 것은 정리한다.
- 신체보호대를 적용했다고 안심하지 말고 자주 순회하여 관찰한다.
  - 어중간한 신체보호대는 고통만 줄 뿐 안전을 지키지는 못한다.
  - 신체보호대가 전부는 아니다. 직접 보고 확인하는 것이 중요하며 자주 순회한다.
- 환자에게 자가 발관의 위험성을 반복하여 설명한다.
- 환자가 깨어 있을 때 자리를 벗어나는 경우에는 반드시 환자에게 말을 걸도록 의식한다. 이해력이 떨어진다고 해서 포기하지 말고 계속 자극을 주어 환자의 잠재적 의식을 움직인다.
- 움직임이 심한 환자는 고정끈이 느슨하면 약간만 잡아당겨도 발관되는 경우가 있다. 고정끈의 확인을 잊지말고 정기적으로 시행한다.
- 커프공기압은 커프압계로 정기적으로 확인한다.
- 자고있다고 안심하지 않는다. 자주 순회하여 관찰한다.

memo **기관 삽입관의 발관 원인**

① 고정용 목끈이 느슨하다.
② 기관의 커프 공기가 충분히(20~22mmHg) 들어가 있지 않다.
③ 커프 주입라인, 기관튜브의 흡입라인이 손에 닿는 곳에 있다.
④ 인공호흡기를 사용할 때 에는 인공호흡기의 호스에 당겨진다.
⑤ 환자의 기관공에 비해 기관삽입관이 작은 것을 사용하고 있다.
⑥ 자세 변환등의 간호시에 의료인이 잘못하여 발관했다.
⑦ 환자가 불편감이나 불안 등으로 자가 발관했다.

기관 삽입관 발관의 위험과 대처

1. 기관 삽입관의 관리 핵심

① 커프공기를 항상 적정하게 조절하여 유지한다(근무 시 1번은 커프압계로 압력을 확인한다).

② 고정끈은 '너무 느슨하게 하지 않고 또 너무 꽉 죄지 않게' 조정한다.

③ 자세변환은 끈을 확인한 다음에 시행한다.

④ 커프의 주입라인, 흡입라인이 당기지 않도록 가볍게 테이프로 고정해둔다.

⑤ 인공호흡기의 회로 같은 것에 당겨지거나 부하가 가해지지 않도록 한다.

⑥ 환자의 의식상태와 움직임에 주의한다.

2. 기관 삽입관이 발관되면 어떻게 하나?

기관을 절개하고서 어느 정도의 시간이 경과했는가에 따라 대처가 다르다.

① 기관 절개 후 1주일 이내인 경우 : 기관공은 자연치유력에 의해 막힐 위험성이 있다.

→ 바로 의사를 부르고 주위 조직의 손상에 유의하면서 겸자(forceps) 등을 사용하여 기관공의 개통을 유지한다. 기관 개통용 쟁반을 준비한다. 기관 절개술 후 1주일 이내에 발생한 발관은 자연치유력이 강하므로 기관공이 막힐 위험이 있어 주의가 필요하다.

② 기관 절개 후 1주일 이상 경과한 경우

→ 기관공 주변 조직이 어느 정도 고정되어 있으므로 당황하지 말고 환자의 호흡상태를 관찰하여 긴급 상태인지를 판단한다. 기관공이 개통되어 있다면 환자를 안정시키고 교환용 삽입관을 준비한 후 의사를 부른다.

③ 산소요법 중인 경우 자발호흡(spontaneous breathing)을 할 수 있는 환자는 기관공으로 산소를 흡입시킨다.

④ 자발호흡을 할 수 없는 환자는 기도 확보를 위해 목을 뒤로 젖혀서 기관 삽입관과 앰부주머니(ambu bag)를 준비하여 의사가 도착할 때까지 용수적 인공환기(manual ventilation)를 실시한다. 의사가 도착하여 기관 삽입관을 삽입한 후에는 인공호흡기에 연결한다.

임상연구 : ME 기기 위험 1

사례 1 수액펌프(infusion pump)의 위험

완전비경구영양(total parenteral nutrition) 라인으로 수액펌프를 사용하여 24시간 지속 수액을 1시간에 80mL 주입 중인 환자. 야근했던 간호사로부터 아침 6시에 고칼로리수액(700mL)을 교환했다는 보고를 받았다. 아침 9시에 병실에 찾아가 보니 수액은 거의 주입되고 있지 않았다. 수액라인은 펌프에 장착되어 있었지만 알람도 울리지 않았다. 조사해보니 수액펌프의 롤러부분에 수액라인이 제대로 장착되어 있지 않아서 롤러는 공회전 상태로 작동하고 있었다. 간호사가 아침 6시에 교환할 때 수액라인을 정리한 후 수액라인을 수액펌프에 올바르게 장착하지 않고 뚜껑을 닫았던 것이 원인으로 수액이 주입되지 않았다.

사례 2 미량주입기(syringe pump)의 위험

리도카인 3mg/h, DOA 7mg/h, 인슐린 1mL/h를 지속적으로 주입 중, 혈압관리가 문제인 순환기 질환 환자. 저혈압으로 DOA를 증량했음에도 혈압이 상승하지 않아 다시 DOA 증량 지시에 따라 미량주입기를 조작하려다가 DOA의 미량주입기 주사기 고정레버가 올바르게 장착되지 않아 DOA가 주입되지 않았음을 알았다. 알람은 울리지 않았는데 간호사가 약물을 교환할 때 주사기를 기기에 올려놓고 주사기 고정레버를 제대로 조작하지 않았던 것이 원인이었다.

ME(microelectronics) 기기는 정밀전자부품(IC, LSI 등)과 전자기술을 사용하여 만든 장치들로서, 오늘날 고도로 발전한 의료분야에서 치료에 빼놓을 수 없는 도구이다. 편리하며 간호 업무의 효율화에도 공헌하고 있다. 그러나 기기는 사용법과 관리를 잘못하면 흉기가 될 가능성도 갖고 있다. 상대는 기계이므로 사용하는 도중에 이상이나 문제가 발생해도 스스로 그 문제를 가르쳐 주지 않는다. 특히, 침상에서 사용하는 기기에 관한 관리 책임은 간호사에게 있다. 기기를 제대로 편리하게 사용하려면 일상적인 보수 및 점검 관리와 함께 조작에 관한 지식과 기술에 정통할 필요가 있다.

간호와 관련한 ME 기기의 위험에는 ① 작동 관찰에 관한 것, ② 기기 조작에 관한 것, ③ 간호에 관한 것, ④ 기기 고장에 관한 것 등이 있다. 또한, 그 배후 요인으로는 지식 부족, 주의와 관찰 부족, 조작 미숙, 기기에 대한 학습 부족 등을 생각할 수 있다.

'ME 기기 위험 1'에서는 간호사가 일상적인 업무에서 빈번히 사용하는 '수액펌프', '미량주입기'를, 또한 'ME 기기 위험 2'에서는 문제가 발생하면 신체와 생명에 중대한 영향을 미칠 위험성이 큰 기기인 '인공호흡기'의 위험에 대해 사례를 통해 생각해보기로 한다.

memo 수액펌프 작동을 시작할 때 주의점

① 수액 세트는 롤러부분(감 지센서부분)에 확실히 끼운다.
② 지시유량을 설정한다.
③ 적산량을 '제로'로 설정한다.
④ 예정유량을 '설정'한다. 라인 중간의 '클램프'를 해제한다.
⑤ 라인의 폐색, 굴곡을 확인한다.
⑥ 전원을 확인한다.

사례를 통한 문제점과 예측되는 위험인자

아래는 임상간호에서 비교적 많이 만나게되는 사례이다.

1. 원인과 문제점

- 기기를 과신
  - 수액세트 및 주사기 교환 시에 주의를 기울여 조작하지 않았다.
  - 또한, 장착을 종료하고 기기를 재가동하기만 했을 뿐 그 후 수액이 떨어지는 상황이나 주사기의 진행정도를 확인하지 않았다.
- 관찰과 인식이 부족
  - 정기적 순회에 의한 기기 작동 상황과 수액 및 약물의 '감량 정도'를 의식적으로 관찰하지 않았기 때문에 발견이 늦었다.
  - 환자의 증상과 치료 상황을 종합적으로 관련지어 이해하고 관찰하지 않았다.
- 기기의 기본적 조작실수, 미학습
  - 수액펌프의 뚜껑을 닫을 때와 레버를 미량주입기에 장착하여 작동시킬 때의 주의사항이나 유의점에 대해 공부하지 않았다.
  - '적산량'을 확인하지 않았다.

2. 예측되는 위험인자

- 라인을 관리할 때 라인이 '꼬이거나', '떠서' 발생하는 위험은 비교적 많이 경험하는 사례이다. 환자의 움직임에 의한 압박, 수액펌프의 장착 실수 등이 그 주요한 원인이다.

- 라인이 굽은 채로 장시간 발견되지 않으면 라인이 막혀 재삽입할 필요가 생기므로 환자에게 고통이나 부담을 준다.
- 라인이 꼬여 있어서 기대한 수액이나 약물의 효과를 얻을 수 없어 예정한 치료계획이나 검사 등에 지장을 초래한다.
- 중요한 약물인 경우 기대하는 약물이 주입되지 않으면 신체와 생명에 심각한 악영향을 미치게 된다.

3. 생각할 수 있는 대책

- 수액펌프 또는 미량주입기 기기는 최대한 같은 기종을 선정하여 조작 미숙으로 인한 단순한 실수를 방지한다.
- 수액펌프 또는 미량주입기 기기의 학습모임을 정기적으로 개최하여 조작에 대해 학습한다.
- 수액펌프 또는 미량주입기 기기의 특징 또는 조작상 주의사항, 유의점 등에 대해 전문가로부터 조언을 구한다. 또는 과거의 사건사례를 통해 배운다.
- 기기를 조작할 때에는 시작 시의 설정 조작이 특히 중요하므로 처음 시작할 때 또는 교환할 때에는 신중하게 실시한다.
- 기기가 이미 설치되어 있더라도 실제 환자에게 장착되기 직전에 다시 한 번 전체를 점검한다.
- 작동 개시 스위치를 누른 후에는 바로 병실을 나가지 말고 정상적으로 기기가 작동하고 있는지 재확인한다.
- 기기에 너무 의존하지 말고 정기적으로 순회하여 실제 약물의 잔량을 점검한다.
- 환자를 관찰할 때에는 현재의 치료 내용을 잘 이해하고 활력징후나 환자의 호소에 귀를 기울인다.
- 긴급하게 처치하는 약물이나 호흡기, 순환기 계통에 영향을 미치는 약물을 주입 중에는 특히 활력징후 변화에 주의하여 관찰한다. 또한, 약물의 효과가 좀처럼 나타나지 않을 때에는 라인 및 기기류의 작동 상황을점검한다.
- 정기 순회 시에는 라인의 주입부위까지 라인을 거슬러 올라가 관찰한다.
- 이해력이 있는 환자에게는 현재 시행하는 치료의 의미와 출혈, 폐색 가능성이나 심한 움직임은 기기의 오작동을 일으킬 위험이 있다는 설명을하여 협력을 얻는다.

memo 미량주입기 작동을 시작할 때의 주의점

① 주사기의 약물을 확인한다.
② 기기의 홈에 주사기의 '날개'를 끼운다.
③ 주사기의 눈금 표시를 위로 향하게 한다.
④ 주사기 고정용 레버를 확실히 고정한다.
⑤ 주입량을 세트한다.
⑥ 삼방밸브나 라인을 점검한다.
⑦ 라인의 굴곡이나 폐색을 확인한다.
⑧ 전원을 확인한다.

memo 수액펌프, 미량주입기 용어

① 유량이란?
일정 시간에 약물을 떨어뜨리는 양으로, 의사의 지시에 따른다. 유량 설정 범위는 1시간당1~500mL입니다.
② 예정주입량이란?
수액병 한 개의 총용량 또는 잔량. 약물 교환 시에는 그 수액병의 용량에 맞추어 그때마다 간호사가 설정한다. 설정범위는 '1~9999mL'까지입니다.
③ 적산량이란?
'0~9999mL'까지 표시된다. 지금까지 주입한 모든 양(적산)을 자동으로 합산한다. 지금까지 어느정도 주입되었는지 알 수 있다. 단, '9999mL'이 되면 간호사가 '0'으로 설정해 둘 필요가 있다.
예정 유량, 유량 범위, 적산량 표시는 기기에 따라 다를 수 있으므로 주의한다.

수액펌프, 미량주입기의 취급 시 주의사항

1. 수액펌프(infusion pump)

① 수액펌프의 '유량 설정', '예정 주입량 설정', '적산량 설정'은 기기 구조상 같은 부위의 같은 패널에 '전환'스위치로 조작한다. 그래서 적산량을 설정할 생각으로 조작했으나 잘못해서 유량을 설정하게 되어 그 결과 예상치 못한 약물이 한꺼번에 주입되는 사고가 일어나고 만다. 약물에 따라서는 환자의 신체와 생명에 중대한 위해를 가해 불행한 일이 발생하게 된다. 설정 시에는 하나하나 정확하게 확인하고 스위치를 전환한다.

② 또한, 여러 대의 수액펌프를 사용할 때 발생하는 위험한 사고로 주의해야 하는 것에는 라인 교차에 따른 것이 있다. 약물 교환 작업 시 자신은 제대로 했다고 생각하지만, 라인이 교차하여 잘못 주입되는 경우도 있으므로 라인주입부위 끝까지 거슬러 올라가 확인하는 것을 잊지 않도록 한다.

③ 기기 뚜껑을 열고 닫을 때에는 점적라인을 '롤러부'에 정확하게 끼워 뚜껑을 닫도록 주의한다. 또한, 수액을 보내는 센서부분(고무제 롤러부분)의 장기간 사용에 의한 자연 마찰, 나아가 그 정맥 주입라인을 끼우는 부위의 파손등에 의해 자신은 정맥 주입 루트를 장착했다고 생각하고 뚜껑을 닫았음에도 뚜껑 내부에서 라인이 꼬여있어서 공회전하고 예정량이 주입되지 않는 경우가 있다. 그러

한 사고를 방지하려면 사용 전에 유의하여 확인할 필요가 있다. 또한, 작동 후 바로 병실에서 나오지말고 반드시 작동상황을 확인한다.

④ 시설에 따라서는 수액펌프로 미량의 양을 주입하는 곳도 있지만, 그 경우 매우 신중을 기하여 조작할 필요가 있다.

어떠한 경우라도 약물의 종류에 따라서는 신체, 생명에 중대하고 불행한 결과를 가져오게 되므로, 설정 후 그 병실을 나설 때에 다시 한 번 자신의 행동을 돌이켜 생각하는 습관을 키웁시다. 무엇보다 수액펌프와 미량주입기의 용도를 구분하는 연구를 하는 것이 바람직하다고 할 수 있습니다.

2. 미량주입기(syringe pump)

① 미량주입기도 수액펌프와 마찬가지로 그 구조상 유량과 설정량 등 이같은 조작 전환 패널에 있기 때문에 조작 시에는 세심한 주의가 필요하다.

② 미량주입기의 경우에는 주사기를 사용하는데, 최고 유량을 1시간 당 0.1~150mL까지 설정 가능하다(기종에 따라 다소 차이가 난다). 주입량에 맞는 주사기를 선택할 필요가 있다.

③ 주입기를 설정할 때 주의할 점은 주사기의 날개부분을 미량주입기의 주사기 고정 홈에 제대로 눌러서 작동시키는 것이다. 어중간하게 놓으면 알람도 울리지 않고 주입도 되지 않는 에러가 발생한다.

④ 주사기와 연결관의 접속부가 빠지기 쉬우므로 제대로 닫도록 한다.

⑤ 수액펌프와 마찬가지로 여러 대의 미량주입기를 사용할 때에는 라인 교차에 충분히 주의한다. 약물 교환 시에는 반드시 주입부위까지 거슬러 올라가 확인한 다음 설정을 시작하도록 준비한다.

■ 수액펌프 와 미량주입기 모습

▶ 수액펌프(infusion pump)

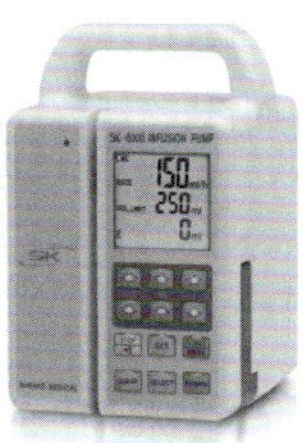

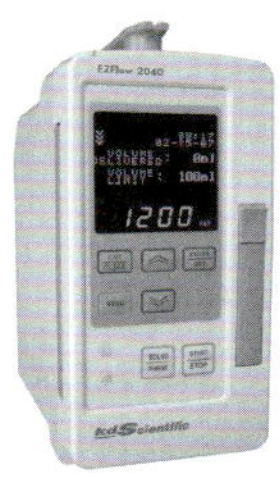

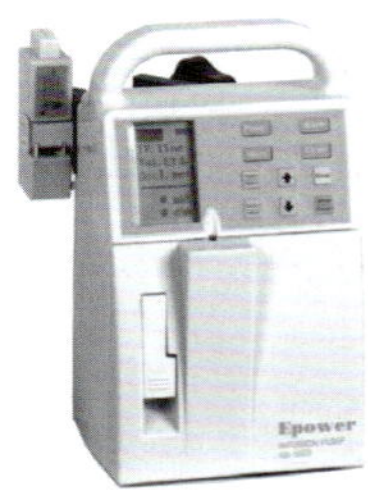

▶ 미량주입기(syringe pump)

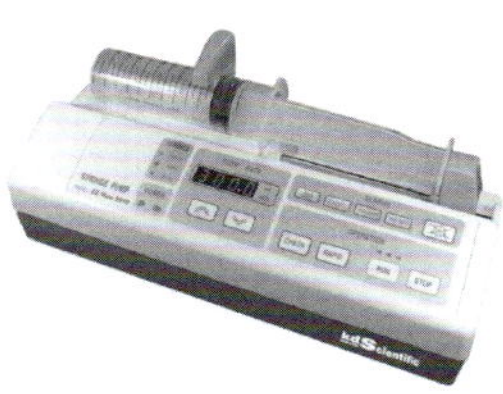

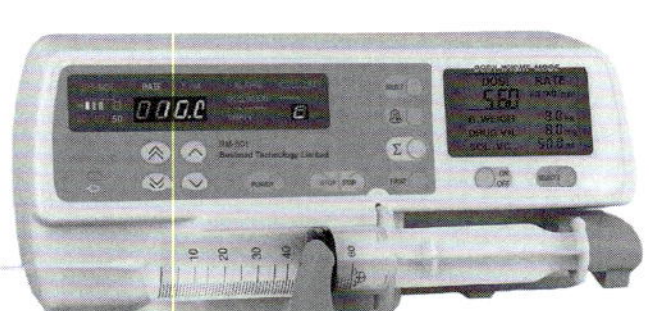

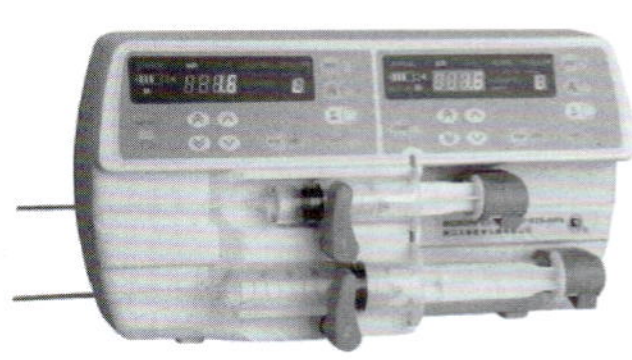

memo 수액 누출, 라인 접속 불량에 대해

수액펌프, 미량주입기 모두 ① 폐색 시 ② 공기주입 시 ③ 기포주입시에는 알람(경고)이 울리지만, ① 접속불량 시 ② 수액누출 시에는 '주입되는' 것으로 감지하므로 알람은 울리지 않는다.

기기의 알람에만 의존하지 말고 자신의 눈으로 정기적으로 확인하여 의식을 갖고 행동하는 것이 중요하다.

임상연구 : ME 기기 위험 2

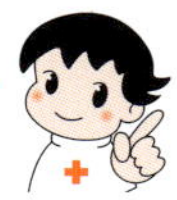

사례 1 인공호흡기의 알람 조작 위험

급성호흡부전(acute respiratory failure)으로 기관이 삽관되어 인공호흡기를 장착한 성인 남성환자. SIMV(동시적 간헐적 강제환기, synchronized intermittent mandatory ventilation) 모드로 이탈훈련 중이어서 자발 호흡은 약하고 섬망상태 때문에 움직임이 있어 가볍게 사지에 신체보호대를 적용하고 있었다. 전신을 닦아 주기 위해 알람(alarm) 스위치를 일시적으로 'off' 로 하고 환자가 움직일 때 마다 입에서 호흡기 호스를 뺐다가 넣었다가 하고 있었다. 몸을 닦는 중에 별 문제없이 무사히 끝났고 알람 조작을 다시 설정하는 것을 깜박 잊어버리고('on'으로 하는 것을 잊고) 그대로 퇴실했다. 30분 후에 HR(heart rate) 모니터 감시장치에서 이상 알람이 울려 병실을 찾아갔더니 인공호흡기가 빠져 있었다. 환자의 움직임으로 빠졌다고 생각된다.

사례 2 인공호흡기 호스의 균열 위험

신입 간호사가 혼자서 인공호흡기를 장착한 환자를 간호하던 중 갑자기 '알람'이 울렸다. 놀라서 원인을 찾던 중 '호스의 균열'을 발견했다.

우선 가까이에 있던 테이프로 감았더니 알람이 정지했다. 그대로 이상이 없어서 신경 쓰지 않고 있는데, 30분 후 혈압 저하와 빈맥, 나아가 SaO_2(동맥혈산 소포화도)가 85%를 나타내는 등 이상데이터가 관찰되었다. 산소농도를 조정하고 승압제를 투여했지만 개선되지 않았다. 선배 간호사가 호흡기를 작동한 결과 '공기 누출' 상태임을 발견했고 기기를 확인하니 '호스 균열부위의 공기 누출'이 원인이었던 것으로 판명났다. 테이프로 고정되어 있어서 미량의 공기가 계속 누출되었지만, 알람설정이 잘못되어 미량의 누출에도 호흡기에는 감지되지 않았고 알람도 울리지 않았던 것이었다.

memo 최악의 상황에 일어나는 인공호흡기 사고에서의 생명변화

① 동맥혈 중 산소분압이 저하한 저산소뇌병증(hypoxic encephalopathy)으로 뇌에 회복 불가능한 의식장애가 일어난다.
② 뇌사상태
③ 식물상태 등

memo 뇌의 회복불가능한 의식장애란?

일반적으로 어떠한 이유로 뇌에 혈류가 3분 이상 끊기고 그 결과 뇌에 발생하는 저산소혈증(hypoxemia)의 고도 뇌장애를 말한다.

memo 저산소혈증치료

① 산소투여 : 경우에 따라 기관에 삽관하여 호흡을 관리
② 두개내압 상승(intracranial hypertension)을 예방하기 위해 고장용액제 및 스테로이드제 투여
③ 쇼크개선을 위한 수액요법

두 사례에서 추출되는 문제점

1. 원인과 문제점

● 사례 1 : 간호사의 위기감 결여, 지식 부족

- 인공호흡기의 알람을 간단히 'off'로 전환하는 발상은 생명유지장치를 사용하는 환자에 대한위기감 부족에서 오는 것이다.
- 생명유지장치의 '알람' 목적과 중대성을 이해하고 있지 않다.
- 인공호흡기의 이탈(weaning)에 대한 의미의 중대성을 충분히 이해하고 있지 않아서 간단히 뺐다가 넣는 행위를 했다(계획적, 인공호흡기 이탈에 대한 이해부족).
- 환자의 움직임을 의식한 위험에 대해 간호나 예방책이 강구되어 있지 않다.
- 간호 종료 시의 기기점검이 소홀하다.
- 퇴실 시의 작업총점검 및 환자의 안전에 대한 의식이 희박하다.

● 사례 2 : 간호사의 지식 부족

- 호스에 간단히 '테이프'를 감는 발상은 인공호흡기의 원리, 물품관리의 중대성을 이해하고 있지 않기 때문에 오는 것이다.
- 신체의 이상 데이터와 자신이 한 행동을 연관짓지 못하고 있다. 또한, 호흡기 문제발생 시 신체

에 미치는 영향을 이해하고 있지 않다. 그래서 원인을 특정하지 못했다.

- 호흡기 이상 시의 기본적 확인 행동이 익숙하지 않아서 문제 해결을 위한 행동을 취하지 못했다(이 경우 호흡기의 유량계를 제일 먼저 확인).

2. 예측되는 위험인자

- 늦게 발견되거나 대응이 지연되면 최악에는 생명까지 위험해진다.
- 미량의 공기누출도 시간이 지나면 신체의 중요장기에 악영향을 미친다.
- 안일하게 해석하고 취한행동은 사고의 원인이 된다.
- 계획된 치료를 방해하거나 또는 지연시키게 된다.

안전 대책

1. 인공호흡기 및 그 부품의 취급에 대한 학습

- 인공호흡기의 구조 및 특징을 이해한다.
- 알람에 대한 이해를 기기의 특징과 함께 파악한다.

2. 인공호흡기 기기의 알람에 대한 의식

- 알람은 위험과 이상을 가르쳐준다.
- 원인을 파악할 때까지 절대로 알람을 꺼서는 안된다.
- 알람은 생명을 감시하는 역할을하므로 간단히 꺼서는 안된다.
- 기기가 고장 났을 때에는 안절부절못하지 말고 원인을 특정한다. 원인을 바로 찾을 수 없을 때에는 인공호흡기를 교환한다.
- 부품 고장이나 파손 시에는 즉시 새 부품으로 교환할 것. '상태를 지켜보는' 테이프 고정 등은 엄금.
- 인공호흡기는 생명을 좌우하는 중요한 기기라는 의식을 갖는다.
- 문제가 발생하면 즉시 대처해야 한다는 위기감을 갖고 행동한다.
- 원인이 불확실할 때에는 전문가 또는 지식이 있는 사람에게 즉시 보고하고 대처한다.
- 정기적 점검을 항상 게을리하지 않는다.

- 치료나 간호 후에는 반드시 환자의 상태나 기기의 이상유무를 확인한다.
- 환자에게 장착 중에는 기기의 작동 상황 확인표 등을 이용하여 정기적으로 관찰한다.
- 모니터링 시스템에 의한 환자의 데이터 파악과 병태를 종합적으로 관찰하여 이해한다.
- 환자의 움직임이나 정신상태를 관찰하여 안전에 대한 예방책을 마련한다.

인공호흡기를 장착한 환자의 경우, 체크표(사용대장)를 이용하여 정기적(1~2시간마다)으로 모든 항목을 점검한다. 또한, 이 장부를 이용하여 설정 변경지시도 이루어진다.

누가, 언제, 어느 항목의 설정을 변경했는지 파악해 두는 것은 그 이후의 간호관찰에 중요하다.

조건 하나를 변경해도 환자의 호흡에 영향을 미치게 되므로 이상의 조기 발견과 함께 환자의 호흡상태를 관찰하는 것이 중요하다. 의식이 있는 환자 일 때에는 불안감을 갖지 않도록 상황을 설명하고 격려하는 것이 호흡을 안정시켜 치료 효과를 높이는 데에 필요하다. 의식이 없는 환자일 때에는 심장 박동, 호흡 등을 모니터링하는 것이 중요하다.

memo 인공호흡기의 조작과 설정

인공호흡기는 기종에 따라 각각 특징이 있어서 그에 따른 조작도 약간 다르다. 그러나 원리는 어떤 기종이라도 비슷하므로 기본적인 학습을 해야 한다.

① 초기설정은 아래를 참고(확인항목이기도 함)

- 흡입산소농도(FiO_2)
- 1회 환기량
- I/E 비(흡기호기비)
- 트리거 레벨
- 호흡모드(SIMV+PSV 외)
- 압력 지지압(PS 또는 PSV)
- PEEP/CPAP/ASB
- 알람 레벨(최대기도압·최대분시환기량·최소분시환기량)

② 종량식, 종압식, 타임사이클식의 차이를 이해한다.

③ 가습기의 온도 설정

memo 인공호흡기의 특징

인공호흡기의 회로 내에는 설정에 관계없이 항상 일정한(1~2cm H_2O 정도) 공기(압축공기)가 흐르고 있습니다. 이는 기기에 내장된 압축기에서 압축가스를 만들어서 흡기가스를 밀어올려 내보내기 때문입니다.

PEEP를 설정할 때 또는 관찰할 때에는 이러한 점을 이해해 둘 필요가 있습니다.

memo 활력징후에 영향을 미쳤는데도 왜 알람이 울리지 않았는가?

테이프로 감싸져 있어서 1~2cm H_2O를 넘을 정도의 공기 누출은 아니었습니다. 그래서 외견상으로 기기는 정상으로 보여 원인 특정이 늦어졌습니다.

그러나 극소량이라고는 하지만 공기가 누출되면 시간이 흐르면서 신체에 영향을 미치게 됩니다. 또한, 설정조건에서 벗어나서 치료 효과를 올리지 못하고 그 이후의 치료 계획에도 지장을 주는 결과가 됩니다.

사례연구 : **라인 위험**

각종 라인의 정리

아래의 그림을 보고 숨어 있는 위험성을 생각해 봅시다!

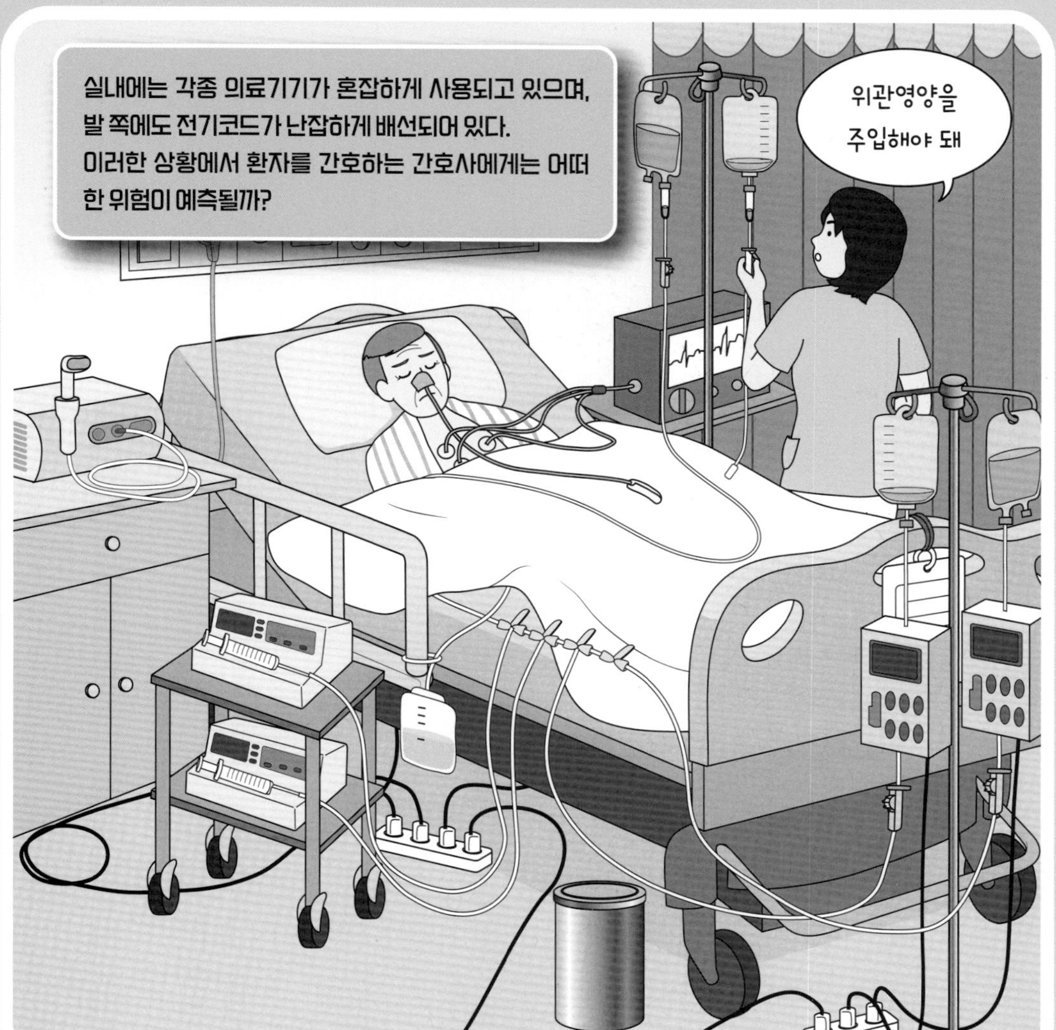

치료가 복잡해질수록 신체에는 다양한 관이 삽입되며, 그에 따라 의료기기도 많이 사용된다. 많은 라인에 둘러싸인 환자는 움직임을 제한받는 상황에 놓이며 생각지 않은 움직임으로 예기치 못한 문제를 발생시키게 된다. 또한, 환자 신체에 연결된 정리되지 않은 라인은 의료인에게 의료사고의 중대한 위험요인이 된다.

위험인자

예방책

■ 인공호흡기 사용 중의 작동 확인

인공호흡기 사용대장

환자명 ______________ 회로 · 작동 확인 Dr. ______ Ns. ______

월/일	시/분	모드	FiO_2	1회 환기량	흡기유속 ( )	흡기압 ( )	IPPV 횟수	SIMV 횟수	I/E	PEEP CPAP	트리거 레벨 /ASB 속도	interm PEEP ASB	분시 환기량 상한	분시 환기량 하한					의사 사인	간호사 사인

CV- 지시대장

환자명 ______________ 회로 · 작동 확인 Dr. ______ Ns. ______

월/일	시/분	모드	산소 농도	호흡수	흡기상 시간	호기상 시간	1회 환기량	심호흡	PEEP CPAP	PSV	포즈	정상류	최저기도 내압	최고 기도내압 알람	트리거 감도					의사 사인	간호사 사인

■ 인공호흡기 모습

각 버튼과 다이얼을 조작하면 기본 설정을 할 수 있습니다.

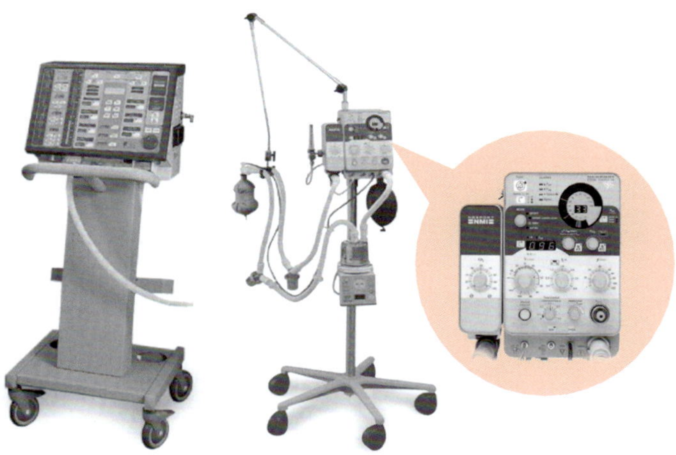

기본 설정치

- 저압 알람 ··············· 10cmH_2O
- 산소농도(FiO_2) ················· 40%
- 호흡모드 ··············· 조정/SIML
- 트리거 감도 ········· (−)1.5cmH_2O
- 흡기시간 ·························· 1초
- 흡기유량 ··············· 500mL/초
- 심호흡(SIGH) ····················· off
- 최고기도내압 알람 ··· 50cm/초
- PEEP ····················· 1cmH_2O
- 호기상 시간 ····················· 4초
- 회로내 정상류 ··················1/분
- 흡기포즈시간····················· 0초
- 압력지지 ················· 2cmH_2O

라인 위험의 정리

라인·튜브

발생빈도가 있는 사고 사례

환자가 일으키는 것

- **발관**
  - ① 자가 발관
    - 당긴다.
    - 잡아 뺀다.
    - 비틀어 끊는다.
    - 잠옷에 감긴다.
  - ② 절단(가위 등으로)
- **출혈**
  - 자가 발관
  - 자연 발관
  - 역류
  - 접속 불량
- **유량 과다 · 부족**
  - 환자의 자가 조정
- **폐색 · 굴절**
  - 환자의 클램프 조작
  - 자세
  - 사지의 위치(라인 주입부위측)

의료인이 일으키는 것

- **잘못된 발관 · 절단**
  - 라인 조작 중
  - 라인에 부하
  - 라인의 불확실한 고정
  - 간호 중 주의 부족
  - 처치에 수반된 잘못된 절단
  - 자세 변환 시
  - 옷을 갈아 입을 때
  - 이동 외
- **폐색 · 굴절**
  - 클램프 개폐(잘못 조작 · 조작을 잊음)
  - 기기의 잘못된 조작(유량 잘못 설정/스위치 입력을 잊음)
  - 라인 주입부위의 사지 위치(영향을 받기 쉬운 사지에 삽입/고정 미비)
  - 환자의 자세
  - 라인의 장시간 압박
- **출혈**
  - 접속 불량
  - 삼방밸브의 잘못된 조작
  - 라인캡 잊음
  - 유량 부족
  - 사용제품의 지식 부족
- **유량 과다 · 부족**
  - 유량 설정 시의 잘못된 조작(수동 조작, 기기 조작)
  - 사용제품의 이해 부족
  - ME 기기에 대한 잘못된 조작
  - ME 기기의 장애 · 고장
- **잘못된 주입**
  - 라인의 미정리
  - 라인의 주입부위 미표시
  - 라인 사용기기의 미정리

공통형태

발관
- 기관 내 삽입 튜브
- 기관 절개 튜브
- 중심정맥 고영양요법 라인
- 동맥라인
- 위관
- PTCD 튜브(percutaneous transhepatic cholangiodrainage)
- 흉 · 복강 드레인
- 뇌실 드레인
- 요도 카테터
- 말초라인

폐색 · 굴절
- 정맥영양라인
- 말초라인
- 동맥라인
- 요도 카테터
- 뇌실 드레인

출혈
- 정맥영양라인
- 말초라인
- 동맥라인

유량과다 · 부족
- 정맥영양라인
- 말초라인

잘못된 주입
- 정맥영양라인
- 튜브영양라인

예 방

환자에 기인하는 것

- 처치 전 환자의 의식상태 평가
  - 노인성 치매의 유무 (생활습관/야간수면/약물)
  - 고령자일 때에는 일상생활패턴 확인
  - 정신적 문제
  - 대처 상황
  - 성격
- 과거의 입원 · 수술상황을 파악한 예방
  - 수면상태(섬망, 이상행동)
  - 진정제의 투약 여부
  - 문제 행동 대처법
- 치료 처치에 대한 필요성이나 상황 설명을 철저
- 라인 삽입 중의 위험 행동에 대한 설명과 협력 요청
- 섬망이나 흥분상태가 나타나면 위험물 제거에 노력
- 발관이나 폐색의 영향을 설명하여 이해를 얻는다.
- 자주 병실을 순회하여 조기 발견
- 주입부위까지 손으로 거슬러 올라가 확인
- 모든 라인을 항상 관찰한다.
- 위험한 물품을 없애기 위해 가족의 협력을 얻는다.

의료인에 기인하는 것

발관
- 라인이나 튜브의 정리정돈
- 환자의 움직임에 맞춘 고정 연구
- 테이프의 고정 연구
- 라인을 의식하여 치료와 간호를 신중하게 한다.
- 정기적 관찰과 확인

폐색 · 굴절
- 기기 조작을 숙지한다.
- 주입 예정량 확인
- 정기적으로 유량 체크
- 역류 확인
- 사지의 움직임에 영향을 받지 않는 자세를 연구한다.
- 라인의 정리정돈
- ME 기기를 이해하고 조작

출혈
- 잠금식 제품을 사용하는 등의 연구
- 테이프는 점착성이 강한 것을 이용하여 고정
- 주입부위 끝까지 거슬러 올라가서 관찰
- 신제품이나 익숙하지 않은 제품은 제대로 숙지한 다음에 조작
- 위생재료의 특성이나 구조를 이해
- 출혈이 신체에 미치는 영향을 염두에 두고 정기적으로 관찰

유량과다 · 부족
- 유량 조절을 올바르게 계산
- 기기 조작 매뉴얼의 숙지
- 치료나 약물과 질환과의 관계를 종합적으로 이해
- 신제품에 대한 이해를 철저
- 기기의 유지보수를 전문가에게 맡겨 정기적으로 실시
- 지시받은 유량을 정기적으로 확인
- 퇴실할 때에는 행동을 반드시 확인

잘못된 주입
- 라인이나 튜브의 정리정돈을 항상 의식
- 주입부위별 표시를 철저
- 라인에 따라서 '루트'를 바꾸는 등의 연구
- 각 라인의 끝이 너무 가깝지 않도록 연구
- 문제 의식을 느끼며 행동을 취한다.

CHAPTER

05

수술

01 수술간호

많은 위험이 있는 수술실에서 스스로 위험을 피할 수 없는 상황에 놓이는 것이 바로 수술을 받는 환자이다. 그래서 수술실 간호사는 모든 위험을 예측하여 회피하는 수단을 마련하고 또 피해가 확대되지 않도록 위험을 예지하여 환자를 간호해야 한다.

수술은 치료의 한 과정이지만 그 자체가 침습적 방법이어서 큰 위험을 수반한다. 수술 시의 마취는 외과적 치료에 의한 침습의 육체적, 정신적 고통을 견딜 수 있도록 고통을 제어할 목적으로 시행한다. 마취는 유해 반사를 억제하여 진정시키는 역할을 하지만, 이 또한 환자에게는 침습이다.

수술은 피부라고 하는 장벽을 파괴하고 체내에 이물질이 침입함으로써 환자는 감염 위험에 노출된다. 수술을 원활하게 시행하려고 마취하여 통증을 제거하고 고통을 완화시키지만, 이는 통증이라고 하는 위험 신호를 차단하여 자가 회피 행동이나 운동을 억제해 버리는 결과가 되기도 한다. 그래서 외상의 위험을 스스로 방어할 수 없는 상태가 된다.

수술에서는 복잡한 선진 의료기기를 사용하는데, 그 또한 인위적 실수를 유발하는 요인이 된다. 또한, 의료기기의 진보는 작은 노력으로 좋은 결과를 만들어 내지만, 그것은 동시에 작은 실수라도 큰 사고를 일으키는 원인이 되기도 한다.

수술사고는 미국의료기관평가위원회(Joint Commission, JC)의 적신호 사건 보에 따르면, 2021 체내 이물질 잔류는 세번째로 빈번한 사고 유형으로 1,197건 중 97건이 보고되었 2022년은 전체의 6%로 확인되었다.

모든 적신호 사건 중 20%는 환자사망과 관련이 있고 44%는 심각한 손상을 초래하기 때문에 주의가 필요하다.

우리나라의 경우에도 수술사고는 의료사고 중 많은 부분을 차지하고 있어서, 환자의 안전을 위협하는 가장 큰 요인 중 한 가지로 지적되고 있다.

memo 수술 목적

수술은 치료의 한 과정이 지만 세분하면 주로 3가지 목적을 위하여 진행됩니다.

① 진단을 위한 수술(생검 등을 통하여 질병의 유무, 원인 등을확인)

② 시험적 수술(시험적개복술등)

③ 치료적 수술 :

• 이식술(간이식술등) • 절제술(충수돌기절제술등) • 교정술(성형수술등)

환자 오인을 방지하려면 어떻게 하면 되는가?

- 환자 오인 방지는 안전한 의료를 제공하는 데 있어 대전제이며 '환자가 틀림이 없는지', '수술부위(수술식)가 틀림이 없는지'를 확인할 필요가 있다.
- 환자 오인을 방지하려면 구체적으로 다음과 같은 방법이 있다.

[환자 확인]

- 환자를 받을 때에는 여러명이 입회하여 잘못 들어서 발생하는 오인을 방지한다.
- 환자에게 스스로 자신의 이름을 말하게 한다.
- 환자 스스로 이름을 말하지 못하는 환자는 의료종사자가 대행자가 되어 자본인임을 확인할 책임을 가진다.
- 3살 미만 소아는 부모 혹은 친족에게 이름을 말하도록 한다.
- 환자팔찌, 진료차트 등 여러 방법을 통해 환자의 성명과 동일한지를 확인한다.
- 진료과, 환자성명, 수술식을 예정표와 조회해 확인하고 실수없이 예정수술실로 이송한다.
- 소정의 용지에 환자를 확인했다는 서명을 한다.

- 최근에는 환자의 ID, 환자팔찌가 바코드화되어 있고 바코드로 읽어 들인 ID로부터 정보를 찾아내는 등 환자 오인 방지수단으로서 활용되고 있다.

[수술부위(수술식) 확인]

- 간호사는 수술 전 방문해 진료차트 및 환자를 통해 수술부위의 정보를 얻어 확인하고 확실하게 인식을 한다.
- 환자를 받을 때 수술신청서, 진료차트 등 여러방법을 통해 확인함으로써 수술부위의 오인을 방지한다.
- 마취유도 전에 환자자신에게 수술부위, 좌우별로 말하도록 해서 확실하게 인식한다.
- 수술 전 의사는 수술부위에 의료기관이 정한 표시를 하고 담당간호사와 환자도 이를 확인한다.
- 수술담당의가 수술부위·좌우별로 확인하고 소정의 용지에 서명했음을 확인한다.

- 미국의료기관평가위원회의 연구계획서에는 방지책으로서 다음 사항을 들고 있다.
  - 수술 전 확인 프로세스
  - 수술부위 표시(marking)
  - 수술개시 직전의 타임아웃이 필요

※ 타임아웃이란 마취 전이나 메스를 대기 전에 의사, 간호사 등이 일제히 손을 멈추고 확인 작업만 하는 것

[참고] 타임아웃 시나리오(전신마취 전)

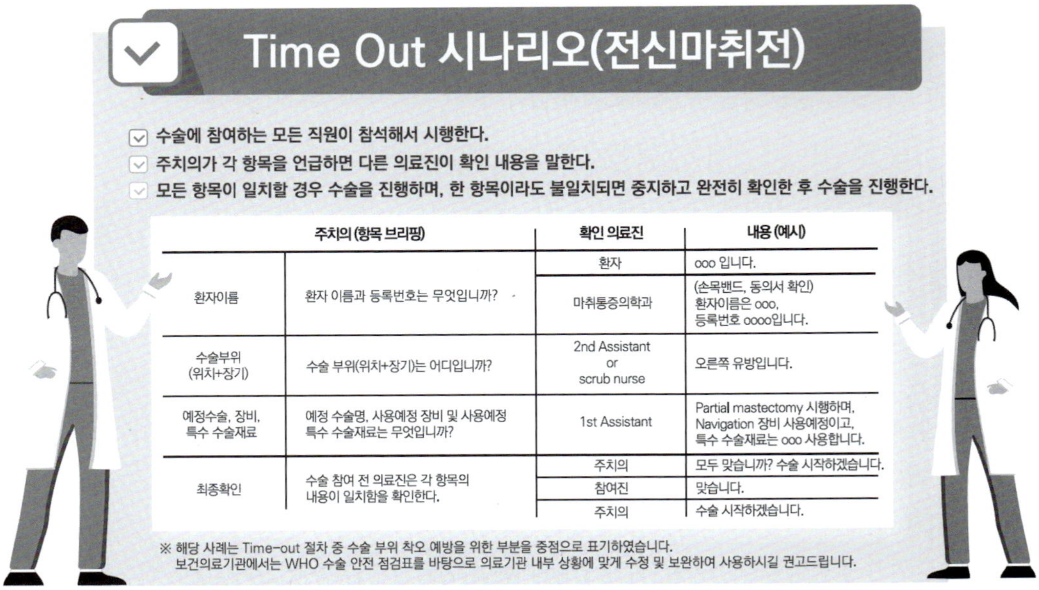

Time Out 시나리오(전신마취전)

- 수술에 참여하는 모든 직원이 참석해서 시행한다.
- 주치의가 각 항목을 언급하면 다른 의료진이 확인 내용을 말한다.
- 모든 항목이 일치할 경우 수술을 진행하며, 한 항목이라도 불일치되면 중지하고 완전히 확인한 후 수술을 진행한다.

주치의 (항목 브리핑)		확인 의료진	내용 (예시)
환자이름	환자 이름과 등록번호는 무엇입니까?	환자	ooo 입니다.
		마취통증의학과	(손목밴드, 동의서 확인) 환자이름은 ooo, 등록번호 oooo입니다.
수술부위 (위치+장기)	수술 부위(위치+장기)는 어디입니까?	2nd Assistant or scrub nurse	오른쪽 유방입니다.
예정수술, 장비, 특수 수술재료	예정 수술명, 사용예정 장비 및 사용예정 특수 수술재료는 무엇입니까?	1st Assistant	Partial mastectomy 시행하며, Navigation 장비 사용예정이고, 특수 수술재료는 ooo 사용합니다.
최종확인	수술 참여 전 의료진은 각 항목의 내용이 일치함을 확인한다.	주치의	모두 맞습니까? 수술 시작하겠습니다.
		참여진	맞습니다.
		주치의	수술 시작하겠습니다.

※ 해당 사례는 Time-out 절차 중 수술 부위 착오 예방을 위한 부분을 중점으로 표기하였습니다.
보건의료기관에서는 WHO 수술 안전 점검표를 바탕으로 의료기관 내부 상황에 맞게 수정 및 보완하여 사용하시길 권고드립니다.

[출처] 환자안전보고학습시스템 https://www.kops.or.kr/portal/common/searchResult.do

[환자 오인 방지를 위한 환자 참가]

- 수술 전 방문해 환자 오인 방지를 위해 수술실에서는 환자 스스로 '이름을 대고 수술부위를 말해야 한다'고 설명한다.
- 환자에게는 명확한 목적과 구체적인 방법을 전달해 '환자 오인 방지를 위해 이것을 한다!'라는 명확한 의사를 가지고 수술팀의 일원으로서 참가하도록 하는 것이 중요하다.
- 사전 투약의 진정 효과로 의식이 또렷하지 않은 상태에서는 환자 스스로 참가하도록 충분한 협조를 구하기 어려운 경우도 있다. 수술 전의 불안을 최소한으로 경감하기 위해 충분히 설명함으로써 최근에는 전투약을 투여하지 않는 의료기관도 많이 있다.

02 사고 원인

수술과정 전·중·후

수술 전 처치 소홀

- 간호진단
- 차트 및 수술승낙서 확인
- 환자 및 보호자에게 수술 설명
- 환자표식(수술부위표식)

환자확인 소홀

- 수술실로 환자 입실 전 및 수술실 안
- 해당 환자와 표식일치 여부 - 수술의 대소에 관계없이 환자 및 수술부위를 잘못 다루어서는 안 된다. 드물기는 하지만 병원에서 수술 환자를 잘못 착각하여 수술하는 사고도 종종 발생하고 있다. 또한 임상에서는 수술부위(좌우)를 잘못 판단하여 다른 부위의 피부를 절개하는 사고도 발생하고 있다. 임상에서는 사고를 교훈으로 삼아 환자 오인이나 수술부위의 실수를 절대로 일으키지 않도록 여러 가지 예방대책을 마련해야 하는데 그 중의 하나가 '수술부위 표식'이다. 수술부위에 표식할 때에는 진료과, 시간, 수술부위의 대소에 관계없이 또 긴급, 신체 부위에 상관없이 모든 수술부위에 표식을 수술 전 환자와 가족, 의사, 간호사 등 모두가 확인하고 실시한다. 이것은 환자가 참여하는 안전 대책이기도 하다. 병실에서의 표식, 수술실 이송과 보고, 수술실에서의 표식 확인방법 등 구체적인 규정미비도 사고의 한 원인이 된다.

[참고] 급성기병원 수술 부위 확인 관련 의료기관 인증기준

1.3	수술/시술 전 환자안전을 위해 정확하게 확인한다.
조사항목	1. 정확한 환자 확인, 정확한 수술/시술명, 정확한 수술/시술 부위 확인을 위한 규정이 있다. - 수술/시술 표시 대상, 수술/시술 표시 제외 대상 - 환자 참여(의사소통 불가능한 경우 제외) - 수술/시술 표시 방법 - 수술/시술 표시 시행자 - 수술/시술 전 확인 절차 - 수술/시술 전 확인절차 - 수술/시술 시작 직전 확인 절차 2. 수술/시술 부위 표시에 환자가 참여한다. - 좌우 구분이 되어 있는 부위, 다중구조(손가락, 발가락), 다주수준(척추)에 대한 모든 수술/시술에 표시 - 수술 부위 절개 직전 수술부위 표시가 보여야 함 3. 수술/시술 전 확인을 수행한다. - 환자가 이동하는 단계별로 확인 절차를 마련하고, 체크리스트를 활용할 수 있다. 4. 수술/시술 시작 직전, 수술/시술 팀원 간에 정확히 환자, 부위 수술/시술 확인 절차를 수행한다. - 수술팀원들과 함께 환자, 수술부위, 수술명 등에 대해 구도로 확인하는 과정을 시행한다. 가능하면 마취유도 전에 수행하며 환자를 참여시킨다.

● 수술 전·중·후 과정

① 낙상 고위험

- 수술환자는 수술 전 병실에서부터 수술종료 후 병실이나 중환자실까지 여러 번의 침대와 카트로 이동하게 되며, 이에 따라 낙상사고가 발생할 기회는 증가되게 된다. 침대나 카트로 이동하는 전·후 반드시 고정장치의 잠금상태 여부를 기본적으로 확인해야 한다.
- 좁은 수술대에서 마취직전까지 또는 수술종료 후 회복실 침대로 이동할 때까지 낙상의 위험은 매우 높다. 특히 수술용 침대는 의료진의 수술이 용이하게 하기 위하여 침상난간(side rail)도 없으며 폭도 일반 침대와 달리 좁아 무릎용 고정 밴드에 의존하게 된다. 따라서 간호사 등 참여 의료진은 더욱 더 주의하여 환자의 낙상 고위험에 대해 관심을 가지고 지켜봐야 한다.
- 가장 위험한 순간 중 하나는 전신마취(general anesthesia)에서 깨어나는 시기이며 대부분의 환자들이 떨림(shivering), 흥분(excitement), 경련(convulsion) 등으로 낙상 사고가 일어날 수 있다. 따라서 이 시기에도 참여 의료진은 낙상주의 의무를 다해야 한다.

② 피부 화상

- 전기소작기(electrocautery), 내시경장비의 광원선(light source cable) 등으로 인한 피부 화상이 발생하기도 하며, 피부 소독 및 준비와 관련된 알코올 사용, 전기소작기의 부주의한 작동으로 불꽃이 발생하여 화상이 발생하기도 하고, 이 불꽃이 일회용 수술포에 화재를 유발하여 화상을 입히

기도 한다. 따라서 의료장비의 정기적 점검 및 가연성 약품 사용 시 주의사항을 숙지하고 사용해야 한다.

③ 체내 이물 잔존

- 수술실에서 발생하는 특이적인 사고로 '체내 이물 잔존'을 들 수 있다. 이전부터 수술 후에 거즈나 수술기계가 체내 남아 있는 사례가 보고되며 사회적 문제로 다루어지고 있다. 또한, 그 대책으로 여러 가지 방법이 마련, 시행되고 있다. X선 비투과선이 들어간 거즈를 사용하거나 수술 전, 수술 중, 수술 후에 거즈 매수와 수술기계 개수를 확인하고 있다. 그러나 그렇다고 해서 최선을 다했다고는 할 수 없다.

● 환자 인수·인계 소홀

● 차트 기록 및 확인 소홀

memo 체내 이물 잔존

거즈를 체내에 넣은 채 봉 합한 사례는 잘 알려졌는데 그외에도
① 기계의 작은 나사가 떨어져 체내에 남는다.
② 기계칼날이 체내에 남는다. 등의 사례도 있습니다.
이러한 사고를 피하려면 매일 기기 정비와 점검에 힘을 쏟는 것이 바람직하지만, 어떠한 의미에서는 육안 점검으로 좀처럼 파악하기 어려운 면도 있습니다. 기계류 가체 내에 남아 있을때 사용할 수 있는, 간단하고 안전하며 저가로 조작할 수 있는 금속탐지기 등을 개발할 필요가 있습니다.

memo 수술실에서의 거즈 카운트

대부분의 병원에서는 현재 거즈 카운트를 인력에 의존하고 있습니다. 많은 기기 중 1장 1장의 거즈를 완전히 점검하기란 번잡한 작업인데다가 상당히 어려운 업무입니다. 최근에는 인력에 의존하지 않고 기기를 이용하여 확인할 수 있게 되었다는 뉴스도 있습니다. 인간적 실수의 관점에서도 기기로 할 수 있으면 기기로 하는 것이 중요합니다. 인간적 실수를 일으키지 않는 연구는 앞으로도 모든 방면에서 필요하며 또한 그렇게 되는 것이 이상적이라고 할 수 있습니다.

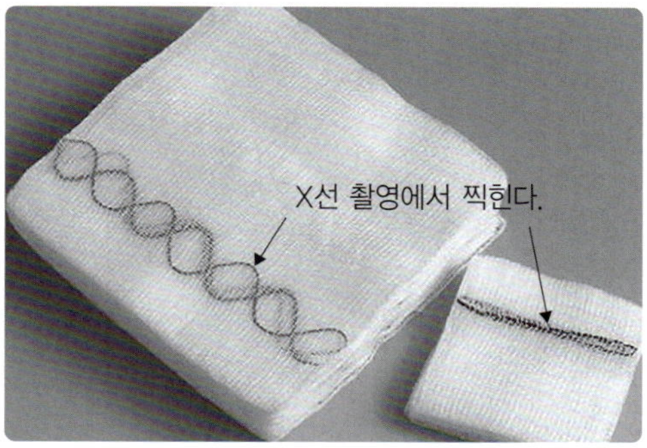

X선 비투과 거즈 ▶

03 예방 대책

수술절차 개선

최근 우리나라의 한 대학병원에서조차 의료인의 환자관리 소홀로 수술환자가 뒤바뀌는 의료사고가 발생한 것을 계기로, 보건복지부에서는 수술실 의료사고를 예방하기 위한 대응방안의 하나로서 업무절차를 안내하는 "수술환자 흐름도" 및 "수술시 환자 확인 강화를 위한 권고사항(안)"을 공표하였다. 의료사고는 국민들로 하여금 의료기관 및 의료인뿐만 아니라 의료전반에 대한 불신을 초래하게 하고, 그 동안 국민의 생명보호에 애써온 대부분의 의료기관 및 의료인들에게 대한 절망감을 안겨 줄 수도 있기에, 예방을 위한 규정된 절차를 준수하고 사고의 사전발견을 위한 감수성 향상이 중요하다.

■ 수술환자 흐름도

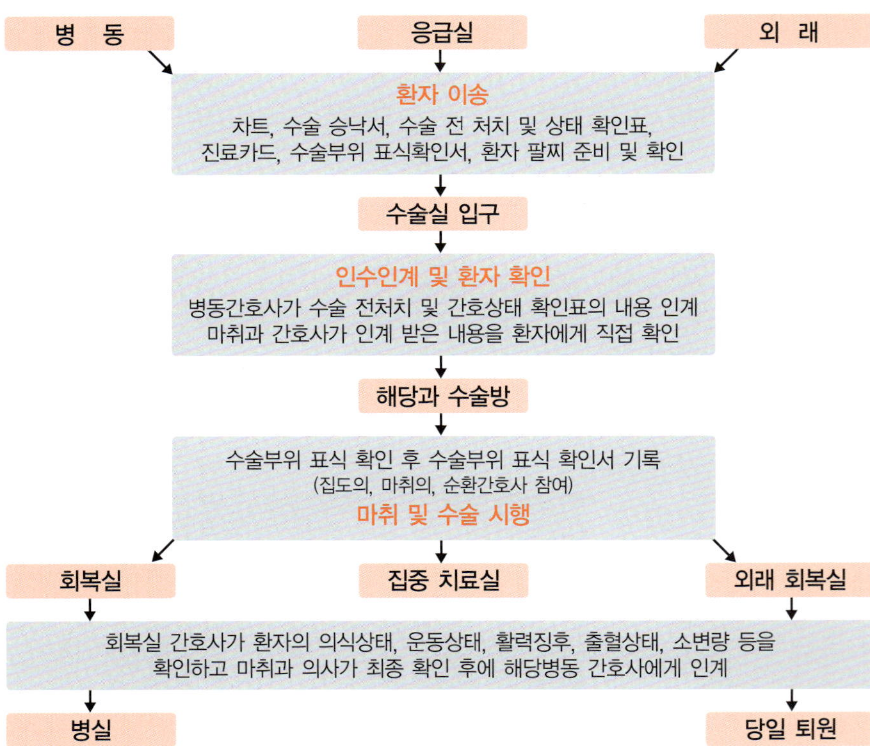

수술시 환자 확인 강화를 위한 권고사항(안)

1. 수술 환자를 담당하는 병동 간호사는 점검표를 사용하여 수술 전 환자 상태 및 수술 전 처치 여부를 점검한다.
2. 수술 환자를 담당하는 병동 간호사는 병동 출발 전 반드시 환자 인식 팔찌를 착용시킨다.
3. 병동 담당 의사는 수술 전 병동에서 환자 피부에 수술 부위를 표시한다.
4. 수술 환자를 담당하는 병동 간호사는 수술실 간호사에게 수술 환자를 반드시 한사람씩 순차적으로 인계한다.
5. 수술실 간호사는 수술환자 인계 시 환자 상태와 수술 전 처치를 다시 점검한다.
6. 수술실 간호사는 반드시 환자의 이름을 개방형(**예 : 성함이 무엇입니까?**)으로 질문하고 의무기록 및 환자 인식 팔찌와 일치하는지 확인한다.
7. 수술대로 환자 이송 시 반드시 환자의 이름을 개방형으로 질문하고 의무기록과 일치하는지 확인한다.
8. 담당 마취과 의사는 마취 시행 전 반드시 환자의 이름을 개방형으로 질문하고 의무기록과 일치하는지 확인한다.
9. 수술 담당 의사는 수술 준비 시 반드시 환자 인식 팔찌를 확인하고 의무기록과 일치하는지 확인한다.
10. 수술 담당 간호사는 수술 준비 시 반드시 환자 인식 팔찌를 확인하고 의무기록과 일치하는지 확인한다.
11. 수술 후 회복실 간호사는 환자의 의식상태 확인 시 반드시 환자 인식 팔찌를 확인하고 환자의 이름을 개방형으로 질문하여 의무 기록과 일치하는지 확인한다.

(보건복지부)

◈ 수술안전 점검표 (Surgical Safety Checklist)

세계보건기구(WHO)의 『수술안전 점검표』는 전세계 수술환자의 안전한 간호를 향상시키기 위하여 모든 국가들에서 입증된 간호표준을 고수하고 있다. 이 점검표는 병원에서 간호표준의 준수 및 수술로 인한 합병증을 감소하는 데 기여해 왔다.

[표 1] WHO 수술안전 점검표*

Surgical Safety Checklist — World Health Organization | Patient Safety (A World Alliance for Safer Health Care)

마취 유도 전	피부 절개 전	환자가 수술실을 떠나기 전
(적어도 간호사와 마취의가 함께)	(간호사와 마취의 및 집도의가 함께)	(간호사와 마취의 및 집도의가 함께)
환자가 스스로 본인확인, 수술부위, 수술절차를 확인하고 승낙 하였는가? □ 예 수술부위는 표식 되었는가? □ 예 □ 적용 불가능 마취장비와 투약을 확인하는 과정은 완료하였는가? □ 예 환자에게 맥박산소측정기(pulse oximeter)는 설치되었으며 그 기능은 정상인가? □ 예 환자는 알러지를 알고 있는가? □ 아니오 □ 예 기도관리의 어려움 또는 흡인 위험은 있는가? □ 아니오 □ 예, 장비나 보조기구의 활용 가능성은? 혈액손실(실혈, blood loss)의 위험(7mL/kg in children)이 있는가? □ 아니오 □ 예, 2개의 정맥혈관/중심정맥관과 수액이 준비되어 있는가?	□ 수술팀 전원은 자신의 이름과 역할을 소개했는지 확인한다. □ 환자의 이름, 수술절차 및 절개할 부위를 확인한다. 최근 60분 이내에 예방적 항생제(antibiotic prophylaxis) 투여는 있었는가? □ 예 □ 적용 불가능 예상되는 위험한 사건들 집도의 : □ 위험한 또는 비기본적 단계들은 무엇인가? □ 그 사례는 얼마나 오래갈 것인가? □ 예상되는 혈액손실은 무엇인가? 마취의 : □ 환자의 특별한 문제는 있는가? 간호사 : □ 멸균검사결과(계기 결과 포함)는 확인하였는가? □ 장비문제 또는 다른 문제점은 있는가? 필수 영상은 나오고 있는가? □ 예 □ 적용 불가능	간호사 구두 확인 : □ 수술의 명칭 □ 기구, 거즈와 수술바늘의 계수 □ 검사물(검체) 라벨부착(환자이름, 검사물의 라벨을 큰소리로 읽는것 포함) □ 장비관련 문제점은 있었는가? 집도의, 마취의 및 간호사 : □ 환자의 회복과 간호를 위한 중점사항은 무엇인가? * WHO에서는 이 점검표가 모든 의료기관의 임상 상황을 포괄하고 있지는 않기 때문에, 각 의료기관별로 형편에 맞추어서 추가 및 수정되어 사용하기를 권장하고 있다. http://whqlibdoc.who.int/publications/9789241598590_eng_Checklist.pdf

체내 이물 잔존 예방

체내 이물 잔존에 대한 안전성을 높이기 위해 임상에서는 거즈를 확인할 때

① 수술부위에 X선 비투과선이 든 거즈 이외의 것은 사용을 금지하는 등 거즈 사용 기준을 작성하여 실시

② 거즈 및 기구 계수 용지에 기록하여 책임 소재를 명확히 하는 서명(sign)을 기재

③ 기계 파손, 부품 탈락에 의한 잔존 방지를 위해 수술 전, 수술 후의 기계 계수와 형상 확인 및 기계세트 메뉴용지에 확인 사인을 기재

④ 수술 중 기계파손 예방대책으로 2주에 1회 일제히 기계 점검 등의 대책을 마련한다.

이러한 대책은 주로 수술실 간호사가 시행하며 때로 수술자의 협력조차 얻지 못한 시대도 있었지만, 최근에는 의료사고에 대한 의식이 높아져 병원 전체의 대처로서 의료사고를 생각하는 안전관리위원회가 발족함에 따라 수술 시의 체내 이물 잔존 문제도 다루어지고 있다. 수술건수 1천 건에 1건 있을까 말까 한 의료사고, 그러나 일어나면 그 영향은 막대해서 결코 발생해서는 안되기 때문에 병원 전체의 문제로서 그 대책을 검토해야 하기 때문이다.

외국에서는 거즈와 기계를 확인할 때 간호사가 중심이던 확인을 수술자도 적극적으로 참여하고 있으며, 기록에 서명란을 두어 책임 소재를 명확히 함으로써 그 의식을 한층 높이고 있다(p.192, 193 참조).

또한, 수량을 세고 눈으로 확인하는 방법은 사람이 하는 일이라서 100% 안전을 확보하기가 어렵다. 이러한 점을 인식하여 더욱 정확도를 높이는(안전성을 높이는) 방법을 모색하고 있으며, 현재 그러한 방법의 하나로 전체 수술 사례에 대해 X선 촬영을 연구하고 있지만, 이 방법은 X선 피폭이라는 문제가 있어 윤리적 측면, 사전동의, 비용적인 문제의 해결을 모색하고 있다.

환자 오인 및 수술부위 실수 예방

환자 오인 및 잘못된 부위 수술사고 제로를 자랑하는 외국병원의 사례가 있다. 이 병원에서는 수술부위의 표식 도입에 대하여 의사 및 간호사 설문조사와 함께 환자안전관리위원회 등에서 많은 시간을 들여 논의를 거듭하였다. 때로는 병원장이 개별적으로 의사를 불러 상담하거나 표식의 중요성을 설명하여 시행을 향한 노력을 착실히 하였다. 또한, 표식을 단순한 '각인 작업'이 아니라 수술 전 환자와 의료인의 공통적인 이해를 깊이 하는 "공동 작업"으로서 자리 잡게 하기 위한 계몽활동도 펼쳐졌다. 환자와 가족에게는 병원장이 취지를 설명하여 이해를 구하였다(p.201 표7 참조). 또한, 표식 도입 후에는 안전관리위원회가 계속해서 문제점 파악에 노력하여 현재 표식이 병원 전체에 정착되었다.

이러한 엄격한 규칙에 따른 방법은 실행이 불가능하지 않겠냐 하는 분위기가 있을 수도 있지만 그 경우, 직종과 직역을 초월하여 논의하고 끈기있게 의의를 설명하는 것이 중요하다. 또한, 의료의 안전을 추진하는 병원 간부의 확고한 책임의식도 중요하다. 환자와 가족이 참가하는 것도 큰 의미를 갖는다.

[표 2] 수술 중 경과기록표(예)

정규 / 응급 수술 중 경과 기록표

NO (　　　) 　년　월　일

병동용

OR	과	병동
ID.		
환자명		
남 · 여	세	개월
병명		
수술방식		
주치의	집도의	
마취의		
직접 Ns.	간접 Ns	
입실 :	퇴실 ~ :	
마취법 (　　) 마취시간 : ~ :		
수술시간 : ~ :		
체위		

수술부위 · 튜브 · 라인 · 드레인 위치

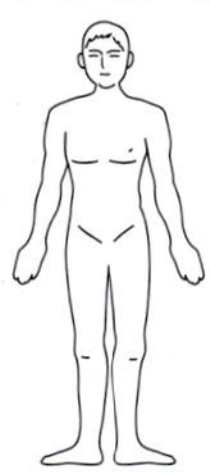

철저한 확인 체계가 갖추어져 있다.

검사물	감염병	거즈확인		기계 확인	
	CODE(　)	Dr	X-P 수술영역	Dr	X-P 수술영역
	Ns	Ns		Ns	

시 간								
기 호								
T(℃)								
SpO2(%)								
BP/HR 그래프 200 150 100 50								
미 주 / 사용약품								
V1								
혈액와의								
수술중경과								
검사데이터								
수혈 · 혈장제제실								
출혈 거즈(g)								
출혈 흡인(ml)								
드레인								
소변량(ml)								
직접 Ns.								
간접 Ns.								

퇴실 시
BP / mmHg
R 회/분
RR 회/분
T ℃
SpO2 %
의 견
총수액량 ㎖
수 혈
RC-MAP 단위
FFP 단위
PC 단위
자기혈 ㎖
총수혈량 ㎖
자기회수혈
출혈 ㎖ / 반혈 ㎖
출혈량
거즈 g
흡인 ㎖
드레인
소변량 ㎖
항생제 테스트

퇴실 시 전신적 평가
• 의식상태
• 폐기능
• 심기능
• 지혈기능
• 순환기능
• 신기능
• 간기능
• 내분비계 기능
• 영양수분 · 전해질 밸런스
• 신경 · 근육 · 골격계 기능
• 피부상태
• 기타

(△△병원 수술부)

[표 3] 기구 확인 점검표(예)

기구 확인 점검표

(위 부분절제 : 유문측)

환자명 ______________

수술 전 ______________

수술 후 ______________

기 구 명	수	직접 Ns	기구	기 구 명	수	직접 Ns	기구
blade handle No. 3	1			peritoneum forceps	8		
blade handle No. 4	1			towel forceps	3		
straight scissors	1			matthew needle holder	2		
curved scissors	3			hegar needle holder(19cm)	2		
curved scissors(L)	1			vaginal retractor	1조		
curved scissors(XL)	1			retractor(L)	1조		
metzenbaum scissors(S)	1			retractor(M)	1조		
metzenbaum scissors(L)	1			retractor(S)	1조		
teeth forceps	2			retractor blunt	1조		
smooth forceps(L)	4			spatula(3cm 폭)	1		
smooth forceps(신경)	1			sonde	1		
debakey forceps	2			suction tubes pool with stopper	1		
intestinal forceps	3			abdominal retractor	1조		
mosquito forceps	5			견갑골 유지색인 retractor세트 (본체 · S자 · retractor)	1조		
kocher	10			수술사케이스	1		
pean	5			수술사세트	1		
pean(L)	10						
kelly for children(약굽 · 강굽)	각 1						
kelly(M)	1						
kelly(L)	2						
gauze kelly	2						
right angle clamp No.2 or No.3(23cm)	2						
right angle clamp No.6 or No.7(20cm)	1						
right angle clamp No.10(17cm)	2						
pean forceps(S)	2						
pean forceps(L)	2						
babcock forceps(L · S)	각 1						
alis forceps(L · S)	각 1						
Doyen intestinal forceps	2						

세트일 년 월 일

기재실 ______________

04 수술부위 표식

수술부위 표식의 기본 규칙

- '표식'이란 수술부위 등을 나타내는 '표시'를 말한다.
- 좌우 차이의 '유무'에 관계없이 표식한다.
  - 표식은 최대한 수술부위에 근접한 곳에 한다.
  - 좌우 차이를 특정할 수 없는 경우에는 대충 수술부위가 어디인지를 나타내는 의미로 표식한다.

    〈예〉 산부인과인 경우(자궁 수술)에는 하복부 정중앙에 표식한다.
    구강 내인 경우에는 환부의 바깥 볼에 표식한다.
    수술부위가 머리로 제모를 하지 않은 경우에는 머리카락을 갈라서 표식한다.
  - 같은 부위에 환부가 다수 존재하는 경우[예를 들어, 오른손에 결절종(ganglion)이 두 곳에 있는 경우 등]은 환부별로 각각 표식한다.
- 표식은 수술 전날까지 주치의가 하는 것을 원칙으로 한다.
- 표식에는 환자와 가족을 적극적으로 참가시켜 시행한다. 또한, 표식 실시 시에는 반드시 의료인이 입회한다. 다만, 소아나 의식장애 환자 등 환자 자신이 표식할 수 없는 경우에는 가족 또는 의사, 간호사 등이 이중확인 후 시행한다.
- 표식에는 피옥타닌® 피부연필을 사용한다.
- 수술 전에 표식이 지워지지 않도록 관찰한다. 지워지면 다시 표식한다.
- 표식은 수술이 종료한 후 알코올솜으로 닦아낸다.
- 표식을 하면 그 사실을 기록으로 남겨서(p.198, 표5) 정보공유를 꾀한다.
- 표식 실시 후의 서명은 수술직전 간호기록의 왼쪽 아래 '인체도'에 선을 그어 표식(marking)을 의미하는 [마] 또는 [M]을 표시한다. 그런 다음 '특기사항'란에 표식 월일, 의사, 간호사 서명을 한다.
- 표식 절차와 방법은 병원정책과 규정에 따른다.

수술부위 표식의 실제 절차 예(병원정책과 규정에 따라 다름)

1. 병동에서 실시하는 것

● 수술 전날 이전

- 주치의의 책임하에 수술 전날까지 반드시 표식한다.
- 주치의의 수술에 대한 수술승낙서, 사전동의(informed consent) 내용을 확인한다.
- 환자가족에게 표식에 대해 설명하고 이해를 구한 후 표식한다.
- 표식이 종료되면 수술직전 간호기록의 '인체도'에 기재한다.
  - 기재항목은 표식 부위, 표식 월일, 의사, 간호사 서명이다.

구체적인 표식 방법

① 수술부위와 표식에 대해 주치의(주치의 부재 시에는 상급의사)가 설명한다.

② 수술부위의 확인은 진료기록부(외래환자는 외래진료기록부), 수술승낙서, 수술신청서 3가지로 시행한다.

③ 환자 자신 혹은 가족이 표식할 때에는 주치의가 확인한다. 또한, 이 경우에는 간호사도 입회한다.

④ 표식형태는 자유롭게 할 수 있지만, 환자의 미관을 저해하지 않도록 최대한 배려한다.

⑤ 표식 종료 후 수술직전 간호기록의 하단 '인체도'에 그 부위를 써넣고 표식 월일, 의사, 간호사 서명을 한다(p.198, 표5 참조).

⑥ 서명은 의사, 간호사 모두 ( ) 안에 이름을 적는 것으로 한다.

● 수술 당일

- 수술 당일 아침, 수술실로 이동하기 전에 '표식이 되어 있는지'를 수간호사(부재 시에는 그 대행자)가 반드시 확인한다(환자에게 말을 걸어 확인하는 등).
- 표식을 확인한 후에는 '책임자'란에 서명한다.
- 표식이 되어 있지 않을 때에는 바로 주치의(부재시상급의사)를 불러 입회하에 표식을 한다.
- 단, 주치의가 내동할 수 없을 때에는 환자를 수술실까지 이송하여 반드시 주치의가 환자에게 말을 걸어 간호사와 함께 진료기록부, 수술승낙서, 수술신청서로 확인한 후 표식한다. 그 후 수술직전 간호기록의 하단 '인체도'에 그 위치를 나타내고 월일, 이름을 써넣는다.

2. 수술실에서의 절차

- 수술실 자동이송장치에서의 표식 파악, 확인한다.

3. 환자의 인수상황

- 병동 간호사와 수술실 간호사의 보고 시에는 반드시 '수술직전 간호기록'을 사용하여 표식 여부와 부위를 확인한다.
- 수술실 간호사는 표식을 확인하고 수술직전 간호기록의 '특기사항'란 맨 하단에 확인 서명을 한다.

※ 이상의 순서로 환자와 수술부위를 확인한다. 표식되어 있지 않을 때에는 환자의 수술실 입실을 거절한다.

수술부에서 수술부위를 확인하기(환자 입실 전 확인)

- 환자 자신이 주치의에게 설명듣고 이해하여 '환자의 피부'에 수술부위를 표식했는가?
- 표식 부위와 위치는 올바른가?
- 여러 군데를 절개할 때에는 해당부위가 모두 표식되어 있는가?
- 수술 중 절개부위가 변경 또는 증가할 가능성이 있다는 사실을 설명 듣고 이해했는가?
- 수술승낙서, 수술신청서(**병동 대기용, 수술부 대기용**), 수술직전 간호기록과 표식부위와 수가 맞는가?

[표 4] 표식을 중심으로 한 수술까지의 절차(예)

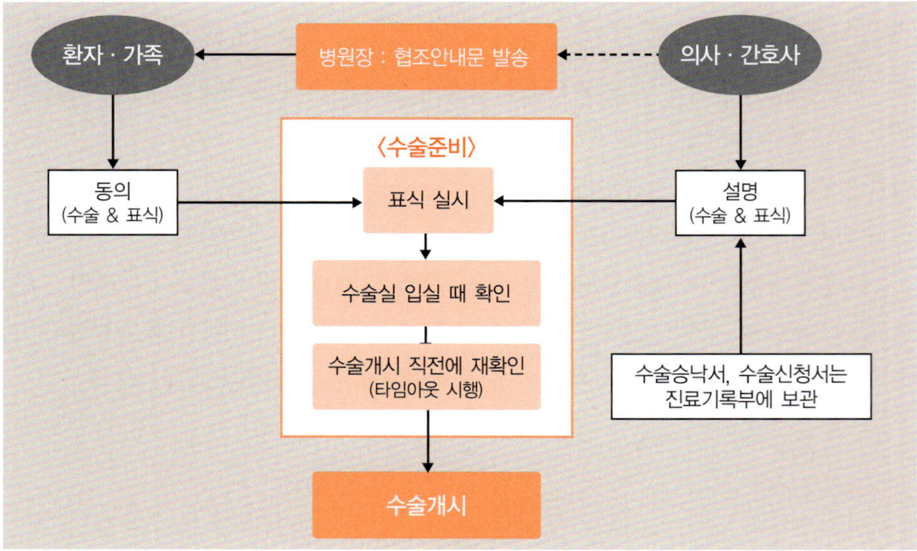

타임아웃 시행하기

- 최근 미국 의료기관평가위원회(Joint Commission, JC)와 수술실간호사협회(Association of perioperative Registered Nurses, AORN)에서는 수술실 안전사고 예방을 위해 "타임아웃 참여하기 캠페인(Join the Time Out Commitment Campaign)*"을 벌이고 있다.
- 타임아웃이란 운동경기 중 전략을 위해 경기를 중단시키는 코치처럼 잠시 수술 진행을 멈추고 환자와 수술 부위를 확인하는 과정이다. 모든 수술실 의료진은 올바른 환자(correct person), 올바른 수술부위(correct site), 올바른 수술(correct procedure)을 확인하기 위하여 모든 환자를 위해 타임아웃 시간을 가짐으로써 사고예방을 도모하고 있다. 타임아웃은 수술에 참여 하는 모든 의료진이 함께 실시한다(p.198 표5 참조).
- 간호사는 수술직전 간호기록, 수술신청서로 환자 이름, 수술부위, 수술 방식을 확인한다.
  - 마취과 의사는 마취차트로 환자 이름, 수술 부위, 수술 방식을 재확인한다.
  - 수술 집도의는 절개 전에 환자 이름, 수술 부위, 수술 방식을 재확인한다.
  - 환자의 의식이 선명할 때에는 환자에게 이름과 수술 부위를 개방형 질문으로 물어도 좋다.

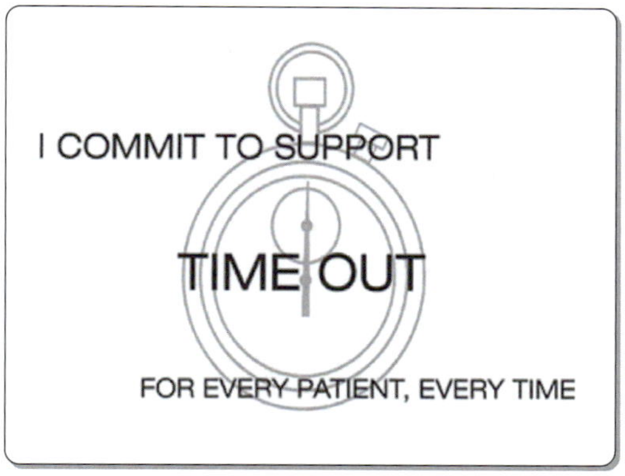
I COMMIT TO SUPPORT
TIME OUT
FOR EVERY PATIENT, EVERY TIME

▲ 타임아웃 참여하기 포스터*
* http://www.aorn.org/AboutAORN/PartnersInHealth/NationalTimeOutDay/Commit

[표 5] 수술직전 간호기록(예)

수술직전 간호기록

• ID :

• 환자성명 : (남 · 여)

• 생년월일 : (세)

과	병동		호실
수술 연월일 :	년	월	일
수술부로 이송 :		시	분
담당 간호사	병동 책임자	주치의	마취과의

금식 개시 : 전일 저녁 · 당일 조식 · 당일 중식 · 기타 ( )

		치료 · 처치		시	서명	치료 · 처치 후 반응	서명
전일	설사제	Magcorol P(50g/정)	( )g	시(時)		배변 : 다량 · 중량 · 소량 · 배액 만	
		Laxoberon	( )mL	시(時)		복통	
		Pursennid	( )Tab	시(時)		메스꺼움 · 구토	
		Lecicarbon suppository	( )개	시(時)			
		기타		시(時)			
	네뷸라이저	증류수	3mL	시(時)			
		증류수	3mL	시(時)			
	진통제 · 수면제						
당일	관장	고압(SE · 생식 · 미온탕)	mL	시(時)		배변 : 다량 · 중량 · 소량 · 배액 만	
		글리세린(30 · 60 · 120)	mL	시(時)		복통 · 메스꺼움 · 구토	
	네뷸라이저	증류수	3mL	시(時)			
		증류수	3mL	시(時)			
	전투약	Atarax P	mg	분(分)			
		Atropine sulfate	mg	분(分)			

제모 · 드레인 · 튜브 · 라인 · 표식 부위	특기사항
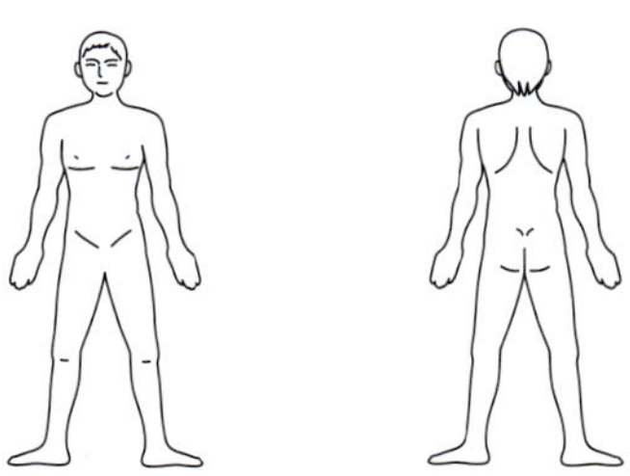	

수혈밴드 장착부위 ( )	준비혈액	적혈구 MAP ( ) 단위	표식	실시일 : 년 월 일
		신선동결혈장 ( ) 단위		실시 확인 서명 : 의사( ), 간호사( )
이름밴드 장착부위 ( )		농축혈소판 ( ) 단위		
		자기혈 ( ) mL		수술부 확인 서명 : 의사( ), 간호사( )

[표 6] 표식 실시 매뉴얼(예)

'표식'은 수술의 사전동의를 충실히 하고 의료의 안전을 더욱 확보하기 위해 시행되는 것이다. 환자와 의사, 간호사가 공동으로 수술에 임한다는 점을 확인하기 위한 '표시'이며, 이 점을 충분히 이해하여 '예외없이' 실시할 수 있도록 철저히 하여야 한다.

〈병동에서 실시하는 것〉

- 병원장이 작성한 문서 '수술을 받는 환자와 가족 여러분께'를 간호사가 환자에게 전달한다. 표식에 대한 설명은 의사가 한다는 내용을 덧붙인다.
- 실시 설명

  수술의 목적과 내용을 설명하는 시점(**수술의 사전동의**)에 표식과 그 시기를 의사가 설명한다. 병원장의 문서에 나와 있는 취지를 설명하고 이해를 구한다.
- 실시 직전의 확인
  - 표식은 주치의의 책임으로 수술 전날까지 시행한다.
  - 실시 직전에 의사는 수술승낙서에서 사전동의 내용을 확인한다.
  - 표식에 대해 환자와 가족이 이미 설명듣고 이해하고 있음을 확인한다. 그런 다음 의사 또는 환자, 가족 가운데 누가 표식하는지를 확인한다.
- 표식 방법
  - 수술부위는 입원진료기록부를 이용하여 수술승낙서, 수술신청서 3가지로 확인한다(**수술신청서 1페이지의 청색용지는 진료록에 보관할 것**).
  - 환자 자신 혹은 가족이 표식하게 할 때에는 주치의가 확인한다. 또한, 간호사도 이때 입회한다.
  - 표식 형태는 자유롭게 할 수 있지만, 환자의 미관을 저해하지 않도록 최대한 배려한다.
  - 사용하는 '피옥타닌 피부연필'은 무미, 무취하며 신체에 미치는 영향은 없다. 이 제품은 일회용이지만 환자에게 건네는 문서에는 이 사실이 적혀 있지 않다. 만일 환자가 질문하면 1번만 사용할 수 있다고 전달한다. 또한, 환자와 가족에게 건네는 것은 금한다(**자발적으로 추가 표시하는 위험을 피하기 위한 목적이다**).
  - 환자에게 배포한 자료 : '수술 혹은 처치 후에 알코올솜으로 닦아내면 색이 사라집니다. 그러나 표시 범위 등에 개인 차이가 있어서 수일간 색이 엷게 남아있는 경우도 있습니다.'
  - 표식 종료후 수술직전 간호기록의 하단 '인체도'에 그 부위를 [마] 또는 [M]으로 표시하고 표식 월일, 의사, 간호사 서명을 한다(**p.198, 표5 참조**).
  - 표식이 지워지면 본항 절차에 따라 다시 표식한다. 이 경우 간호사는 사건보고서를 제출한다(**원인 검토가 목적**).

〈수술 당일〉

● 병동에서 수술실 인수까지

① 수술 당일 아침, 수술실 이동 전에 '표식이 되어 있는지'를 수간호사(**부재 시에는 그 대행자**)가 확인한다.

② 표식을 확인한 후에 '책임자'란에 서명한다.

③ 표식되어 있지 않을 때에는 즉시 주치의(**부재시 상급의사**)를 불러 입회하에 표식한다.

④ 반드시 주치의(**또는 상급의**)가 환자 및 보호자 참여 하에 병동 간호사와 함께 입원진료기록, 수술승낙서, 수술신청서로 확인한 후 표식한다. 그 다음 수술직전 간호기록 하단 '인체도'에 그 위치를 [마] 또는 [M]으로 표시하고 월일, 성명을 써 넣는다.

⑤ 정규수술로 수술실 입실 직전까지 표식되어 있지 않은 사례는 주치의와 병동 간호사가 각각 '사건보고서'를 제출할 것.

● 수술실 인수 시

- 병동 간호사가 수술실 간호사에게 정보를 전달할 때에는 반드시 '수술직전 간호기록'을 사용하여 표식 여부와 부위를 확인한다.
- 수술실 간호사는 표식을 확인하고 수술직전 간호기록 하단 '특기사항'란의 맨아래에 서명한다 (**p.198, 표5 참조**). 표식이 없을 때에는 전항 ④에 따라 대응하며 이 경우 주치의, 병동 간호사는 '사건보고서'를 제출할 것.

● 수술실 내에서의 확인

- 수술실에 입실한 후 시술하기 전에 환자의 담당 간호사 간에 소리를 내어 표식을 이용하여 수술부위를 확인한다. 환자의 의식이 선명할 때에는 환자에게 수술 부위를 물어도 좋다.
- 수술부분의 소독을 시작하기 직전에 소독 담당의사는 마취담당의사와 간호사에게 물어 표식을 이용하여 수술부위를 확인한다. 질문을 받은 사람도 복창하고 표식을 이용하여 수술에 임하는 최종단계의 확인을 시행한다.
- 수술을 시작할 때 수술 집도의는 환자 이름, 절개 부위, 수술 방식을 소리를 내어 말하고 마취의는 마취차트, 간호사는 수술직전 간호기록으로 확인하여 실수가 없음을 재확인한 다음 수술을 개시한다.

[표 7] 협조안내문

수술을 받는 환자와 가족 여러분께

△△병원장 ○○○

저희 병원에서는 여러분과 함께 안전하고 안심할 수 있는 의료를 제공하려고 매일 노력하고 있습니다. 수술(검사를 목적으로 한 수술도 포함합니다)을 받는 환자분께는 처음 담당하신 의사가 수술의 목적이나 그 내용에 관해 설명을 드립니다. 이해하시고 동의를 하시면 수술을 위한 준비가 시작됩니다. 이 준비의 일환으로 의사와 간호사의 설명하에 수술할 부위 부근에 환자분 또는 가족분들의 협조를 얻어 표시를 하도록('표식') 하고 있습니다. 이 '표식'에 대한 협조를 부탁하는 취지는 환자, 가족분들 그리고 의사와 간호사 모두가 함께 수술에 임하는 사실을 재확인하기 위한 것입니다. 그 외에도 각 수술에 따라 준비단계에 협조를 부탁할 수가 있는데, 이는 더욱 안전하고 안심할 수 있는 의료를 위한 절차로서 이해해주시기 부탁합니다.

＊ 의견 등이 있으시면 의사, 간호사에게 말씀하시기 바랍니다. 또한, 원내 '의견 제안함' 도 이용하시기 바랍니다.

['표식' 실시방법]

1. 표식(표시) 전에 담당의사가 환자와 가족분들께 설명하십니다.
2. 표식 시기는
   ＊외래 수술을 받는 경우에는 당일 수술실 또는 외래 처치실에서 합니다.
   ＊입원 중인 환자는 원칙적으로 수술 전날까지 합니다. 경우에 따라서는 당일 병동 또는 수술실 입실 전에 하는 경우도 있습니다.

[표시용 펜에 대해]

1. 표시에 사용할 '피옥타닌 피부연필' 은 청자색 잉크인데, 무미, 무취하고 인체에 미치는 영향은 없습니다.
2. 수술 혹은 처치 후에 알코올솜으로 닦아내면 색이 사라집니다. 그러나 표시 범위 등에 개인 차이가 있어서 수 일간 색이 엷게 남아 있는 경우도 있습니다.

[표 8] 수술부에서 수술직전 확인하기 – 타임아웃

- 수술 참여 의료진은 수술을 시작하기 전에 타임아웃을 수행하게 된다.
- 타임아웃은 수술직전 올바른 환자(correct patient), 올바른 수술부위(correct site), 올바른 수술(correct procedure)을 위해 최종적으로 확인하는 과정이다.
- 참여한 모든 수술의료진은 수술직전 위의 세부사항을 소리내어 복창하여 타임아웃을 실시하여 틀린 환자, 틀린 수술부위, 틀린 수술을 예방한다.
- 타임아웃 방법은 병원 정책과 규정에 따라 시행되어야 한다.
- 만약 확인과정이 없다면 수술을 시작해서는 안된다.

[표 7] 수술 부위 표시를 위한 활동지침

Time-out 서식지를 만들어 사용하고 수술 부위 표시를 정확히 하고 그 과정에 환자도 포함시킨다.

1	수술 부위 표시는 좌/우 구분이나 복수 구조(손가락, 발가락) 혹은 척추와 같은 다수의 level을 포함하는 수술의 경우시행한다.
2	환자에게 피부소독 후나 멸균 방포를 덮은 후에도 육안으로 보일 수 있는 marker를 이용해서 신체부위에 표시 한다.
3	수술 부위 표시 방법과 유형은 의료기관 내에서 일치되어야 하며, 모호하지 않고 명확한 표기법을 이용한다.
4	환자가 수술 동의서 작성 시에 수술에 직접 참여하는 의사가 수술 부위에 표시 한다. 수술 부위는 동의서에 기록한다. 입원 또는 응급실 환자는 수술실로 이동하기 위해 병동 또는 응급실에서 출발하기 전까지는 반드시 표시하며, 당일 수술센터 환자의 경우 수술실로 입실하기 전까지는 반드시 표시 한다.
5	수술 부위에 대한 표시는 집도의가 환자와 상의하여 정하고 환자가 내용을 알고 있는 상태에서 참여시키지만 환자가 직접 표시해서는 안된다.
6	수술 부위의 표시를 함에 있어 기술적인 어려움이 있다면 다른 방법으로 실행한다. (예 : 수술명을 적을 수 있는 팔찌, 그와 유사한 다른 장치를 이용한다) 규정에 따라 표시를 면제하는 수술의 경우, 수술 부위 확인을 위한 부수적인 수단을 적용한다. (예 : 수술명이 기재된 팔찌를 수술 부위 표시의 대안으로 사용할 경우, Time-out 시간에 수술 부위 표시와 마찬가지로 팔찌를 확인한다)
7	수술 부위 표시를 하기 전에 수술에 참여하는 의사는 환자의 신원과 동의서, 병력과 각종 검사 결과, 필요한 방사선 필름을 포함한 의무기록상의 자료를 확인하고 그 정확성을 확인한다.
8	최종적으로 Time-out시에 수술 부위 표시를 재확인한다.
9	**수술 부위에 표시를 할 때 유의사항** - 'X'나 'No'를 사용하지 않는다. - 절개 부위와 가까운 부위에 'Rt', 'Lt', 'Both', 'Right', 'Left', 척추의 경우 척추 general level(예 : L2)을 기록하여 혼동이 없도록 명확히 표시 한다. - 기형이나 cast 등 부위가 육안으로 명확한 경우에도 환부가 여러 부위이고, 수술 부위가 이 중 일부일 수 있으므로 표시를 시행한다. - 침상 옆에서 절차를 시행하는 경우 시술자가 환자에게 시술에 대한 동의서를 받은 후에 연속성 있게 처리를 하면 표시는 하지 않아도 되나 처치를 수행하는 중에 일정한 시간의 간격이 발생하면 표시를 해야 한다. - 수술 부위 표시에 환자를 참여시킬 수 없는 경우로 환자가 언어 장애자, 무의식 상태, 협조가 어려운 환자, 어린이인 경우 동의서를 받는 방법과 동일하게 실시한다. - 환자가 표시하는 것을 거부할 경우 환자는 언제든지 거부권을 행사할 수 있으므로 보건의료기관은 충분한 시간을 제공하여 환자는 스스로 결정을 할 수 있도록 하고 표시를 하지 않았을 때의 위험성에 대해 설명 후 기록한다.
10	**수술 부위 표시 예외 상황** - 미숙아 수술 - 입(편도선 수술), 항문(치질), 요도 등의 mid-line orifices에 대한 시술 - 수술 부위가 사전에 결정되지 않은 경우에 한하여 표시의 예외 상황으로 적용된다. - 치아 수술 : 수술할 치아명과 성명을 의무기록에 기재하고 방사선 필름에 표시한다. - 응급 수술인 경우 수술 부위 표시는 생략 가능하나 위험성이 크다면 시행한다. - 단일구조로 수술 부위에 혼동의 우려가 없는 경우 - 개방상처

[출처] 수술부위 착오로 다른 수술 부위 수술 환자안전 주위 경보 첨부자료 https://www.kops.or.kr/portal/common/searchResult.do

[표 8] 수술·침습적 시술 전 환자 확인 포스터

수술 · 침습적 시술 전 환자 확인

Correct Patient, Correct Site

수술 · 시술시 정확한 확인절차로 오류 예방

정확한 수술 · 시술을 위한 확인 (Time Out) 절차

- Time Out 시작 선언
  의사 : "Time Out 시작합니다."
- 환자 확인하기
  (환자에게)
  "성함이 어떻게 되십니까?"
  "생년월일이 언제입니까?"
- 수술 부위 확인하기
  (환자에게)
  "어느 부위를 수술하는지 알고 계십니까?"
  (의무기록의 동의서 및 영상검사결과 등과 비교)
  맞으면 모두 각각 "맞습니다." 라고 말한다.
- 수술명 확인
  의사 : "예정수술명은 OOO입니다."
  (수술명과 의무기록, 수술장비 등과 대조)
  맞으면 모두 각각 "맞습니다." 라고 말한다.
- 마취(수술) 시작
  의사 : "수술(마취) 시작하겠습니다."

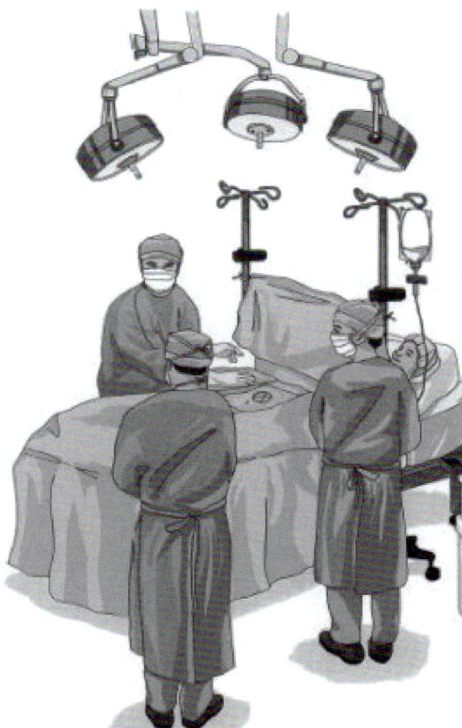

환자 안전을 선도하는
의료기관평가인증원
Korea Institute for Healthcare Accreditation

[표 9] 수술안전 체크리스트

구분	담당	주요내용	확인
마취 유도 전	마취의사와 간호사 또는 수술의사가 함께	**일반사항**	
		환자에게 본인 확인, 수술 부위, 수술 절차에 대해 확인하고 동의서를 받았는가? · 네	☐
		수술 부위가 표시되어 있는가? · 네 · 해당 없음	☐ ☐
		마취 장비와 약물을 완전히 확인하였는가? · 네	☐
		환자정보	
		알레르기가 있는가? · 아니오 · 네	☐ ☐
		기도 확보가 어렵거나 흡인의 위험이 있는가? · 아니오 · 네(장비나 보조기구의 활용 가능성 검토)	☐ ☐
		500ml를 초과하는 출혈 위험이 있는가? · 아니오 · 네(2개의 정맥주사 또는 중심정맥관 및 수액 준비)	☐ ☐
▼▼			
피부 절개 전	간호사, 수술의사, 마취의사가 함께	**일반사항**	
		모든 팀 구성원은 자신의 이름과 역할을 소개한다.	☐
		환자의 이름, 수술 절차, 절개 부위를 확인한다.	☐
		예방적 항생제가 60분 내에 투여되었는가? · 네 · 해당 없음	☐ ☐

구분	담당	주요내용	확인
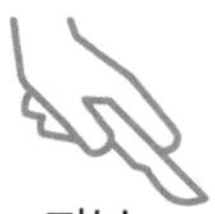 피부 절개 전	간호사, 수술의사, 마취의사가 함께	**예상되는 위험성 검토**	
		<수술의사>	
		· 위험한 단계나 이례적인 단계가 있는가?	☐
		· 수술 시간은 얼마나 걸리는가?	☐
		· 예상되는 출혈량은 얼마인가?	☐
		<마취의사>	
		· 환자에게 특별히 고려해야 하는 사항이 있는가?	☐
		<간호사>	
		· 무균상태(지표결과 포함)를 확인하였는가?	☐
		· 장비 문제, 또는 기타 문제가 있는가?	☐
		영상 준비	
		필수적인 영상이 준비되었는가?	
		· 네(영상 화면 및 수술 환자의 이름, 등록번호 확인)	☐
		· 해당 없음	☐
▼ ▼			
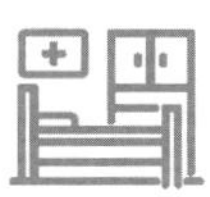 환자 수술실 퇴실 전	간호사, 수술의사, 마취의사가 함께	**간호사 구두 확인사항**	
		· 수술명 확인	☐
		· 기구, 스펀지, 바늘 계수 완료	☐
		· 검체 라벨(환자 이름을 포함하여 라벨을 소리내어 읽기)	☐
		· 의료기기의 고장 등의 문제로 인해 개선이 필요한 의료장비 여부	☐
		수술의사, 마취의사, 간호사	
		· 환자의 회복과 관리에 중요한 사항은 무엇인가?	☐

[출처] 의료기관평가인증원 중앙환자안전센터. 2022 수술실 환자안전 실무 가이드라인.

사례연구 : **수술**

수술과정 전·중·후

아래의 그림을 보고 숨어 있는 위험성을 생각해 봅시다!

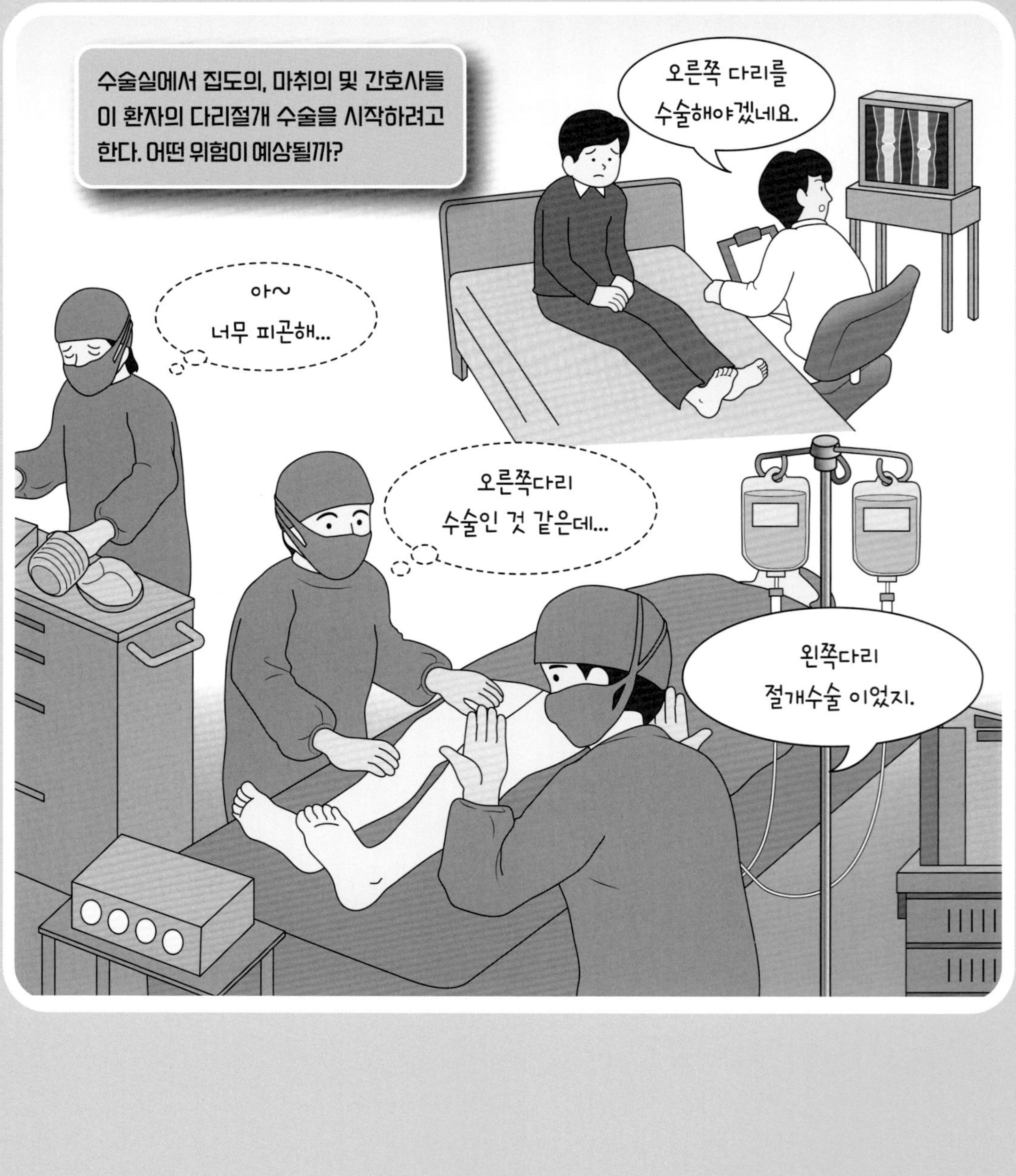

위험인자

예방책

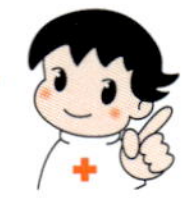

임상연구 : 피부장애 예방

사례 당뇨병의 과거병력이 있고 내복약으로 제어하는 80세 여성. 약간 살이찌고 땀을 잘 흘려 피부도 민감하였다.

심장동맥우회술(coronary artery bypass surgery)을 시행하고 수술 후 사흘간 지혈을 목적으로 실키 반창고(sticking plaster)를 늘여서 광범위하게 압박 고정했다. 땀을 많이 흘려 반창고 주위 피부는 심하게 가렵고 피부발적(skin flare)이 나타났다. 상처를 처리하기 위해 실키 반창고를 아래쪽에서 한 번에 벗기니 반창고와 함께 표피가 광범위하게 벗겨지고 말았다.

어떤 위험성이 있는지 생각해 보기

- 피부가 노화로 인해 특유의 변화를 가져오고 있다.
- 당뇨병의 과거병력이 있고 내복약으로 조절 중이므로 상처부위가 감염되기 쉽다.
- 땀으로 반창고의 점착력이 강해진 것을 고려하지 않고 한 번에 반창고를 벗기려 했기 때문에 반창고와 함께 표피도 광범위하게 벗겨졌다.
- 첩포검사(patch test)의 결과를 고려하지 않고 광범위하게 반창고를 붙였기 때문에 반창고 주위가 부어올랐다.
- 민감피부로 피부가 얇아져 있어서 점착력이 강한 실키 반창고를 사용하면 표피를 상처입힐 가능성이 크다.
- 땀을 흘리기 쉬운 체질로 사흘 동안이나 점착력이 강한 반창고를 붙이고 있으면 피부가 염증을 일으켜 수포를 형성할 가능성이 있다.

피부장애를 예방하는 방법

- 피부 상태, 과거병력, 연령 등에서 환자의 특징을 파악하여 피부장애를 일으키기 쉬운 체질인지를 확인한다.
- 수술 전에 첩포검사를 시행하여 피부 상태에 맞게 사용할 반창고를 선정한다.

- 환자의 피부 상태에 맞추어 국소 범위에 효과적인 고정방법을 고려하여 시행한다.
- 환자의 호소에 특히 귀를 기울여 피부 상태를 주의 깊게 관찰하고 반창고의 위치를 바꾸면서 피부장애를 최소한으로 한다.
- 반창고를 벗길 때에는 손을 대고 각도를 조절하여 압력을 균등하게 가하면서 위에서 아래로 천천히 벗긴다.
- 첩포검사 결과 어떠한 반창고도 대상이 되지 않을 때에는 국소 부분만 거즈로 덮어 효과적으로 압박 고정한다. 나아가 탄력붕대를 활용하여 위험을 최소한으로 억제한다.

관련내용 정리

피부장애란?

사람의 피부는 생체를 다양한 외적 자극(**물리적 자극, 자외선, 화학물질 등**)으로부터 보호하는 역할을 갖고 있다.

의료 현장에서는 수술이나 검사 후에 의료용 점착제제(**반창고나 드레싱제 등**)를 사용하여 표피 박리나 모낭염, 수포 형성을 일으키는 경우가 있다. 또한, 고령자로 영양상태도 나쁘고 누워만 있는 당뇨병 합병 환자인 경우에는 피부 박리뿐만 아니라 출혈, 피하조직이 손상되는 욕창이라는 심각한 피부장애에 이르게 되는 예도 적지 않다.

이러한 경우에는 아무리 올바른 피부간호(skin care)를 하더라도 상처가 치유되지 않고 계속 악화하는 예도 많이 있다.

일반적으로 피부장애라고 하면 누구나 욕창을 많이 떠올리지만, 여기서는 의료용 점착제 이른바 '테이프독'에 의한 피부장애에 대해 배워두자.

의료용 점착제란?

점착성을 이용하여 부착하는 대상이 '사람의 피부'인 제품을 가리킨다.

의료용 점착제의 종류

- 테이프
- 외과용 점착테이프(surgical tape)
- 지속점적 고정용테이프

memo 고령자의 피부간호와 당뇨병 환자에 대한 유의점

본 사례에서는 압박지혈을 위해 민감피부에 자극이 강한 실키 반창고를 사흘간이나 계속 붙였는데, 일반적으로 고령자의 피부는 ① 피부의 비박화, 평탄화 ② 교원섬유의 섬세화 ③ 탄력성 섬유의 증가 ④ 피하지방의 저하 ⑤ 기름샘의 기능저하 ⑥ 모세혈관의 취약화 등 노화 특유의 변화가 관찰됩니다.

나아가 피부조직의 회복과정에서 당뇨병이 충분하게 제어되지 않으면 피부 통합이 지연될 뿐만 아니라 감염에 의한 화농(suppuration)을 일으키기 쉬운 특징을 갖고 있습니다. 이러한 특징을 고려하여 피부장애를 방지하는 방법을 검토해야 합니다.

의료용 점착제에 의한 피부장애의 종류

- **표피박리(epidermolysis)**

  테이프를 같은 장소에 반복 부착함으로써 점착제제에 피부의 표층 세포가 벗겨져 피부표면에 손상을 입은 상태

- **짓무름(maceration)**

  테이프로 인해 후끈거리거나 장시간 침윤상태가 계속되면서 피부가 부어 올라 수화(hydration)한 상태

- **모낭염(folliculitis)**

  테이프를 벗기는 자극으로 모낭이 자극을 받거나 점착제가 피부 속으로 들어가 모근부에 세균이 침입하여 발생하는 염증으로 부기와 통증을 수반하는 상태

- **수포(vesicle)**

  부착된 테이프의 끝부분에 피부가 땅겨져 수포가 생기는 상태

- **알러지반응(allergic reaction)**

  점착제 성분이나 의료용 제품의 기재에 피부가 알러지반응을 일으켜 가려움과 불쾌감을 동반하는 상태

증상에 대한 예방법과 발병 시의 대응법

1. 표피 박리·짓무름 예방법

① 외과용 점착테이프(surgical tape)는 중앙에서 바깥쪽을 향해 천천히 붙인다. 테이프를 붙일 때 한쪽 끝을 먼저 고정시키고 다른 쪽 끝을 당겨서 고정시키면 수포나 피부박리 등의 피부손상을 일으킬 수 있다.

■ 테이프를 고정할 때의 주의점

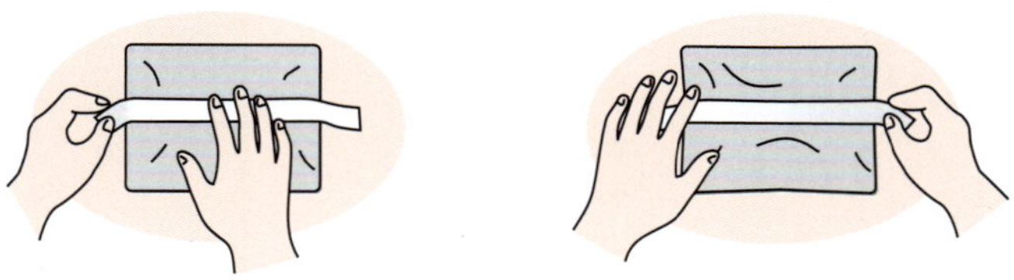

O 테이프의 중심에서 바깥쪽을 향해 붙이면 피부에 불필요한 긴장을 주지 않는다.

X 한쪽을 누르고 잡아 당기듯이 테이프를 붙인다.

memo 피부와 테이프

장기간 테이프를 붙이면 피부의 찌꺼기, 세균 증식, pH 변화 등이 맞물려 피부에 자극을 강하게 주어 결국에는 피부가 짓무르게 됩니다. 그러면 피부의 각질층이 벗겨지기 쉬워져 테이프를 벗기는 등의 조그만 자극에도 각질층은 벗겨져 떨어집니다. 각질층은 우리의 신체를 외부자극으로부터 지키는 중요한 역할을 갖고 있으므로 벗기는 방법을 연구하는 등 주의 깊은 간호가 필요합니다.

② 압박이 필요한 부분은 신축성있는 테이프를 이용한다.

- 외과용 테이프에는 PSA(pressure sensitive adhesive) 접착성격을 갖고 있는 제품(3M 테이프 등)도 많이 있는데, 이러한 제품은 접착력을 높이기 위해서 테이프 표면을 부드럽게 누르거나 문질러 주어야 접착이 잘된다.

③ 의료용 점착제를 벗길 때에는 가만히 피부를 누르면서 천천히 벗긴다.

- 상처부위의 손상을 최소화하기 위해 상처쪽을 향해 테이프를 천천히 조심스럽게 당기며, 가능하면 상처부위가 다치지 않게 털이 자라나는 방향으로 주위의 피부를 지지하면서 테이프의 표면쪽을 피부와 밀착시켜서 천천히 제거한다.

④ 테이프의 위치를 바꾸어 피부의 일정 부위에 자극이 계속 가해지지 않도록 한다.

⑤ 피부가 자극에 약할 때에는 의료용 점착제를 붙이기 전에 액상의 피부보호제를 이용한다.

■ 각종 외과용 점착테이프

테이프에는 점착성과 소재에 따라 다양한 종류가 있으며 고정하는 대상과 부위에 따라 구분하여 사용할 필요가 있다.

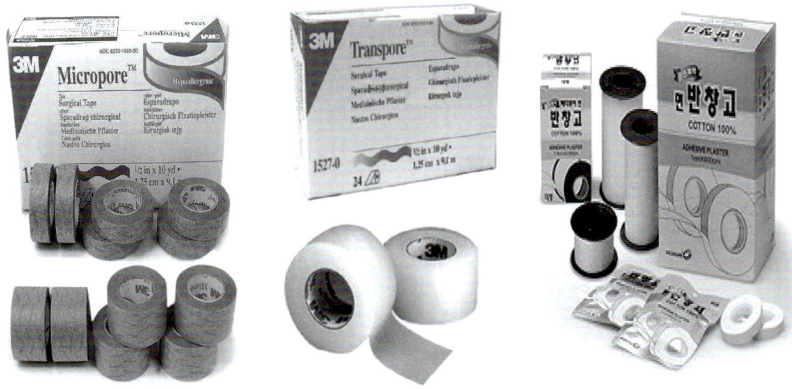

memo 점착제와 접착체

점착제는 넓은 의미로는 접착제의 범주에 속하지만 의미는 접착제와 약간 다릅니다.

- 접착제 : 어떠한 과정을 지나게 되면 피착물을 끌어당긴 후 자신은 고체화 되어 물체와 물체를 완전히 접착시키는 특수한 성질을 가진 고분자 물질입니다.
- 점착제 : 접착제처럼 완전히 접착시키는 것이 아니라 테이프나 포스트잇처럼, 유동성을 갖고 있는 자신의 점성을 이용하여 물체를 일시적으로만 접착시키는 물질입니다. 외과용으로 사용되는 거의 모든 테이프는 점착테이프입니다.

2. 발생 시 대처방법

습윤식 창상피복제(하이드로콜로이드 드레싱)나 연고를 묻힌 거즈를 표피박리 부위에 크게 붙인다.

3. 수포 예방법

- 테이프나 외과용 점착테이프(surgical tape)는 환부를 압박하므로 24시간 이상 계속 붙이지 않는다.
- 피부에 불필요한 힘을 주지 않기 위해 테이프는 테이프의 중심에서 바깥쪽을 향해 붙인다.

4. 수포를 형성한 경우의 대처방법

수포를 터트리지 않고 자연적으로 치유되도록 유의하여 수포와 피부를 보호한다. 감염에 충분히 주의한다.

5. 화학적 손상의 예방법

피부를 청결히 하고 건조상태를 확인한 후 의료용 점착제를 붙인다.

6. 알러지반응의 예방법

피부가 약하고 민감한 사람일 때에는 의료용 점착제를 붙이기 전에 첩포검사를 한 다음 테이프를 선택한다.

memo 피부간호의 기본

피부장애를 일으키지 않기 위한 기본은 피부 청결이 첫번째입니다. 평소 피부청결에 유의합시다. 트러블이 발생한 다음에는 여러 가지 약물이나 피부 보호시트를 사용해도 늦습니다. 트러블이 발생하기 전의 피부 상태를 관찰하는 것이 중요합니다. 조기에 발견하여 대처하는 것이 매우 중요합니다.

또한, 다양한 테이프, 연고, 피부보호시트를 교환 시에는 그대로 처치하지 말고 상처 주위를 '따뜻한 수건'으로 가볍게 닦는 세심한 간호를 할 수 있도록 유의하기 바랍니다. 이는 냄새 방지와 환자에게 상쾌함을 주는 만족스러운 간호로 이어집니다.

■ 환자 지도에 도움되는 작은 지식

뜨거운 찜질(핫백, hot pack)은 화상에 주의한다.

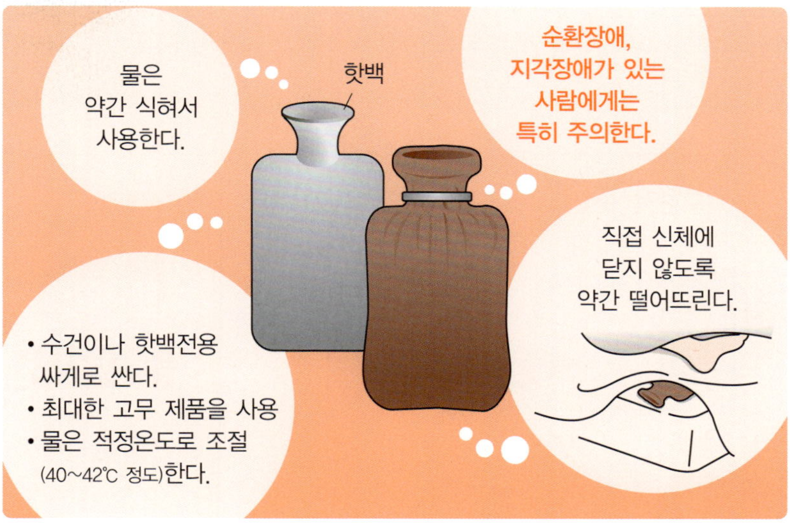
물은
약간 식혀서
사용한다.
핫백
순환장애,
지각장애가 있는
사람에게는
특히 주의한다.
직접 신체에
닫지 않도록
약간 떨어뜨린다.
• 수건이나 핫백전용
싸게로 싼다.
• 최대한 고무 제품을 사용
• 물은 적정온도로 조절
(40~42℃ 정도)한다.

시트형(붙이는) 습윤 드레싱제와 액상(바르는) 습윤 드레싱제

- 많은 사람들이 '상처는 딱지가 생겨야 빨리 낫는다'고 믿지만, 상처부위를 건조하게 만들면 그만큼 상처 치유가 늦어지고, 딱지가 흉터의 원인이 된다. 또한 상처부위에 거즈를 붙이면 진물 때문에 거즈를 수시로 바꿔줘야 하는 번거로움은 물론 마른 거즈와 상처부위가 서로 달라붙어 거즈를 교체할 때 새로 재생된 피부조직이 2차적으로 손상을 입게 되면서 통증과 흉터가 커질 수 있다.
  - 1962년 영국의 동물학자 윈터(Winter)는 상처가 건조상태보다 자연적으로 발생하는 진물에 의해 촉촉한 환경으로 유지될 때 치유기간이 2배 정도 빠르며, 또한 진물에는 피부 재생에 필요한 성장인자, 대식세포, 백혈구, 단백질 분해효소 등 상처치유에 관여하는 물질들이 많이 함유돼 있다는 사실을 밝혀냈다. 이를 바탕으로 현대 임상에서는 기존 '건조 드레싱' 방법의 단점을 보완하여 상처부위에 습윤 환경을 조성하기 위해 상처를 건조시키지 않고 촉촉하게 유지시켜 흉터 발생을 억제하고 빠르게 치유될 수 있도록 해주는 '습윤 드레싱' 방법과 습윤 드레싱제가 각광 받고있다.
  - 습윤 드레싱제의 소재로는 주로 폴리우레탄, 하이드로콜로이드 등이 사용되고 있다.

memo 하이드로콜로이드 드레싱제

창상면 피복제를 말합니다. 창상보호와치료촉진을 목적으로 하는 것으로 나뉘는데, 바깥쪽이 방수층 구조로 되어 있어서 외부로부터 피부를 지킵니다. 또한, 안쪽은 친수성 콜로이드입자를 함유한 점착면으로 되어 있어서 그 콜로이드입자에 의해 침출액이 흡수되고 침윤한 겔이 되어 육아 형성이나 상피세포의 이동이 쉬운 환경, 다시 말해 피부 재형성에 적합한 환경을 제공합니다. 또한, 외기를 차단하므로 산소공급을 위한 모세혈관 형성이 필요해져 그 형성이 촉진되는 작용도 함께 갖고 있습니다.

■ 시트형(붙이는) 습윤 드레싱제

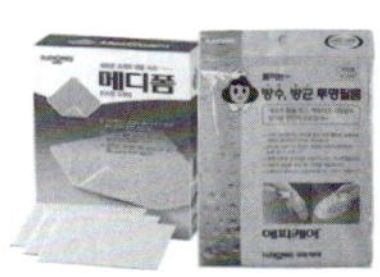

메디폼
• 회사명 : 일동제약

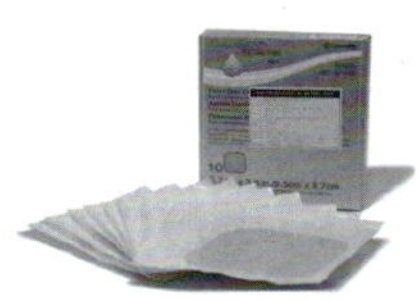

듀오덤
• 회사명 : Convatec, 미국

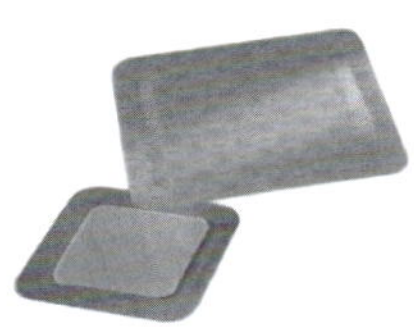

콜로플라스트
• 회사명 : Coloplast, 미국

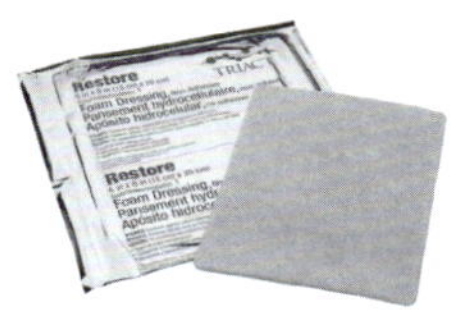

폼드레싱
• 회사명 : Hollister, 미국

■ 액상(바르는) 습윤 드레싱제

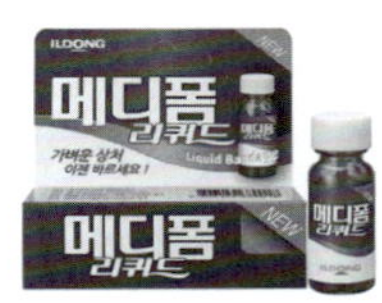

메디폼리퀴드
• 회사명 : 일동제약

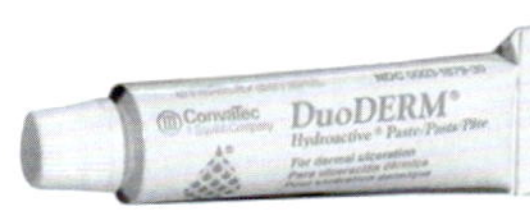

듀오덤페이스
• 회사명 : Convatec, 미국

임상연구 : 피부화상 예방

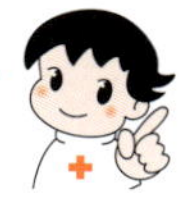

사례 1 전기소작기 patient return plate를 일회용으로 사용하지 않고 여러 번 사용하여 접착력이 떨어져 수술 후 환자의 몸에 동전만한 화상이 발견되 었다.

사례 2 수술을 하기위해 마취가 유도되고 있는 동안 해당 순환간호사가 일회용 전기소작기 patient return plate를 환자 종아리 부분에 부착하려다가 마취의료진이 환자의 수액라인을 잡기 위해 다리 쪽에 위치하고 있어 잠시 미뤄두기 위해 수술침대 측면에 붙여두었다. 외부에서 전화가 왔다는 말에 해당 순환간호사는 수술실을 나가게 되고 마취유도가 완료되어 수술방포가 시작되었으나 순환간호사가 들어오지 않자 소독간호사는 다른 순환간호사를 호출하였고 그 순환간호사는 patient return plate가 환자 몸에 잘 부착되어있는지 확인하지 않고 방포 밖으로 보이는 전기소작기 patient return plate 케이블을 장비에 연결하였다. 수술이 끝나고 환자 엉덩이부분에 붉은 화상이 발견되었다.

사례 3 수술 중 전기소작기를 사용하지 않는 동안 부주의로 핸들이 눌러지는 바람에 기계가 작동하여 일회용 방포를 태우고 환자의 몸에 화상을 입히게 되었다.

사례 4 알코올로 수술표식과 베타딘 소독액을 닦아내고 수술이 시작된 후 전기소작기를 사용하려는 순간 불꽃이 튀면서 일회용 방포에 화재가 발생하였다.

사례 5 복강경 수술 중 수술지연으로 광원케이블(light souce cable)의 열로 인하여 일회용 방포를 태우고 환자의 가슴부위에 화상이 발생한 것을 발견하게 되었다.

전기소작기나 의료장비로 인한 피부화상을 예방하는 방법

- 수술에 참여하는 의료진은 전기소작기 등 의료장비와 그 부속품 사용에 대해 잘 알고 사용해야 한다.
  - 의료장비와 부속품은 제조사의 매뉴얼에서 지시한대로 사용되어야 한다.

- 의료장비는 사용 전에 육안으로 검사하고 사용 전 간단한 테스트를 시행하고 사용한다.
- 의료장비는 주관부서(의료장비과)에서 정기적으로 검사하여야 한다.
- 전기소작기 부속품(bovie cable, patient return plate 등)은 사용 전 상태가 완전한지 육안으로 검사 후 사용한다.
- 수술 중 사용을 하지 않는 경우, 전기소작기 핸들부분은 비절연체로 만들어진 보호구 안에 보관하여 부주의하게 핸들이 작동되지 않도록 한다. 과열이 우려되는 광원케이블 등은 수술 중 사용하지 않는 동안 비절연체로 만들어진 보호구 안에 보관한다.
- 집도의는 전기소작기 작동 전 출력양(power setting)을 확인 후 사용하고, 가능한 한 최소의 출력양부터 시작하여 사용에 효과적인 출력양에 도달하는 것이 좋다. 또한 전기소작기 핸들 파워버튼은 수술부위에 근접하게 되면 눌러 작동시킨다.
- 전기소작기가 사용되는 주위에 액체 등이 흐르는 경우 바로 제거하도록한다.
- 수술 전후, 전기소작기 사용 전후 피부상태에 대해 사정되고 기록되어야 한다.
- patient return plate는 피부 표면이 깨끗하고 건조하며 넓고 근육이 많고 수술부위에 가까운 쪽으로 선택한다. 또한 뼈 돌출부나 상처조직, 털, 금속삽입물 근처와 압박부위(tourniquette 사용시)와 먼쪽에는 설치하지 않는다. 지방 조직, 뼈주위 조직, 손상조직, 털, 금속 삽입물은 전류의 흐름을 방해할 수 있다.

● 안전/경고 알람 장치는 반드시 장비 사용 시 지속적으로 작동하여야 한다. 또한 알람장치 소리의 크기는 수술 중 의료진이 충분히 들을 수 있어서 알람이 울리는 경우 즉시 작동을 멈출 수 있어야 한다.

● 화재발생시 수술부위 주변에 수술주위를 오염시키지 않고 화재를 끌 수 있도록 멸균증류수나 생리식염수 또는 멸균타월 등이 이용가능해야 한다.

● 의료진은 소화기 사용법을 숙지하여야 한다[국제의료기관평가위원회(JCI) 평가항목].

▼ 소화기 사용법

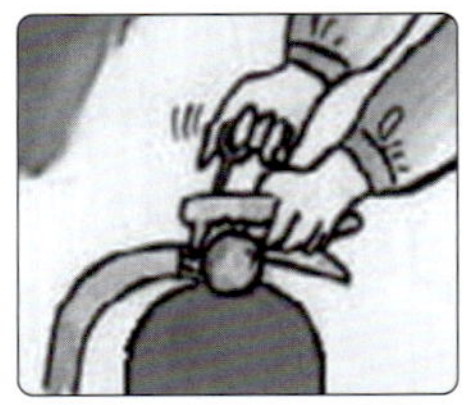

①안전핀을 제거한다.

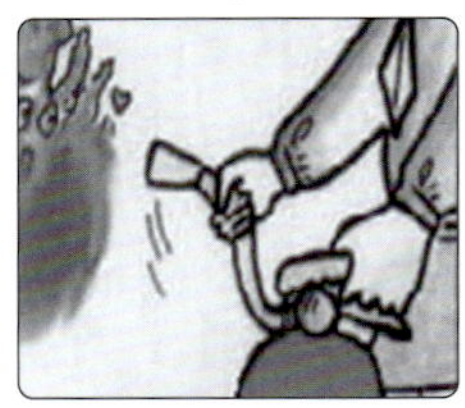

②호스를 화점방향으로

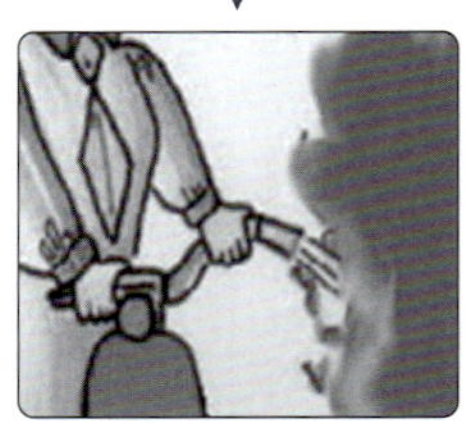

③레버를 움켜쥐고 비로 쓸듯이 방사한다.

수술실에서의 화재 발생* ▶

* http://www.aorn.org

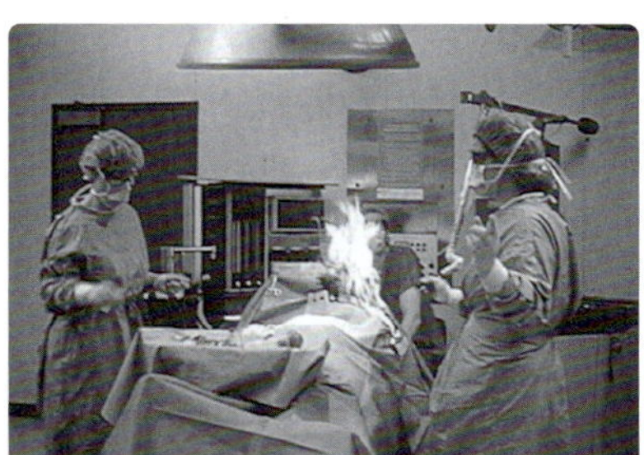

수술의 정리

수 술

↓

사고원인

- **수술 전 처치 소홀**
  - 연령에 따른 고려 무시
  - 환자사정(알러지, 병력, 수술력, 가족력, 투약 등)
  - 수술관련 지식 부족
  - 수술 전 신체검진 및 검사 소홀
  - 차트 및 수술승낙서 미확인 또는 부정확
  - 환자관리(환자에 대한 교육, 격려, 휴식제공 등) 소홀
  - 환자 표식 소홀
- **환자확인 소홀**
  - 수술실 입실 전 · 후 및 수술실 안
- **체내 이물 잔존**
- **환자 인수 · 인계 소홀**
- **차트 기록 및 확인 소홀**
- **병원 감염**
- **수술장비 기능 비정상**
- **기도관리 곤란**
  - 흡인 위험
- 수술 전 · 후 투약
- 외과적 손씻기 소홀

↓

예 방

- **수술절차 개선**
  - 수술환자 흐름도(보건복지부)
  - 수술안전 점검표(WHO)
    - 마취 유도전
    - 피부 절개 전
    - 수술실 떠나기 전
- **체내 이물 잔존 예방**
  - X선 비투과 거즈 사용
  - 기구 확인 점검표
- **수술안전시스템 수립**
  - 수술 전 처치 및 간호기록표
  - 수술 중 경과 기록표
  - 수술 후 처치 및 간호기록표
  - 표식 실시 매뉴얼 제작 및 수행
  - 타임아웃 실시 매뉴얼 제작 및 수행
- **수술 전 · 중 · 후 세심한 간호중재**
- **무균술 수행**
- **약제 전산입력 시스템 구축**
- **의료장비 정기적 점검**

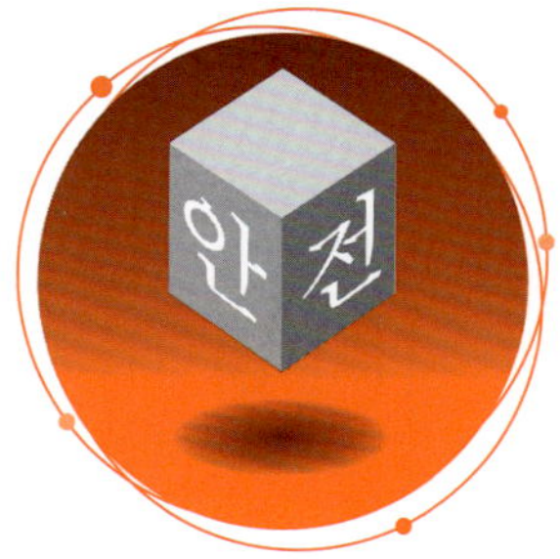

CHAPTER

06

병원감염

01 병원감염

"병원감염"은 영어로 "hospital infection" 또는 "nosocomial infection"이라고 한다. "병원감염"에 대한 정의를 의료기관에 따라서는 입원한 지 48시간 이후에 발생하는 모든 감염으로 정의하기도 한다.

WHO의 보고에 의하면, 전세계적으로 140만 명 이상의 사람들이 병원에서의 감염증 때문에 고통 받고있는 것으로 추정되고 있다. 미국에서는 136명의 환자당 1명 꼴로 병원에서의 감염으로 인한 심각한 감염증이 발생하고 있고, 이것은 매년 2백만 건의 감염사례가 발생하여 45억~57억 달러의 추가 진료비용이 발생하며, 약 90,000명의 환자가 사망하는 것과 같다고 전문가들은 지적하고 있다.

병원감염은 의료의 질 저하, 환자재원일수 증가, 진료비 상승 및 병원 수입 감소, 환자와 의료인 사이에 법적·윤리적 문제 야기, 사회·경제적 손실 발생 등 많은 문제를 일으키고 있다.

감염이 성립되려면 ① 감염원, ② 전파경로, ③ 숙주**(사람의 신체 등)**의 3가지 요인이 필요하다. 이 사실을 기억하면서, 임상에서 감염의 예방을 통한 안전한 간호의 구현을 위하여 의료환경이라는 시스템 안에서 이 3가지 요인들의 역학관계를 입체적으로 생각해보는 유연한 사고가 필요하다. 이 요인들 중 단 한 가지 요인이라도 없으면 감염은 발생하지 않지만, 이 3가지 요인들이 모두 있더라도 숙주**(환자)**의 저항력이 강하면 감염 질환은 발생하지 않는 경우도 있기 때문이다. 또한 감염 경로만 해도 감염원에 따라 다양한 방법으로 감염이 이루어지고 있으며, 이러한 경로들을 숙주**(환자, 의료진 등)**의 활동 동선과 연계시키면 다양한 감염환경이 생성된다.

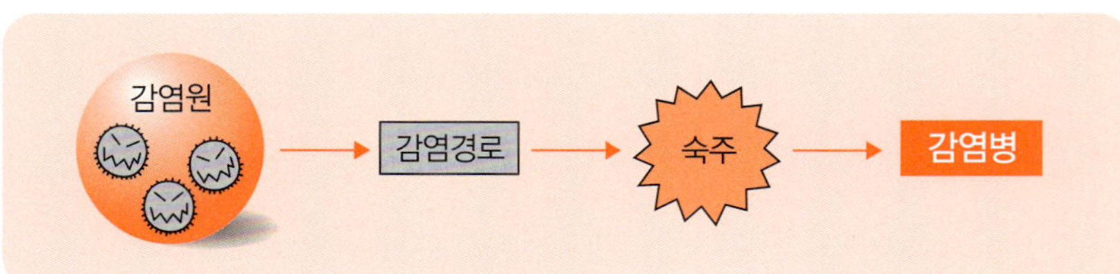

memo 의료기관에서의 감염

의료기관에서의 감염예방은 안전한 간호를 위하여 실과 바늘과의 관계처럼 반드시 고려해야 할 중요한 사항인데, 그것은 의료기관이라는 환경적 특성, 즉 의료기관은 감염원(infection source)인 병원미생물(pathogenic microorganism)이 존재하는 곳이며, 이 공간 안에서 많은 환자들이 진료를 받고 있기 때문에 환자들은 병원감염에 노출되어 있는 점에서 환자의 안전을 위협하는 심각한 요인이 되고 있다.

02 병원감염 원인

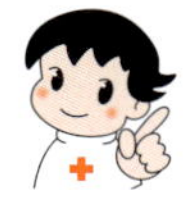

감염원의 종류

사람에게 병원성을 나타내는 미생물에는 세균(bacterium), 바이러스 (virus), 클라미디아(chlamydia), 리케치아(richettsia), 미코플라스마(mycoplasma), 진균(fungus), 원충(protozoa) 등이 있는데, 미생물의 병원성 강도와 환자 신체의 저항력에 영향을 받는다. 그래서 건강한 사람에게는 잡균에 불과한 미생물이라도 저항력이 약해진 환자(숙주)에게는 심각한 감염병을 일으키게 된다.

주요 감염원

- 메티실린저항성 연쇄상구균(Methicillin-resistant Staphylococcus. aureus, MRSA) : 황색포도상구균은 식중독뿐만 아니라 피부의 화농, 중이염, 방광염 등 화농성 질환을 일으키는 원인균 중 하나이다. 현재 사용 가능한 모든 베타락탐계 항생제에 내성이 있고 MRSA 감염을 치료하기 위해 선택된 항생제는 반코마이신(vancomycin)이다.
- A형 연쇄상구균(Streptococcus pyogenes) : 그람양성 병원균으로 이들 병원균의 변형은 연쇄상구균 인후염, 성홍열, 피부염을 일으킨다. 연쇄상구균은 동물성 저장소, 특히 일반인과 환자의 인두와 비강(코 안, nasal cavity)에서 발견된다.
- 그람음성 간균(Gram-negative rods) : 일반 사람들 안에 있는 대장균군의 저장소는 병원 근무자의 손으로부터 음식물 섭취를 통하여 또는 다른 물질의 오염을 통한 자체 감염 또는 교차감염을 일으킨다. 면역 결핍자는 특별히 대장균군의 감염에 취약하다.
- 연쇄상구균(Staphylococcus aureus) : 병원성 외과적 상처감염을 일으키는 주 병원균이다. S. aureus의 저장소는 호흡기와 피부이다. 특히 호흡기계 감염을 갖고있는 보균자는 환경과 사람을 접촉하여 오염시키는 잠재적인 오염원이다.
- 살모넬라(Salmonella) : 감염된 환자와 직접 또는 간접적인 접촉 또는 음식(특히 날달걀), 일상 물건 또는 병원균에 오염된 물을 통해서 전파된다.
- 녹농균(Pseudomonas aeruginosa) : 그람음성 병원균으로 병원환경 특히 항상 물이 있는 곳을 통하여 나타난다. 이것은 화상, 백혈병, 섬유성 낭종과 여러가지 면역결핍 증후군에 의해서 이차적으로 백혈구 감소증이 나타난 환자에게서 더욱 빈번하게 발견된다. 이것은 또한 항생제, 면역억제제와 흡입요법을 장기간 받고있는 환자에게서 감염된다.
- 칸디다알비칸스(Candida Albicans) : 특히 항생제를 사용하고 있는 환자에게서 감염을 일으킬 수 있는 효모(yeast)와 같은 곰팡이이다. 항생제는 박테리아의 성장을 억제시키지만 곰팡이의 성장

에는 영향을 미치지 못한다. 정상균총이 항생제 중단 후에 돌아오지 않는 경우에 이런 감염을 통제하기 위해 특별한 항진균제(**항진균약, antifungal agent**)가 필요하다.

- 반코마이신 내성 장알균(vancomycin resistant enterococci, VRE) : 장알균은 장관과 여성 생식기계에 집락하며 대부분 큰 문제를 일으키지 않으나 가끔씩 요로감염, 혈류감염 혹은 피부 상처감염을 야기할 수 있다. 반코마이신은 이러한 감염을 치료할 때 사용될 수 있는데, 일부 장알균이 반코마이신에 더 이상 효과가 없어졌고 이러한 균을 반코마이신 내성 장알균(vancomycin resistant enterococci, VRE)이라고 한다. 반코마이신 내성 장알균은 반코마이신 외에도 여러 항생제에 내성을 나타내기도하면서 반코마이신 내성 장알균 감염 시 항생제 선택의 폭을 좁게 만든다.
- 카바페넴 내성 아시네토박터 바우마니균(carbapenem-resistant acinetobacter baumannii, CRAB) : 아시네토박터균은 토양, 물, 동물, 사람에서 발견되며 자연계에 널리 존재한다. 또한 아시네토박터 감염은 의료기관 입원환자에서 산발적으로 발생하면서 유행이 보고되는데 특히 중심정맥관, 인공호흡기 같은 침습적인 처치를 받는 중증환자에게서 가장 흔히 발생한다. 무생물 표면에서 오랜기간 동안 생존하면서 의료기관 내 환경에 광범위하게 전파될 수 있기 때문에 예방 및 관리를 위해 주의를 기울여야 한다.
- 카바페넴 내성 장내세균속균종(carbapenem-resistant enterobac- teriaceae, CRE) : 장내 세균 속은 그람음성 막대균의 80%를 차지하며 주로 요로감염, 위장관염, 폐렴, 패혈증 등의 감염을 일으킨다. 카바페넴은 장내 세균에 의한 감염에서 가장 최후에 사용하는 광범위 항생제로 카바페넴계 항균제에 내성이 있는 장내 세균에 의한 감염발생 시 사용가능한 항균제가 제한되어 환자치료가 어려워지고, 중환자에서는 치명률과 사망률이 높은 것으로 보고된다.

memo 병원감염의 종류

병원감염은 전체 병원감염 의 2/3를 차지하는 내인성 감염(endogenous infection)과 1/3을 차지하는 외인성 감염 (exogenous infection)으로 구분되기도 하는데, 병원감염관리는 외인성 감염을 예방하는 간호가 주된 영역이다.

① 내인성 감염(endogenous infection) : 환자 자신의 미생물무리(microflora)에 유래하는 미생물을 병원체로 하는 감염병
- 타협숙주에 발병한 기회 감염병 : 균혈증, 패혈증, 폐렴 등
- 토박이 미생물 무리(상재 미생물총 , indigenous microbiota)가 본래 생식하지 않는 장기로 이행하여 발병: 요로감염병

② 외인성 감염(exogenous infection) : 환자 체외에서 침입한 미생물을 병원체로하는 감염병
- 정상숙주에 감염병을 발병시키는 병원체(강독미 생물)에 의한 것 : 페스트, 바이러스성 출혈열, 천연두, 중증급성호흡증 후군(SARS), 이질, 콜레라, 장티푸스, 홍역, 수두, 인플루엔자, 말라리아, 레기오넬라증, 결핵, B형 간염, C형 간염, AIDS 등
- 독력이 약한 병원체에 의한 질환 : 주입균혈증, 패혈증 등

memo 병원감염의 증가

병원감염은 매년 꾸준히 증가하고 있는데, 주요 원인으로는 항생제 내성균의 확산, 침습적 시술의 보편화, 면역억제제 사용 환자의 증가, 감염관리 시스템의 부재 등도 그 원인으로 지적되고 있다.

memo 주사바늘로 인한 상해 및 감염

외국에서는 전문가들에 의한 "자상사고 연구회"같은 기구가 있어서 신속한 보고 및 사고사례 수집, 예방조치 마련, 대정부 관련 활동 등이 활발히 수행되고 있으며, 사고 예방을 위한 대책 마련, 안전기구사용, 교육 및 홍보 등이 실시되고 있다. 그러나 국내에서는 현재 이를 전문적으로 담당하는 기관이나 보고체계는 아직 없으며, 또한 자상사고가 발생하면 감염 예방조치 및 관리규정이 의료기관별로 다양하게 적용되어 실시되고 있어서, 자상사고 발생과 감염에 대한 정확한 통계나 체계적인 대책수립에 어려움을 겪고 있다.

감염경로

원내 감염이나 집단감염의 원인은 공기(흡입), 비말, 접촉에 의한 감염이다. 병원체에 따라서는 여러 가지 경로를 통해 감염을 일으키는 경우가 있어서 감염 경로와 감염 사례가 반드시 한가지 경로로만 전파되지 않는다는 사실을 염두에 두고 감염원을 판정하여 감염경로(macrophage)를 판단해야 한다.

- **공기감염**(airborne infection) : 공기 중에 장시간 떠다니는 입자(5㎛ 이하)를 흡입하여 감염이 발생한다.
- **비말감염**(droplet infection) : 재채기나 기침 등을 통해 감염원에서 흩날린 병원체를 포함한 체액 입자(5㎛ 이상)가 다른 사람의 점막에 부착함으로써 감염이 확대된다.
- **접촉감염**(contact infection) : 균이 부착한 손이나 주변물품, 기구 등을 직접 만지거나 보균자(carrier)와 성적 접촉을 통하여 감염을 일으킨다.

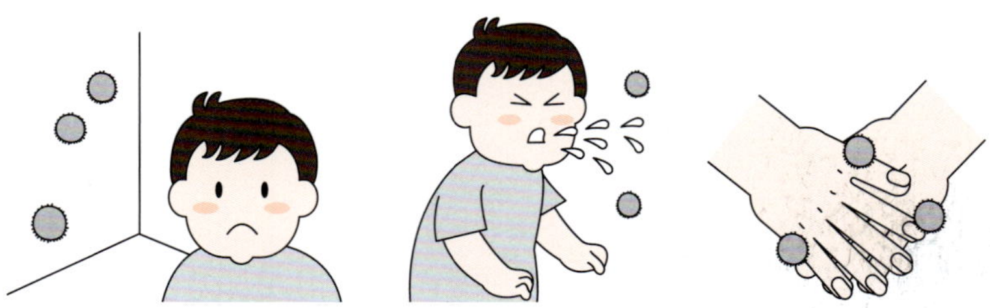

▲ 공기감염(흡입감염)　▲ 비말감염　▲ 접촉감염

memo 병원감염은 주로 후진국에 문제인가?

병원감염은 의학기술이 덜 발달한 후진국에서만 발생하는 것이 아니라, 개발도상국, 선진국을 모두 포함한 전세계적으로 발생하고 있다는데 문제의 심각성이 있다. 의학기술이 뛰어난 국내 대학병원이라 하더라도 예외가 될 수 없기 때문에, 모든 의료인은 항상 감염 예방에 적극적인 관심을 기울일 필요가 있다.

주요감염대상

● 병원감염 위험에 노출된 대상자

- 신체 내 이물(수액, 도관 삽입 등)이 삽입된 환자
- 장기이식자
- 면역억제제사용자
- 광범위화상환자
- 혈액질환환자
- 수술환자
- 장기부전(간, 콩팥) 환자
- 골수기능부전환자
- 암등종양환자
- 당뇨병환자
- 선천(성) 면역결핍증후군 또는 후천(성) 면역결핍증후군환자
- 노인, 어린이 및 면역기능이 저하된 환자

● 병원감염 발생의 위험이 큰 환자

다음 환자는 재원기간이 길고 병원 내에서 다양한 사람들(의사, 간호사, 학생간호사, 임상기사 등)과 직접, 간접으로 접촉할 가능성이 높아 감염 발생의 위험이 크기 때문에 주의가 필요하다.

- 중환자
- 장기입원환자
- 만성질환자(외래포함)

memo 병원에서의 폐렴

- 수술 후 폐렴
- 인공환기 관련 폐렴
- 바이러스성 폐렴
- 기회감염성 폐렴
- 침하성 폐렴

memo 폐렴의 병원체

가정에서 대부분의 폐렴은 폐렴연쇄구균(폐렴사슬 알균, Streptococcus pneumoniae) 때문이지만, 병원감염에의해 발생하는 경우는 약 60%정도가 Enterobacter, Klebsiella, Proteus, Pseudomonas, Serratia와 같은 그람음성 장내 세균 또는 녹농균과 같은 포도당 비발효 그람음성 간균에 기인하며 중복감염이 많다.

- 면역력이 저하된 환자들에서는 진균(Aspergillus), 바이러스(CMV), 원충(Pneumocystis carinii) 등도 원내 폐렴을 일으킨다.
- 독감(influenza)과 같은 바이러스성 감염이 병원 외부에서 유행하는 시기에는 유아나 소아에서는 호흡기세포 융합바이러스 (respiratory syncytial virus, RSV)가 원내 감염을 일으키기도 한다.

임상에서의 주요 감염

병원감염에서 가장 많이 발생하는 감염은 요로감염(약 30~40%를 차지)과 폐렴(pneumonia) 및 혈류감염(bloodstream infection, BSI)이며 이 3가지 감염이 전체 병원감염의 85%를 차지하고 있다. 그 밖에 주요 감염으로는 외과적 창상감염(wound infection), 기타 원발성 및 2차 균혈증 등이 있다.

● 요로감염(urinary tract infection, UTI)

비뇨기계 카테터를 삽입하고 있는 환자의 간호에 있어서 계속적인 무균적 조치는 꼭 지켜져야 한다. 비뇨기계 감염은 병원감염에서 가장 많은 비중을 차지하고 있기 때문이다. 이러한 감염은 그람음성패혈증(Gram-negative septicemia)을 유도할 수 있고 사망에까지 이르게 한다. 박테리아는 카테터의 주위, 카테터와 집합관의 연결부위, 집합관과 배액주머니의 연결부분, 소변 백의 배출구 등으로 해서 요도로 들어갈 수 있다. 요로감염에는 특히 발열, 빈뇨, 배뇨곤란, 요의절박, 치골상부 압통 등 증상이 나타나는 요로감염도 있지만, 증상이 없이 소변배양검사를 통해서만 감염 여부를 알 수 있는 무증상 요로감염도 있으므로 특히 주의해야 한다.

● 폐렴(pneumonia)

병원감염의 약 20~30% 정도를 차지하는 폐렴은, 발생 즉시 치료하여도 사망률이30% 정도로 높기때문에 예방과 관리가 중요하다.

● 의료진의 가운에 의한 감염

최근에 의사의 가운과 넥타이는 세균에 오염되어 있다는 연구결과가 보고되었다(김재석). 의료인이 가운이나 넥타이를 자주 세탁하지 않아 감염의 온상이 될 수도 있다는 우려도 제기되고 있다.

- 전공의 가운 28개와 넥타이 14개를 조사한 결과 27개 가운과 넥타이 14개 전부에서 항생제 내성을 갖는 포도상구균(methicillin-resistant coagulase negative staphylococcus, MRCNS)이 검출되었다.
- 병원감염의 최대 주범으로 꼽히는 항생제 '메티실린' 저항성 연쇄상구균 (methicillin-resistant staphylococcus aureus, MRSA)도 의사 가운 4개 중 1개에서, 넥타이 1개에서 검출되었다.
- 세균이 주로 검출된 부위는 의사 가운의 양쪽 소매, 가운 밑단, 앞면 주머니 등 으로써, 의료진이 외부 환경과 자주 닿는 부위였다. 양쪽 소매의 끝단이 길면 여러 환자를 진료, 간호하는 과정에서 옷이 세균에 오염되어 그 세균이 의사, 간호사의 손으로 옮겨가고 다시 환자에게 전파될 가능성이 매우 크다.
- 이와 관련, 국내의 한 대학병원에서는 의료진의 가운에 묻은 세균이 환자에게 전파되어 병원감염이 발생하는 것을 줄이기 위하여, 진료복을 수술복처럼 넥타이를 사용하지 않는 반소매 형태로 변경하였다.

● 주사바늘의 찔림에 의한 의료진의 감염

국내의 한 연구에 따르면 100병상 당 의료인의 연간 자상사고 발생률은 6.1건이었으나, 자상사고를 보고하지 않는 비율이 국내의 한 연구에서 88%로 보고된 점을 참고하면 28~40건인 미국보다도 훨씬 더 많이 발생하고 있는 것으로 추정되고 있다.

- 이 자상사고의 76%는 간호사와 의사에게서 발생하였으며, 특히 채혈할 때 가장 많이 발생하였다.
- 자상사고를 일으키는 기구로는 일회용 주사기 40%, 주사바늘 18%, IV 수액 바늘 13%로서 바늘류가 대부분이었고, 상해부위는 손(41%)과 손가락(55%)으로서 손부위가 총 96%를 차지하였다.

memo 의료인과 휴대폰

요즈음은 의사, 간호사를 막론하고 누구나 휴대폰을 소지하고 있습니다. 그런데, 최근 터키(Turkey) 온도쿠즈 마이스 대학의 연구에 의하면, 병원 수술실과 집중치료 병동에서 일하는 의사와 간호사의 휴대폰 중 95%가 적어도 1종 이상의 박테리아에 오염된 것으로 나타났으며, 휴대폰 35%에서는 2종 이상 의 박테리아가, 11%는 3종 이상이 발견되었다고 보고하였다. 특히 조사대상 휴대폰 8대 가운데 1대는 강력한 항생제에도 죽지 않는 '슈퍼박테리아'가 검출되었다.

휴대폰이 병원균을 옮기는 강력한 매개체가 될 수 있음을 고려하여, 소독약으로 정기적으로 닦아 주는 등 감염 예방 조치를 취해야 한다.

03 병원감염 예방책

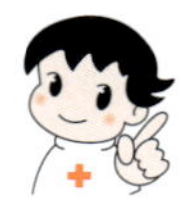

병원감염의 30~40% 이상은 의료기관의 감염관리 시스템 구축을 통한 병원 당국과 의료진의 감염에 대한 관심과 주의, 철저한 무균법 준수 및 표준주의(standard precaution)의 시행으로 예방이 가능하다.

감염관리 시스템 구축

● 감염관리위원회(infection control committee) 설치

- 의사, 간호사, 수술실, 중환자실, 병실, 임상병리과, 약제과, 영양사, 병원행정직 등 참여
- 병원감염관리의 우선순위 설정
  - 부서별 : 중환자실, 수술실, 분만실, 중앙공급실, 영양실, 물리치료실, 임상병리과 등
  - 부위별 : 요로감염, 폐렴, 혈류감염, 수술부위, IV 주사부위 등
  - 시술별 : 혈액투석, 복막투석, 흉강천자, 비위관 삽입, 동맥내 삽관, 기관내삽관 등

- 미생물별 : MRSA, VZV(varicella Zoster virus), Legionella, Clostridium difficile 등
- 병원감염의 원인과 전파 과정 규명
- 감염의 감시 및 감염 보고
- 감염예방 및 감염대책 수립(의료진, 직원교육포함)

〈요로감염 예방을 위한 조치〉

- 유치도뇨관(Foley catheter)은 무균적 처치를 할 수 있는 잘 훈련된 사람에 의해 시술되어야 하며, 이 경우에도 환자의 배뇨기능 장애의 임시조치로써 꼭 필요한 경우에만 삽입하도록 한다.
- 반드시 시행 전에 손 씻기를 하도록 한다.
- 요도손상을 최소화하기 위해 작은 내경의 도뇨관을 준비하며(어른 : 16~18Fr, 어린이 : 8~12Fr), 삽입 후에는 막히지 않고 자연적으로 잘 나오게 유지하는 것이 중요하다.
- 집합관과 배액주머니는 방광부위보다 항상 아래에 위치하여야 하며 잠글 수 있어야 한다.
- 유치도뇨관을 삽입한 환자는 하루에 1회 이상 회음부 간호를 시행한다.
- Sterile closed-drainage system은 모든 유치도뇨관에서 지켜야 한다.
- 양방향유치도뇨관(2-way Foley catheter)을 삽입한 경우에는 세척하지 않는다.
- 세척이 필요한 경우는 3방향 유치도뇨관(3-way Foley catheter)을 사용하고 이때 정확하게 도뇨관(irrigation lumen)을 통해 세척하도록 교육시켜야 한다.
- 장기간 도뇨관 삽입을 하고 있으면 도뇨관은 침전물(투명한 튜브의 안쪽에서 볼 수 있거나 만져지는 침전물)을 형성하거나 또는 소변이 막혀서 안 나오게 되어 도뇨관의 교환이 필요하다.
- 주기적으로 소변주머니를 비워야 하며, 주머니를 비울 때는 마개를 소독제로 닦은 후에 열어서 개인용 변기를 이용하여 받고 마개가 오염되지 않도록 주의한다.
- 유치도뇨관을 제거할 때도 무균법이 유지되어야 하며 멸균주사기로 도뇨관 풍선의 증류수를 뽑은 후 제거한다.

〈폐렴 예방을 위한 조치〉

- 철저한 손 씻기 준수 : 주로 의료진을 비롯한 병원 직원들이 매개체의 역할을 할 위험이 높으므로 철저하게 손 씻기를 한다.
- 호흡기계, 흡인기계 및 물품의 소독과 멸균
- 기도 분비물의 흡인관리 : 흡인은 교차 감염을 증가시키며, 흡인성 폐렴으로 진행되면 치사율이 높으므로 필요시 최소한으로 사용하고, 의식이 있는 환자는 가능하면 기침을 통하여 배출하도록 한다.
- 기관 절개 환자의 감염관리 시행
- 기관 내 삽관, 위관 영양 환자의 감염관리 시행

● 진료 서비스의 질 관리시스템 구축(환자 관리 시스템 포함)

〈사례 : 수술 환경 개선〉

- 수술실 온도, 습도, 환기 및 공기압력 관리
- 수술실 출입 제한 준수 및 신발 커버 사용
- 수술실의 청소상태 개선(바닥청소포함)
- 오염 물품과 멸균 물품의 이동 경로 분리
- 수술 일정 개선: clean 및 dirty operation 구분 등

● 주기적인 교육시스템 : 위생, 소독, 멸균, 감염관리, 전염병관리, 항생제 사용규정 등

- 손 씻기 철저 준수(수술 전, 창상 소독 전 등), 수술복 관리 철저(잠옷, 병동 외출복 등으로 사용 금지) 등

● 항생제 사용 관리시스템

- 항생제 사용 현황 모니터링
- 항생제 내성·감수성 모니터링
- 항생제 사용관리(적절성, 사용 기간, 오남용, 특정 항생제의 사용 제한 등 관리)

● 병원감염 발생 감시시스템

- 병원전체 감시
- 목표 감시 : MRSA관리, ICU감염관리 등 병원 상황에 따른 목표를 설정하여 특정한 병원 감염을 집중적, 효율적으로 관리 및 예방한다.
- 목적감시

● 병원 직원 관리시스템 : 바늘 찔림 사고 등 상해사고 후 보고 및 관리, 전 염성질환 접촉 전·후의 관리(N95 마스크 사용 등), 예방접종을 포함한 기본적 건강관리 등

- 바늘찔림 예방 : 한 손으로 주사기를 쥐고 다른 한 손으로 뚜껑을 잡는 등 양손을 사용하여 주사 바늘에 뚜껑을 씌우다가 환자의 혈액이나 체액으로 오염된 주사 바늘에 찔리게 되므로, 사용한 주사 바늘에는 뚜껑을 씌우지 않아야 하며, 주사 바늘에 뚜껑을 씌어야 할 경우에는 반드시 한 손으로만 조작한다.

memo N95 마스크

미국 FDA와 NIOSH(미국 국립직업안전건강연구소, National Institute for Occupational Safety and Health)에서 동시에 승인한 외과용 N95 마스크(Surgical N95 Respirators)로, 바이러스 감염자가 침이나 체액을 밖으로 비산 시키는 것을 막아서 2차 감염을 줄여줄 뿐만 아니라, 감염되지 않은 사람 이 공기 중에 떠다니는 바이러스 입자를 들이마시지 않도록 마스크 착

용자의 호흡기를 보호해서 2차 감염을 줄이는 2가지 기능이 함께 있는 마스크이다.

- N95란 미국 NIOSH가 정 해놓은 1회용 입자마스크 (Disposable Particulate Respirators) 승인등급 중 하나로, 공기 중에 떠다니는 먼지 입자와 기름이 포함되지 않은 액체 방울을 최소 95% 이상 걸러낼 수 있는 제품에 부여하는 등급이다.
- 우리나라에서는 한국산업 안전보건공단 (Korea Occupational Safety and Health Agency, KOSHA)에서 인증한 "안면부 여과식" 형태의 특급(분진 포집 효율 99.0% 이상) 및 1급(분진 포집 효율 94.0% 이상) 방진마스크가 N95 마스크와 유사한 기능을 갖고 있다.

무균법(asepsis) 준수

무균법은 무균술(aseptic technique)로 불리기도 하는데, 내과적 무균법과 외과적 무균법으로 구분된다.

- **무균법을 사용해야 하는 경우** : 수술실, 분만실, 화상환자병실, 특수진단 시, 주사기를 이용한 투약 시, 상처 드레싱 교환, 도뇨관 삽입, 정맥주사 등

① 내과적 무균법(medical asepsis) : 손 씻기, 환자위생, 격리 등

- 손 씻기 : 임상환경에서 병원 미생물을 전파하는 가장 위험한 매개체 중 하나는 손이기 때문에, 손 씻기는 간단한 일처럼 보이지만 병원감염 예방을 위한 가장 기본적이면서도 가장 중요한 역할을 담당하고 있다.
- 환자의 격리는 공기감염, 비말감염, 접촉감염을 통해 감염이 전파될 것으로 예측되는 대상자 또는 감염자를 위한 조치이다.

② 외과적 무균법(surgical asepsis) : 드레싱교환, 멸균구역(멸균실) 준비 등

〈외과적 무균법의 주의사항〉

- 피부는 멸균 불가능하므로 오염된 것에 해당한다. 따라서 피부나 점막에 할 수 있는 행위는 소독이며 체내에 삽입하는 기구는 멸균한 것을 사용한다.
- 멸균 구역안에서 사용되는 모든 물품은 멸균된 것이어야 한다.
- 멸균품이 비멸균품과 접촉되면 오염된 것으로 간주한다.
- 시야를 벗어난 멸균품이나, 허리선 아래에 위치한 멸균품들은 오염된 것으로 간주한다.
- 멸균품을 공기 중에 방치하면 오염된다.
- 멸균품이 습기에 의해 젖게 되면 오염된다.

◈ 손 씻기를 시행해야 하는 경우*

세계보건기구(WHO)에서는 다음 5가지 경우에는 반드시 손 씻기를 시행하도록 전세계의 의료기관에 권장하고 있다.

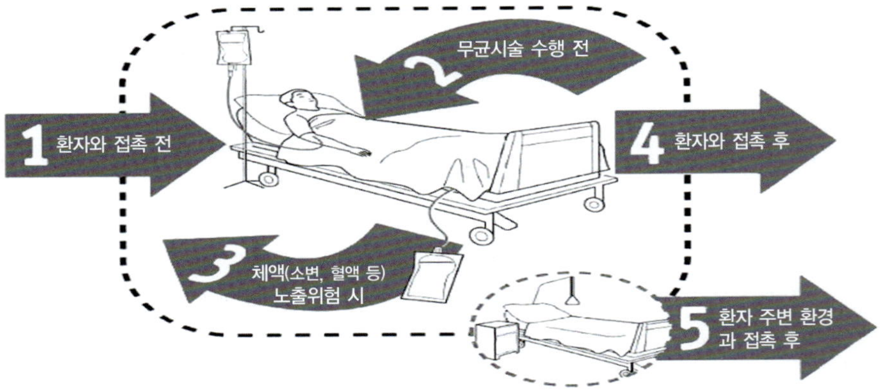

* World Health Organization(WHO) : WHO Guidelines on Hand Hygiene in Health Care. Geneva, Switzerland : WHO, (손씻기에 관한 더 자세하고 전문적인 WHO가이드라인 자료는 다음 사이트를 참조 : http://www.who.int/gpsc/5may/background/5moments/en/index.html)

- 이 5가지 경우 외에도 기본적으로 음식 먹기 전, 화장실 다녀온 후에도 손 씻기를 반드시 해야 하며, 특히 무균 술을 적용하는 모든 처치 전**(드레싱 교환, 정맥 카테터 삽입 등)** 및 모든 침습적 수술 처치 전에는 철저하게 시행되어야만 한다.
- 손 씻기 때 사용하는 세제는 비누**(액상, 보통비누, 소독비누 포함)**와 물을 이용해야 하는 제품이 있는 반면 알코올이 들어가서 물 없이도 사용할 수 있는 제품도 있는데, 특히 알코올이 함유된 제품은 항균, 살균력이 매우 우수하며 물 없이도 언제 어디서든지 사용할 수 있어 편리한 것이 강점이다.

◈ 효과적인 손 씻기 방법

알코올 성분의 약제를 사용하는 손 씻기는 약제를 따르는 시간을 포함하여 최소한 20~30초 동안 시행하고, 비누 등을 사용하는 손 씻기는 수도꼭지를 트는 시간 포함하여 최소한 40~60초 동안 시행되어야 한다.

- 손 씻기에서 균이 남기 쉬운 곳은 손끝, 손가락 사이, 엄지손가락 근처, 손바닥 주름, 손목 등이며, 이 부위들은 특히 주의해서 씻어야 한다.

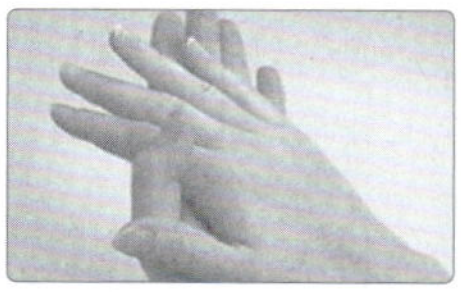

①손바닥과 손바닥을 마주 대고 문질러 준다.

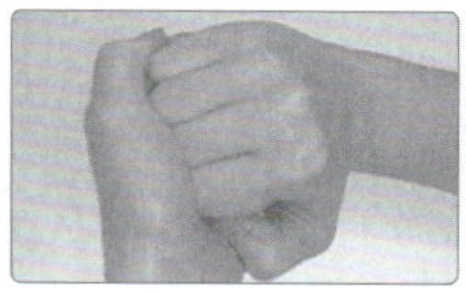

②손가락등을 반대편 손바닥에 대고 문질러 준다.

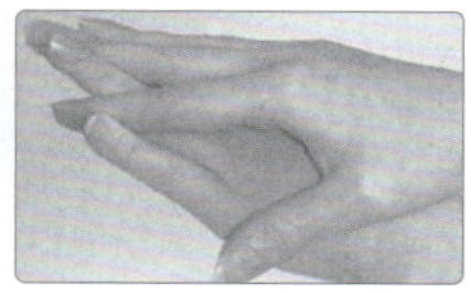

③손바닥과 손등을 마주 대고 문질러 준다.

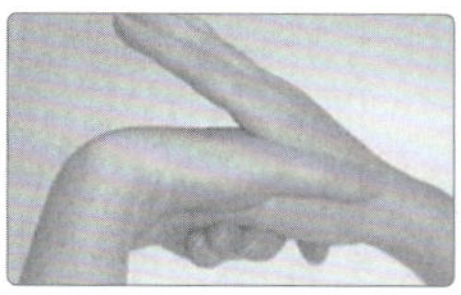

④엄지 손가락을 다른 편 손바닥으로 쥐고 돌리면서 문질러 준다.

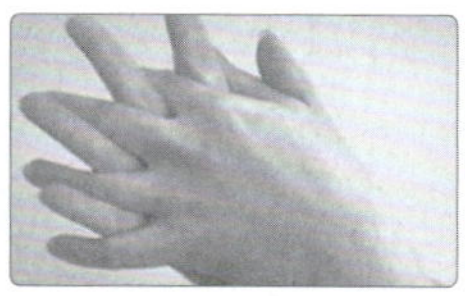

⑤손바닥을 마주 대고 손깍지를 끼고 문질러 준다.

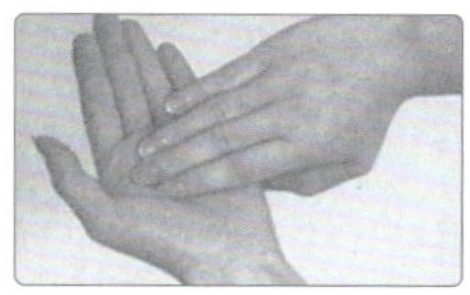

⑥손가락을 반대편 손바닥에 놓고 문지르며 손톱 밑을 깨끗하게 한다.

소독제별 살균효과

소독제의 종류	특 징	살균기전	그람양성균	그람음성균	결핵균	곰팡이	바이러스
에틸알코올 (ethyl alcohol)	작용시간은 가장 빠르나 지속효과가 없음. 70% 농도로 사용함	세균단백질의 변성	매우 좋음	매우 좋음	좋음	좋음	좋음
클로르헥시딘 (chlorhexidine)	지속효과가 매우 우수함, 보통 0.5%, 2%, 4% 농도로 사용	세포벽 파괴	매우 좋음	좋음	부적절	보통	좋음
헥사클로로펜 (hexachlorophene)	탈취제와 비누에 사용되는 항균제	세포벽 파괴	매우 좋음	부적절	부적절	부적절	부적절
요오드 (옥소, iodine), 아이오도퍼 (iodophor)	작용시간이 빠르고 지속효과가 보통이며 보통 0.5%, 2%, 7.5%, 10% 농도로 사용	산화/free iodine 대치	매우 좋음	좋음	좋음	좋음	좋음

※ 보릭(boric acid)은 피부에 자극을 주지 않기 때문에, 눈(eye), 구강(oral)부위, 점막(이비인후 환자의 수술 창상치료, 기관절개술 간호 시 등)이나 화상부위의 상처치료(화상의 드레싱) 등에 사용하며, 소독력은 약하다.

◈ 소독과 멸균

과잉의 멸균은 비용과 시간의 낭비, 자원의 낭비와 환경오염 문제로 이어질 수 있기 때문에, 상황과 필요성에 따라 세척, 소독 또는 멸균 시술이 적절하게 관리되어야 한다. 임상에서 사용하는 기구 중 반드시 멸균되어야 하는 것은 외과적 수술용 기구 및 주사 바늘처럼 점막을 뚫고 들어가거나 혈관에 직접 접촉하는 품목들을 포함한다.

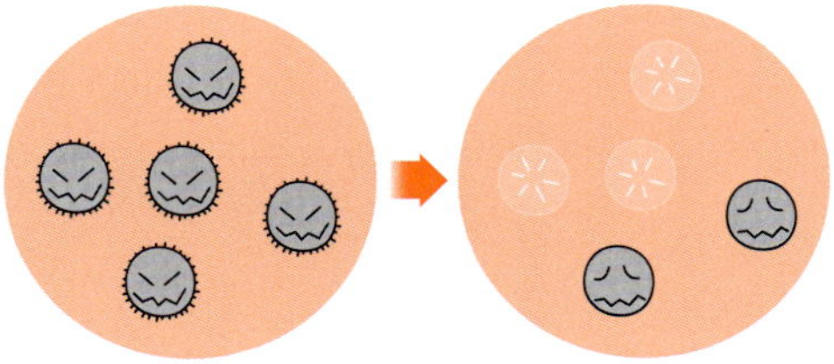

- 소독(disinfection)이란 병원미생물을 제 거·살균하거나 혹은 그 병원성을 잃게 하여 감염의 위험성을 제거하는 조작으로 미생물의 영향력만을 사멸시킨다. 표면증식 성 병원균은 죽이나 포자 형태의 미생물은 사멸시키지 못한다.

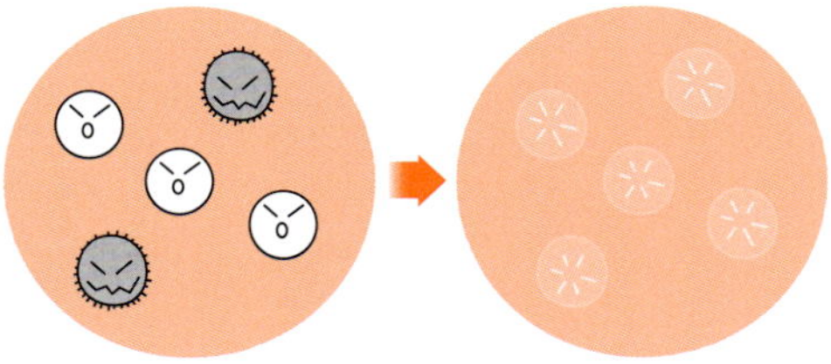

- 멸균(sterilization)이란 물리적, 화학적인 방법을 이용하여 아포를 포함한 모든 형태의 미생물을 사멸 또는 제거하여 무균상태에 달성하는 것이다.

주요 멸균법

방법		원리 및 종류	대상물품	장점	단점
고온멸균	스팀 멸균	포화증기를 이용하여 멸균	• 열, 증기, 압력, 습기에 손상을 받지 않는 의료기구 • 다음 물품은 스팀멸균을 적용할 수 없음 – 열과 습기에 약한 물품 – 물기가 닿으면 용해되는 물품 – 수증기가 통과하지 못하는 물품(예: 바세린, 오일 등)	• 환자, 직원, 환경에 독성 없음 • 멸균 적용 대상이 광범위 • 짧은 시간에 멸균 가능 • 경제적임	• 열에 민감한 기구에 해를 끼침 • 습열의 침투가 어려운 물품에는 부적합 • 물기가 남아있을 경우 부식의 원인이 될 수 있음 • 화상 위험 있음
	건열 멸균	뜨거운 공기를 이용하여 멸균 (예: 160C에서 1시간)	• 열에 의해 녹지 않고, 물기가 닿으면 용해되는 물품(예: 젤라틴으로 만들어진 캡슐, 파우더 등) • 수증기가 통과되지 못하는 물품(예: 오일, glycerin 등) • 유리 주사기 • 열에 강한 기구 • 높은 온도 때문에 손상될 수 있 는 직물이나 고무에는 적합하 지 않음	• 환경, 직원, 환경에 독성 없음 • 전체 과정의 관리 및 감시가 쉬움 • 스팀 침투가 불가능하고 분해되지 않는 기구의 고온 멸균에 효과적임 • 유리의 표면을 부식시키지 않음	• 열에 불안정한 기구에 해를 미침 • 침투 시간이 길고 속도가 느림
저온멸균	EO 가스 멸균	전습(Preconditioning)과 가열, EO가스를 이용하여 멸균	• 열이나 습기에 민감한 고위험 기구 멸균에 적용 • 기구 내관의 크기나 길이에 제한 받지 않으며, 열과 습기에 약해서 고온 멸균할 수 없는 물 품에 적용 • 물기가 있는 물품과 가죽물품에는 적용하지 못함	• 포장 재질이나 기구의 관속으로 투과 • 회용 카트리지의 경우 음압인 챔버에서 가스누출이나 EO 노출 위험을 최소화하면서 사용 가능 • 조작과 감시가 쉬움 • 대부분의 의료재질에 적합성 높음	• 잔재하는 EO가스 제거를 위해 정화 필요 • EO가스 독성, 발암성, 가연성임 • EO가스 방출에 대한 규정에 따름 • EO가스의 카트리지는 가연성 액체 보관장에 저장해야 함 • 적용 주기와 정화 시간이 김
	과산화 수소 가스 플라즈마 멸균	58%의 과산화수소가 멸균원이며 이를 가스화하여 사용	• 열에 약한 기구에 적용 • 내경의 구경과 길이에 따라 사용이 제한되며 제조회사의 권장사항에 따라야 함 • 파우더나 종이와 같은 흡수성 물질 과 액체, 오일은 멸균할 수 없음	• 환경과 의료인에게 안정 • 잔류 독성 없음 • 28~73분의 작용시간, 정화시간 필요없음 • 조작, 설비, 감시가 쉬움 • 대부분의 의료기구 사용 가능	• 섬유질(종이), 린넨, 액체는 사용할 수 없음 • 관이 길거나 좁은 경우는 부적합 • 합성팩이나 특수 용기 필요
	포름 알데 히드 멸균	• 35% 포름알데히드 • 진공상태에서 스팀과 혼합된 포르말린 가스를 분산 시켜 멸균	• 압력변화에 민감하여 파손되는 제품은 제외 • Balloon 있는 물품 부적합	• 열에 민감한 기구의 멸균에 적합 • 폭발성, 인화성 없음 • 경제적	• 잔재하는 가스 제거를 위해 정화 필요 • 부식성, 급독성, 발암성 • 보관병 취급 시 주의 요함

출처 : 질병관리본부, 의료관련감염 표준예방지침, 2017

표준예방책 시행

미국 질병관리본부(CDC, centers for disease control and prevention : 1973 년 설립)에서 제시한 이 감염예방책은 가장 기본적인 방법 중 하나이기 때문에 숙지해 둘 필요가 있다.

CDC 표준예방책

표준예방책(모든 환자 공통)		공기감염 시	비말감염 시	접촉감염 시
손 씻기	• 체액·물질을 만진 후 • 장갑을 벗은 후 • 환자 접촉 간 • 보통 일반 비누를 사용	–	–	–
장갑	• 체액·물질을 만질 때 • 점액·상처있는 피부에 접촉할 때 • 사용 후 비오염물·환경표면을 만 지기 전, 다른 환자에게 갈 때에는 벗고 손을 씻는다.	–	–	• 병실에 들어갈 때 장갑 착용 • 오염물을 만진 후에는 교환 • 병실을 나오면 벗고 소독제로 씻는다.
마스크	• 체액·물질이 흩날려 눈, 코, 입을 오염할 것 같을 때	입실할 때 N95 마 스크(p.209 참조)를 쓴다.	1m이내에서 일할 때에는 외과용 마 스크 착용	–
가운	• 의복이 오염될 것 같을 때 착용한다. • 더러워진 가운은 바로 벗어 세탁한다.	–	–	• 환자를 만질 때에는 병실 에 들어가기 전에 착용하고 병실을 나오면 벗는다.
기구	• 오염된 기구로 점막, 의복, 환경 등을 오염시키지 않도록 주의하여 조작한다. • 재사용하는 것은 청결한지 확인한다.	–	–	• 가능하면 환자 개인 전용으로 사용한다. • 불가능하면 다른 환자에게 사용하기 전에 소독한다.
시트	• 오염된 시트는 점막, 의복, 다른 환자나 환경을 오염하지 않도록 조작, 이송, 처리한다.	–	–	–
환자 배치	• 환경을 오염시킬 우려가 있는 환자는 개인실에 입원시킨다. • 개인실이 없을 때에는 전문가에게 상담한다.	개인실 격리 : 병실 조건 ① 음압, ② 1시간에 6회 환기, ③ 원외 배기	개인실 격리, 집단 격리 또는 1m 간 격 준다.	• 개인실 격리, 집단격리 또 는 병원체의 역학과 환자 인구를 고려하여 대처한다.
환자 이송	–	• 제한한다. • 필요한 때 외과용 마스크 착용	• 제한한다. • 필요한 때 외과용 마스크 착용	• 제한한다.
기타	• 바늘사고대책, 환경대책	–	–	• 반코마이신 내성균 대책

사례연구 : **병원감염**

병실의 감염

아래의 그림을 보고 숨어 있는 위험성을 생각해 봅시다!

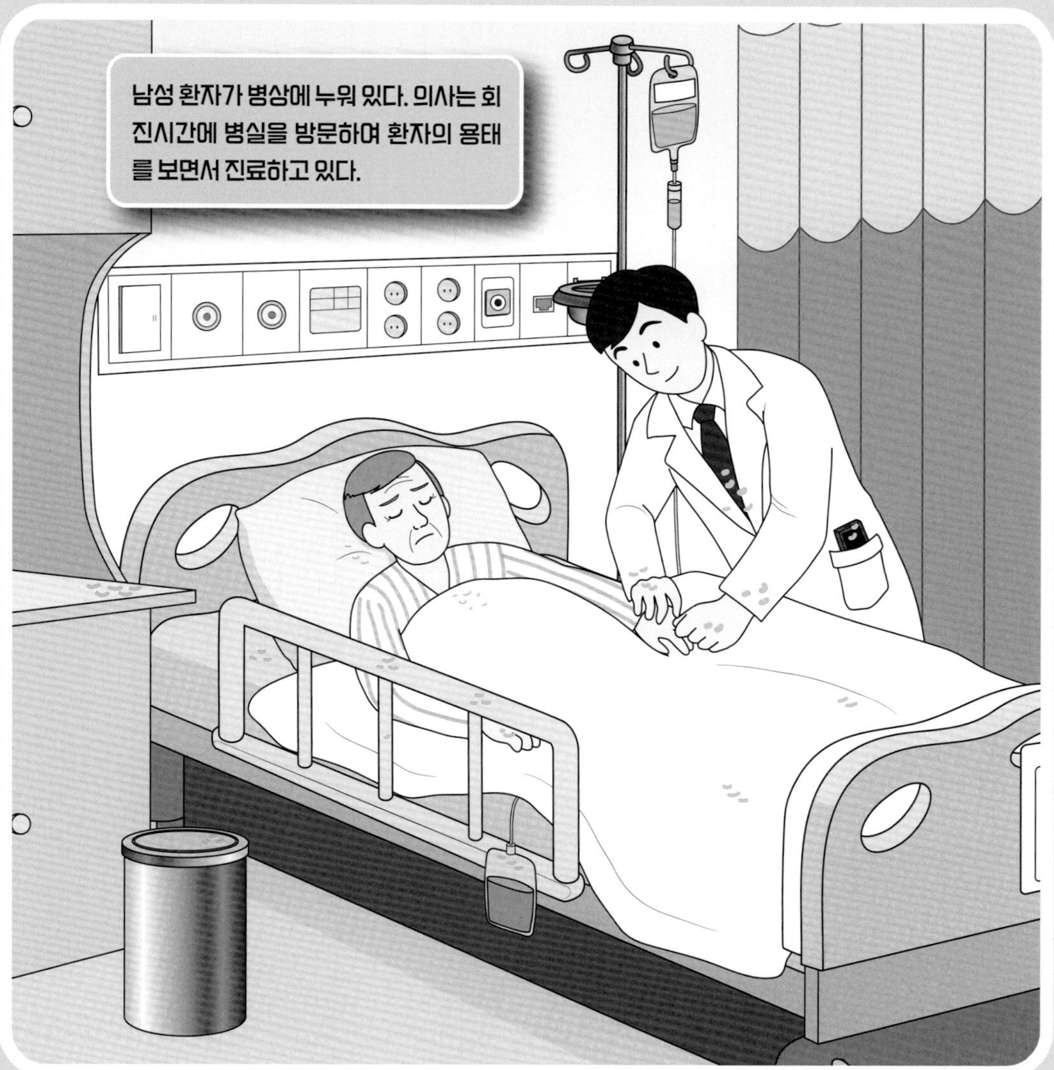
남성 환자가 병상에 누워 있다. 의사는 회진시간에 병실을 방문하여 환자의 용태를 보면서 진료하고 있다.

의료기관에서의 감염 또는 병원감염이란 입원 전에는 나타나지도 않았고 잠복상태도 아니었던 감염이 입원 후 환자에게 나타나는 감염증과, 입원 중에 침입한 미생물로 인하여 퇴원 후에 질환을 일으키는 감염증을 말한다. 환자뿐만 아니라 간호사를 비롯한 의료인, 방문객 및 병원직원도 무심코 감염을 전하는 매개체 또는 반대로 감염대상자가 될 수도 있으므로 감염증을 일으킬 만한 사항은 없는지 주의하며 간호하는 것이 중요하다.

위험인자

예방책

병원감염의 정리

병원감염

병원감염 원인

- **감염원**
  - 메티실린저항성 연쇄상구균(MRSA)
  - A형 연쇄상구균
  - 그람 음성 간균
  - 연쇄상구균
  - 살모넬라
  - 녹농균
  - 칸디다알비칸스
  - 반코마이신 내성 장알균(VRE)
  - 카바페넴 내성 아시네토박터 바우마니균(CRAB)
  - 카바페넴 내성 장내세균속균종(CRE)
- **감염경로**
  - 공기감염
  - 비말감염
  - 접촉감염
- **주요감염대상**
  - 병원감염 위험에 노출된 대상자
  - 병원감염 발생의 위험이 큰 환자
- **임상에서의 주요 감염**
  - 요로감염
  - 폐렴
  - 의료진의 가운에 의한 감염
  - 주사바늘의 찔림에 의한 의료진의 감염

병원감염 예방책

- **감염관리 시스템 구축**
  - 감염관리위원회 설치
  - 진료 서비스의 질 관리시스템 구축(환자 관리 시스템 포함)
  - 주기적인 교육시스템
  - 항생제 사용 관리시스템
  - 병원감염 발생 감시시스템
  - 병원 직원 관리시스템
- **무균법 준수**
  - 내과적 무균법 –손 씻기, 환자위생, 격리 등
  - 외과적 무균법 –드레싱 교환, 멸균구역(멸균실) 준비 등
- **철저한 소독과 멸균 시행**
  - 소독제별 살균효과
  - 주요 멸균법
- **표준예방책 시행**
  - 상황에 따라 환자를 격리하거나 장갑, N95 마스크, 가운을 사용

CHAPTER

07

관리

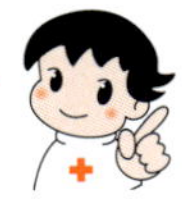

01 분실

입원환자 중에는 '병원은 안전'하다고 생각하고 큰돈을 가져오는 사람도 있고 도난에 대해 설명해도 좀처럼 이해하지 못하는 경우가 많다. 그러나 '병원은 안전하다'라는 것은 옛말이고 직원이나 가족, 면회자를 가장한 도난 사건이 많이 발생하고 있다.

병원에 설치해 둔 안전금고는 어디까지나 간이시설로 쉽게 부술 수 있기 때문에 분실, 도난방지의 원칙은 '**갖고 있지 않게 한다.**'이다. 구체적인 설명, 그리고 귀중품이나 큰 돈을 갖고 있지 않게 하는 대처가 매우 중요하다. 또한, 환자에 따라서는 안전금고를 이용했지만, '열쇠'를 서랍장 위에 올려두는 경우가 종종 있기에 각별한 주의가 필요하다.

특히, 분실품목 중 의치(틀니, denture)나 안경, 보청기는 그 사람에 맞는(익숙한) 것이어야 한다. 쉽게 말해 의치는 치아를 대신하며, 안경은 눈을 대신하고, 보청기는 귀를 대신하는 아주 중요한 것이기에 분실이나 파손되면 새로 만들기까지 며칠을 요하는 경우가 있어 즉시 다른 안경이나 의치로 대체할 수가 없다. 또한, 환자의 상황에 따라서는 새로 만들 기회가 없는 경우도 생각할 수 있다. 그래서 환자에게 심리적, 신체적 부담을 주는 정도가 크다. 어떠한 의미에서는 대용이 불가능한 귀중품이라고도 할 수 있기 때문에 신중하게 다룰 필요가 있다.

이러한 분실은 기본적으로 **정리정돈이 잘 되어 있으면** 분실이나 파손과 같은 사고는 일어나기 어렵다.

사고 원인

신체적 요인

- 소중한 물건을 지니고 있지만 치매 등으로 스스로 관리할 수 없다.
- 의식혼탁이 있다.
- 고령으로 기억력이 떨어져 있다.
- 판단력이나 이해력이 떨어져 있다.
- 건망증이 심하다.

심리적 요인

- 간호사의 요인
  - 마음에 여유가 없어서 환자 언동의 세세한 부분까지 생각할 수 없다.
  - 검사나 처치시간이 신경 쓰여 환자가 중요하게 여기는 것이나 귀중품까지 배려할 수 없다.
  - 검사나 처치시간이 갑자기 변경되거나 앞당겨져 마음이 초조하다.
  - 환자에게 '귀중품은 돈으로 바꿀 수 없을 정도로 중요한 것'이라는 의미를 깊이 생각하고 있지 않다.
  - 환자에게 정리정돈 하도록 주의를 주고 있지 않다.
  - 환자의 의식이나 이해력을 간호사가 파악하고 있지 않다.

- 환자의 요인
  - 병원에서는 '물건이 절대로 없어질 리가 없다.'라고 생각한다.
  - 무심결에 침상위탁자나 서랍장, 세면대 선반에 시계, 반지, 안경 등을 놓아 둔 채로 잊어버린다.
  - 귀중품이라는 의식이 없다.
  - 자신이 소중하게 여기는 물건을 한 곳에 두지 않고 게다가 어디에 무엇을 놓아두었는지 잊어버린다.

환경적 요인

- 침상주위가 정리정돈 되어 있지 않다.
  - 침상위탁자에 책이나 거울, 휴지상자 등이 난잡하게 놓여있다.
  - 의치전용 케이스가 준비되어 있지 않다.
  - 귀중품(예를 들어 틀니 등)이 휴지에 싸여있고 과자 등이 침상 위탁자에 놓여 있다.
- 귀중품에 대해 배려하지 않았다.
  - 비밀번호 장치가 갖추어진 서랍장이나 안전금고(safety box)에 귀중품을 넣어두지 않았다.

관리적 요인

- 간호사의 이해력 부족
  - 환자에게 귀중품은 대체품이 없다는 사실을 간호사가 이해하고 있지 않다.
  - 의치나 안경은 환자의 신체 일부라는 사실을 이해하고 있지 않다.
  - 반지나 시계 등은 고급품이거나 때로는 유품일 수도 있다는 점을 이해하고 있지 않다.
- 환자의 가치관을 고려하지 않고 자신의 가치관만으로 보기 때문에 환자의 생각을 이해하지 못한다.
- 정보의 인식부족
- 환자의 행동을 이해하지 못해서 간호사 전원에게 정보를 제공하고 문제를 공유하지 않고 있다.
- 환자가 가진 물건을 올바르게 파악하고 있지 않다.
- 간호사의 설명부족
  - 비밀번호장치가 갖추어진 장이나 서랍장 안의 안전금고 활용법을 환자에게 설명하고 있지 않다.

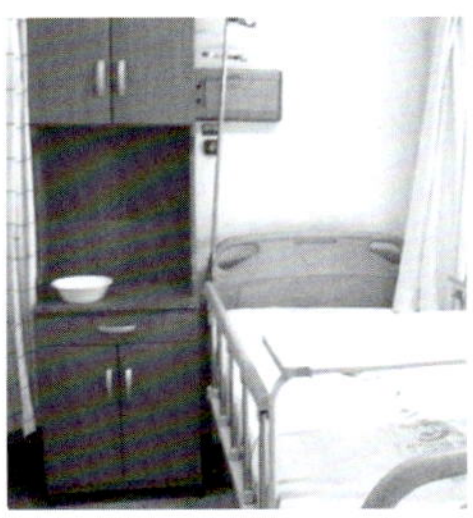

▲ 서랍장

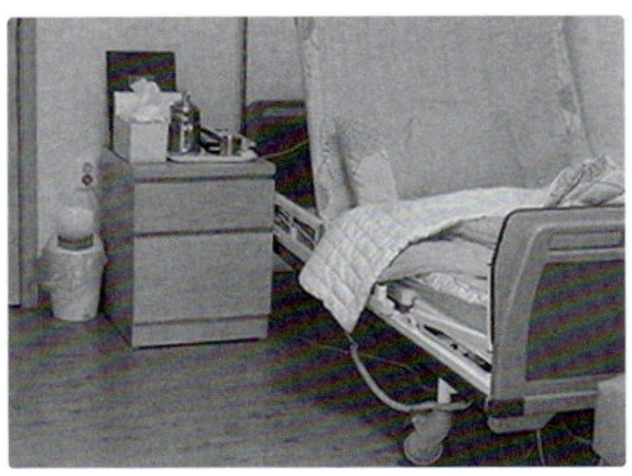

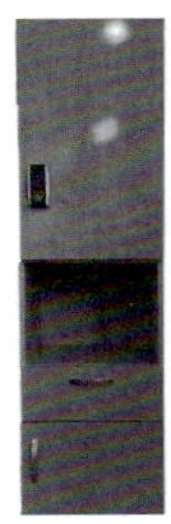

▲ 귀중품은 반드시 안전금고에 넣게 한다.
(안전금고가 설치된 서랍장)

안전대책

- 세심한 설명으로 주의사항을 분명히 이해시킨다.
  - 검사나 처치를 시행하기 전에는 환자의 이해도에 맞게 알기 쉽게 설명한다.
  - 입원교육에서 귀중품을 병원에 가져 오지 않도록 지도한다.
  - 평소 잘 사용하지 않는 귀중품(반지, 목걸이 등)은 집으로 가져가게 한다.
  - 꼭 있어야하는 물품은 휴지나 거즈에 싸지 않도록 지도한다.
- 귀중품 보관에 충분히 주의한다.
  - 검사나 처치를 시행하기 전에는 지니고 있는 귀중품을 벗어 전용 용기 또는 서랍이나 안전금고에 보관한다.
  - 안전금고에 큰 금액의 현금을 보관해야 할 경우에는 병원 회계과에 맡기는 등 안전대책을 마련한다.
- 환자의 이해력을 확실히 파악한다.
  - 환자의 신체적, 심리적 상태를 충분히 파악한다.
  - 환자가 검사나 치료로 주의가 산만해져 있을 때에는 간호사가 충분히 대응한다.
- 침상주위의 정리정돈과 재확인을 장려한다.
  - 침상주위의 정리정돈을 세심하게 하여 환경정비를 철저히 한다.
  - 시트교환 시나 잠옷교환 시에는 간호사가 대행하여 관리한다.
  - 잘못하여 필요한 물품이 섞여 들어가지 않도록 휴지통의 위치를 생각하여 배치한다.
  - 불필요한 것이라도 내용을 재확인한 다음 버리도록 습관화한다.
- 다른 부서나 가족과 연계하여 사고를 미리 방지한다.
  - 혼자 판단하여 처리하지 말고 환자와 가족에게 확인한 다음에 대응한다.
  - 청소담당자와 정보를 공유하여 긴밀히 연계한다.

◈ 침상위탁자와 휴지통과의 관계

일상생활에서 책상 옆에 휴지통을 두면 책상 위에서 떨어진 물건이 휴지통에 섞여 그대로 버려지는 경우가 종종 있는데, 병실에서 책상 역할을 하는 것이 침상위탁자(over table)이다.

환자는 다양한 용도로 쓸 수 있다며 무심코 여러 가지 물건을 올려 놓는데, 침상위탁자 밑에 휴지통을 두면 자신도 모르는 사이에 미끄러져 떨어지거나 하여 분실을 초래하기도 한다.

'침상위탁자 밑에는 휴지통을 두지 않는다.'라는 규칙을 확실하게 지켜서 간호하도록 한다.

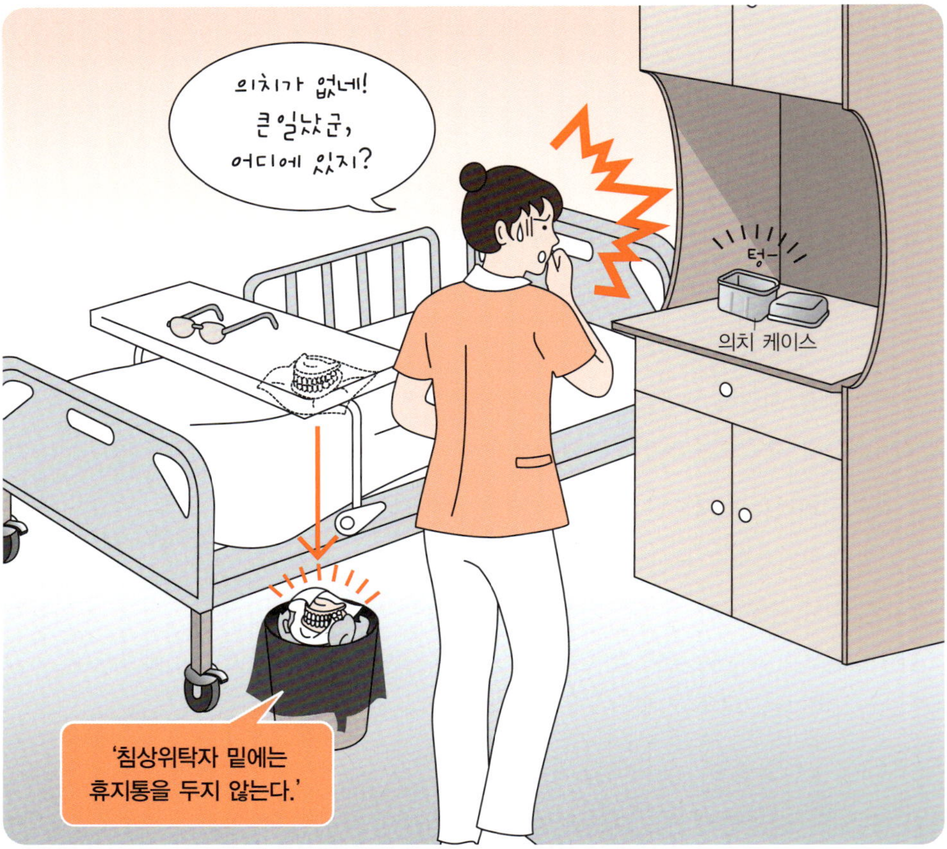
의치가 없네!
큰일났군,
어디에 있지?
텅-
의치 케이스
'침상위탁자 밑에는
휴지통을 두지 않는다.'

02 자살·자상행위

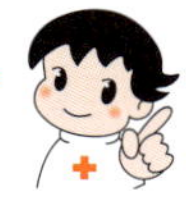

의료시설에서 일어나는 자살 및 자상행위 대부분은 야간이나 주말 등 치료나 검사가 없어 의료진이 적은 시간대에 발생한다. 또한, 이러한 행위를 하기 전에 환자는 반드시 언어적 혹은 비언어적인 신호를 보낸다. 간호사는 이러한 신호를 간과하지 않도록 평소 환자의 호소에 귀 기울이고 사소한 표정 변화에도 문제의식을 갖고 배려하여 간호하는 것이 중요하다.

자살 및 자상행위는 모든 환자에게서 일어날 가능성이 있다. 불치병에 의한 심리적 동요뿐만 아니라 입원이라는 생활환경의 변화까지 겹쳐서 아주 작은 자극에도 과잉반응을 나타내게 된다. 게다가 병으로 인한 심한통증을 갖고 있으면 더욱 그 가능성이 커질 수 있다. 그러므로 간호사는 환자에 대한 정확한 파악과 세심한 배려가 필요하다.

사고 원인

신체적·심리적 요인

- 피로하고 수면장애가 있다.
- 통증이 심하다.
- ADL(일상생활능력, activities of daily living)이 저하되어 있다.
- 자살을 언급하거나 원망하거나 자살을 기도한 적이 있다.
- 소외감이나 고독감을 호소한다.
- 자신을 낮게 평가한다(자신의 존재가치를 못 느끼고 있다).
- 사고력이나 자발성, 결단력이 없어진다.
- 분노의 감정이 있다.
- 흥분상태에 있다.
- 절망감을 갖고 있다.
- 죄악감이나 자책하는 마음이 있다.
- 미래에 대한 희망이 없다.
- 우울증을 앓고 있거나, 과거 우울증을 앓던 과거병력이 있다.

- 약물을 남용한다.
- 인격장애를 갖고 있다.

조직적 요인

- 자살 또는 자상행위의 신호가 나타났을 때의 대응책을 마련해 두었는가? 또는 그 대처방법(절차)에 따라 행동을 취하고 있는가?
- 자살 또는 자상행위가 우려될 때의 전달이나 보고체계가 조직되어 있는가? 또는 그 대처방법(절차)에 따라 행동을 취하고 있는가?

memo 자살·자상행위를 방지하기 위한 연구

"죽고 싶다."라고 환자가 마음 먹으면 무엇이라도 자살 또는 자상행위의 도구가 될 수 있습니다. 위험물의 제거뿐만 아니라 베개 끈이나 의료용 붕대, 거즈의 뒤처리에 주의하는 것이 중요합니다.

memo 자살과 우울증

'자살을 시도하는 사람은 90% 이상이 우울증을 앓는 특유증세를 나타낸다.'라는 보고가 있어 주의가 필요합니다. 심리적인 측면에서 구체적으로 생각해보면
① 소외감이나 고독감을 호소한다.
② 자책하는 정도가 강해진다.
③ 사고력, 자발성, 결단력이 급격하게 없어진다 등의 증세인데, 이러한 증세가 나타나면 주의가 필요합니다.

memo 자살기도로 인해 생기는 결과

① 장애를 입거나 입원 치료가 연장된다.
② 원 질환을 악화시켜 치료계획을 변경하게 된다.
③ 자살행위로 인한 고도의 장애가 남을 가능성도 있어 환자의 생활에 큰 영향을 미친다.
④ 사망하여 치료가 중단된다.
⑤ 가족으로부터 신뢰를 잃게 된다.

안전대책

불의의 사고를 발견하면...

● 활력징후(vital sign)가 있는지 확인한다.

- 활력징후가 있으면 사람을 불러 응급처치를 한다.
- 발견 시의 상황, 환자의 상황, 발견시각, 처치 내용 등을 자세하게 기록으로 남긴다.

● 불행히도 활력징후가 없을 때에는 다음과 같이 대응한다.

- 현장보존에 노력하여 경찰에게 통보할 필요가 있다.
- 발견시각, 주위상황 등을 상세하게 기록으로 남긴다.
- 환자의 몸에 붙어있는 것을 마음대로 떼거나 버리지 않도록 주의한다.

◈ 병원 내에서 만나게 되는 사례

◈ 위험인자

1. 간호사가 병실에 잊고 놓아둔 거즈뭉치(롤)를 이용하여 목을 맨다.
2. 붕대나 베개 끈, 시트, 간호사 호출기 코드를 이용하여 목을 맨다.
3. 시트류를 묶어 둔 나일론 끈을 이용하여 목을 맨다.
4. 오염실이나 처치실에 놓아둔 소독액을 마셔 자살을 꾀한다.
5. 병실, 로비의 창문이나 옥상 등의 고층에서 투신을 꾀한다.
6. 칼, 가위 등 예리한 물건을 이용하여 자살 및 자상행위를 한다.
7. 외출, 외박을 이용하여 병원 외부에서 대중교통(**버스, 차량 등**)에 뛰어든다. 또는 목을 매는 등의 자살행위를 시도한다.
8. 침상 램프, 전구 등을 부숴서 자상행위를 한다.

◈ 예방책

1. 병실 내 또는 복도 등에 끈, 붕대, 거즈 등을 잊고 놓아두거나 방치하지 않는다.
2. 소독액 등은 환자에게 보이는 장소에 두지 않고 반드시 눈에 띄지 않도록 수납한다.
3. 환자가 출입하기 쉬운 장소에 약품, 위생재료, 위험물은 최대한 두지 않는다. 또는 수량을 항상 확인하며 관리한다.
4. 정신적 혼란, 불안 등이 나타난 경우에는 환자의 소지품을 확인하여 위험물을 없앤다.

5. 정신적 문제나 불안 증세가 있을 때에는 자주 병실을 찾거나 또는 간호부 근처로 환자의 침상을 옮겨 관찰하기 쉬운 환경을 정비한다.
6. 외박, 외출 시에는 가능하면 가족과 동반하게 한다.
7. 이유도 없이 병실 부재가 30분 이상 계속되면 불의의 사고를 염두에 두고 행방을 찾는 노력을 한다.
8. 평소 언동이나 정신적 변화를 주의하여 관찰한다.
9. 줄로 된 간호사 호출기는 벽면에서 간호사 호출버튼을 누르는 "버튼식"스위치로 변경하여 부착한다.

◈ 사 례

백혈병 말기의 여성 환자가 입·퇴원을 몇 번인가 반복했다. 수액요법을 하고 있는데 지혈이 잘되지 않아 거즈로 임시 지혈을 꾀하는 나날을 보내고 있었다. 그런데 어느 날, 아침, 저녁으로 거즈를 모아 두었다가 그 거즈를 여러장 묶어서 끈으로 만들고 침상난간을 이용하여 목을 매려던 것을 순회중이던 간호사가 발견했다.

03 무단 이탈

고령화가 진행되면서 입원환자 중에는 입원이라는 환경 변화에 적응하지 못해 불안이나 야간 섬망 등이 출현하여 '집에 돌아가고 싶다.' 라며 배회하는 환자도 있다.

특히, 고령으로 치매 증상이 있고 판단력이 떨어진 환자는 충분한 주의와 관찰이 필요하다. 무단 이탈을 미리 방지하여 병원 밖에서 발생할 수 있는 사고로부터 환자의 안전을 지키는 것도 간호사의 중요한 역할이다.

치매 증상이나 불안이 있는 환자는 이해력과 판단력이 떨어지기 때문에 간호사가 세심하게 주의하고 배려하더라도 무단이탈해버리는 경우가 적지 않다.

사고 원인

신체적 요인

- 방향감 장애가 있다.
- 의식혼탁이 있다.
- 치매증세가 있다.
- 기억력, 판단력, 이해력이 떨어져 있다.
- 불안, 배회가 있다.
- 주야가 바뀌어 야간 섬망이 있다.
- 배회시 맨발로 어슬렁거린다.
- 알코올 의존증이 있다.

심리적 요인

- 앞뒤가 맞지 않는 언동이 관찰된다.
- 불안행동이 관찰된다.
- 귀가(歸家)욕구가 강하고 온종일 혼잣말을 많이 한다.

- 소외감이 매우 강해진다.
- 성격적으로 환경의 변화를 받아들이지 못한다.
- 불안이 심하고 걱정거리가 있다.
- 치매나 섬망이 없는 환자인 경우
  - 잠시라면 외출해도 괜찮을 것으로 생각한다.
  - 무단이탈을 한 경험이 있다.
- 입원당일에는 집과 다른 낯선 환경이므로 환경적 변화로 불안을 느낀다.

환경적 요인

- 간호사실에서 잘 보이는 위치에 침상이 배치되어 있지 않다.
- 주변에 필요한 물건이 놓여 있지 않다.
- 화장실이나 욕조 등 환자가 안심하는 공간을 만들어 놓지 않았다.
  - 가족의 협력
  - 환자의 불안을 파악하고 있지 않다.
  - 환자가 안심할 수 있는 환경을 조성하고 있지 않다.
- 환자의 이동을 알리는 장치나 센서 등이 부착되어 있지 않다. **(매트식 장치, 잠옷에 부착된 센서, 침상센서)**
- 복도에 잠옷에 부착된 센서를 인식하는 장치가 설치되어 있지 않다.
- 침상난간이 고정되어 있지 않아서 자유롭게 오르내릴 수 있다.
- 병원 내 어디에든 자유롭게 출입할 수 있는 환경이 있다.
- 가족의 면회가 적다.

관리적 요인

- 의료진 간의 정보공유와 다른 부서와의 연계
  - 무단이탈의 가능성이 있는 환자정보를 다른 부서나 보안센터에 연락하지 않았다.
  - 치매나 배회 증세가 있는 환자 정보를 병동의 의료진이나 다른 부서에 연락하지 않았다.
  - '지금까지 무단이탈한 적이 있는가?'하는 정보가 수집되지 않았다.

- 사생활을 배려하여 누구든 알 수 있도록 환자정보를 명시한다.
  - 환자 이름이나 병동명을 알 수 있도록 환자의 정보를 네임택에 붙여놓지 않았다.
  - 환자본인의 이름을 알 수 있는 이름밴드를 차고 있지 않았다.
- 환자에게 설명과 동의

  이해력이 있는 환자에게 '짧은 외출이라도 허가가 필요'하다는 내용을 설명하지 않았다.

안전대책

- 환자대응
  - 환자의 신체적, 심리적 상태를 충분히 파악한다.
  - 치매정도, 배회정도를 이해한다.
  - 이해력이 있는 환자에게는 외출이나 외박할 때 반드시 허가를 받도록 설명한다.
  - 밤낮이 바뀌지 않도록 낮동안에는 TV나 음악을 듣게 하는 등 자극을 준다.
- 관리적 처치
  - 치매나 배회 증세가 있는 환자는 침상을 가능한 한 간호사가 보기 쉬운 위치에 배치한다.
  - 안전을 확보하기 위해 침상 난간을 고정하거나 센서를 장착한 매트를 활용한다.
  - 의료인 전원이 치매나 배회 증세가 있는 환자를 언제든지 파악할 수 있도록 무선인식(radio frequency identification, RFID) 시스템을 설치하고 (그림 참조) 환자복에 RFID 태그(tag)를 부착, 또는 손목에 RFID-이름밴드를 착용시킨다.
  - 경우에 따라서는 같은 병실 내의 환자의 협력을 얻는다.

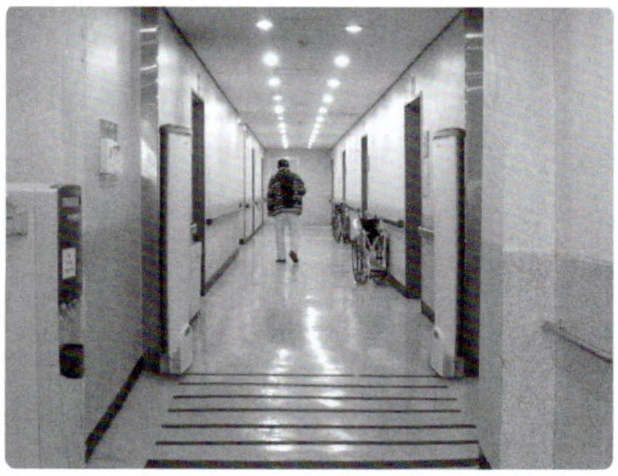

▲ 센서가 설치된 병동

- 가족의 이해를 높인다.
  - 환경 변화에 순응할 때까지는 가족의 협력을 얻어 함께 있는 시간을 조정하게 한다.
  - 치매 증세가 있는 환자의 가족에게는 무단이탈의 가능성을 설명하고 협력을 얻는다.
- 다른 부서와의 연계

  정보를 공유하여 다른 부서에도 무단이탈의 가능성이 있는 환자의 정보를 알려서 협력을 의뢰한다.

◈ RFID시스템과 환자안전

◈ RFID란?

현대의 환자중심의료, 질병의 예방지향 의료 및 진료서비스의 질적 향상을 통한 환자의 안전을 확보하기 위하여 다양하고도 많은 방법들이 개발 및 시도되고 있는데, 그 중의 하나가 유비쿼터스(ubiquitous) 기술의 대표 간판인 무선인식(radio frequency identification, RFID) 시스템이다. 산업계에서 먼저 사용되기 시작한 RFID(무선인식)시스템은 기존 바코드(bar code) 시스템의 단점을 보완하고 의료사고 예방, 의료 서비스 및 환자안전 문제를 혁신적으로 개선할 수 있는 중요한 시스템으로 주목 받고 있다.

- 기존의 바코드, 자석식 의료카드는 고정식 또는 휴대용(이동식) 리더기에 일일이 대보면서 한 개씩만 스캐닝이 가능하였고, 바코드 부분이 훼손되거나 찢어지기 쉽고 이 경우 판독이 불가능한 점 등 많은 불편함이 있다.
- RFID는 휴대폰처럼 무선주파수(2.45GHz 등)를 사용하는 비접촉식으로서 자동인식 되며, 바코드를 사용하지 않기 때문에 판독의 문제가 없고, 어느 정도 떨어진 거리에서도 자동인식이 가능하다는 등 여러 가지 우수한 특성 때문에 의료기관에서도 적극적으로 활용되기 시작했다.

◈ RFID시스템

먼저, 무선인식을 적용할 대상(환자, 혈액, 약품)을 선정한 후 이들을 등록시키면(환자에게는 태그 지급), 이 대상들에 부착된 태그(tag)가 인식장치를 통하여 무선으로 서버컴퓨터에 자동 전송 및 저장되며, 여기 에서 처리된 정보는 병동 각 부서에서 PDA, 모니터 등을 통하여 진료 업무에 사용되고, 종합적으로는 병원 전체자원관리(enterprise resource planning, ERP), 공급망관리(supply chain management, SCM), 고객관계관리(customer relationship management, CRM)를 통하여 환자안전을 적극적으로 확보하게 된다.

◈ RFID시스템과 환자안전

RFID시스템을 의료환경에 적용할 때 공통적으로 나타나는 효과로는 다양한 부서 및 인력들이 고도로 복잡화, 전문화되어 진료가 이루어져 가고 있는 의료환경 안에서, 100%의 정확도를 요구하는 환자의 안전과 직결된 수술관리, 투약관리, 혈액관리 등 여러 업무들의 인간적 실수 발생가능성 부분을 크게 감소시킬 수 있어서 환자안전 관리에 크게 유용하다는 점이 있다.

또한 RFID시스템 구축을 통하여 환자에게 편안한 진료서비스 제공으로 의료기관의 이미지개선, 진료업무에 관계되는 여러 부서의 불필요한 작업·절차의 통합 및 개선을 통한 의료인·병원직원들의 업무 량 감소, 투명한 진료업무 수행이 가능하며, 통하여 국제의료기관평가 위원회(JCI)에서 해마다 적신호사건 근본원인 중 가장 큰 부분을 차지하는 "의사소통"의 개선에도 크게 기여하고 있다.

- RFID시스템 문제점
  - 완전한 RFID시스템 구축을 위하여는 병원시설 설계 단계부터 도입되어야 한다.
  - 의료기관 전체에 적용하기 위한 시스템구축을 위해서는 막대한 예산 및 유지비가 필요하다.
  - 기존의 바코드시스템을 RFID시스템으로 변경하는 것도 막대한 비용이 소요된다.

- 비용절감을 위하여 PDA, 노트북 등 기존 장비를 활용하는 경우 접속장애문제 및 속도저하 문제가 있다.
- 태그(tag) 가격이 고가이다.
- 첨단IT기술이기 때문에 네트워크 장애 등 기술적인 문제가 발생할 수 있다.

〈RFID시스템 적용사례〉

- 건강검진센터
  - 정확하고 효율적인 검진서비스제공
    - 검진 받는 사람들의 대기시간 단축, 수진자·보호자에게 검진정보 실시간 자동안내 등
  - 검진 정보(**수진자, 수진자의 동선, 검진결과 등**)의 데이터베이스(**data base, DB**)화를 통한 통계, 분석, 보고 및 의료서비스 개선
- 응급실
  - 응급환자의 DB를 통한 각종안전사고(**무단이탈, 의식소실 등**) 예방
  - 진료업무 투명성 및 전자의무기록 향상
- 수술환자관리
  - 환자일치여부 확인 및 전자기록(**의사, 간호사, 환자정보, 혈액, 약제등**)
  - 대기실의 보호자에게 환자 이동경로(**마취실, 수술실, 회복실 등**) 실시간안내

정보기술 비교

항 목	RFID	바코드	자석식 카드	IC카드
접촉 방식	비접촉	비접촉	접촉	접촉
인식 거리	0~27미터	0~59센티	리더기안에 삽입	리더기안에 삽입
인식 속도	0.01~0.1초	0.5~4초	1~4초	1초
인식율	99.9% 이상	95% 이하	99.9% 이상	99.9% 이상
Data 저장용량	64 KB	100 Byte	100 Byte	16~64 KB
Data 쓰기	가능	불가능	불가능	불가능
보안성	복제 불가능	복제 가능	복제 가능	복제 불가능
재사용	가능	불가능	불가능	가능
훼손 가능성	거의 없음	매우 자주 훼손	자주 훼손	자주 훼손

RFID시스템 업무흐름 및 구성

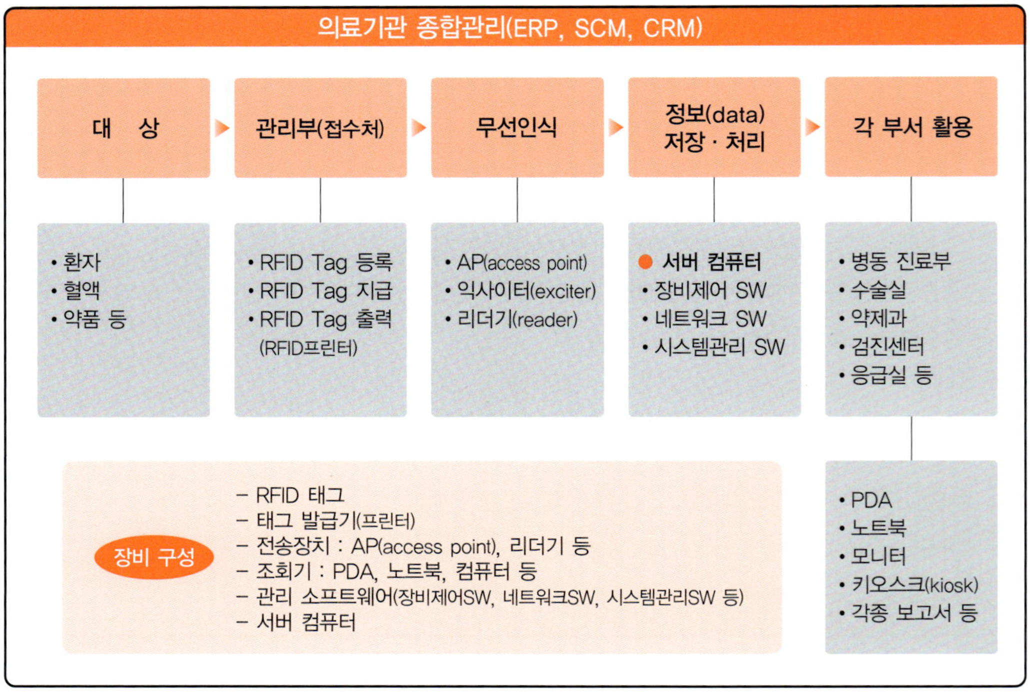

입원 중인 환자의 안전관리

1. 환자의 소재를 확인하지 못한 경우에는 신속하게 병원 안을 수색한다.
2. 환자를 1시간 이내에 확인하지 못한 경우에는 상기의 흐름도에 따라 대응한다.
3. 안전관리센터에 연락(병동명, 환자명, 성별, 연령, 특징, 인상착의, 환자최종확인시간)하여 수색협력을 구한다.
4. 보호자, 가족, 친지 등에게 연락하여 수색 협력을 구한다. 발견한 경우에는 병원으로 연락하도록 요청한다.
5. 야간, 휴일에는 당직의가 필요하다고 판단되면 주치의에게 연락한다.
6. 기록은 전후상황을 상세하게 기재한다.
7. 주치의(당직의)는 필요시 진료과장에게 연락한다.
8. 환자를 발견하지 못하면 주치의(야간은 당직의)의 판단으로 경찰서에 신고한다.
   ① 경찰서에 신고할 때에는 제1단계로 '병원'이 "입원환자를 찾는다"는 내용을 전한다. 동시에 가족에게도 연락하여 '가족 주거지 경찰서'에 직접 찾아가서 실종신고를 하도록 한다.
   ② 제2단계로 며칠이 경과해도 환자가 발견되지 않을 때에는 새롭게 실종신고를 확인할 필요가 있다.
   ③ 환자에게 가족이 없거나 소원한 상태이면 병원이 그 사정을 설명하고 실종 신고를 한다.

무단이탈 환자 대응체계

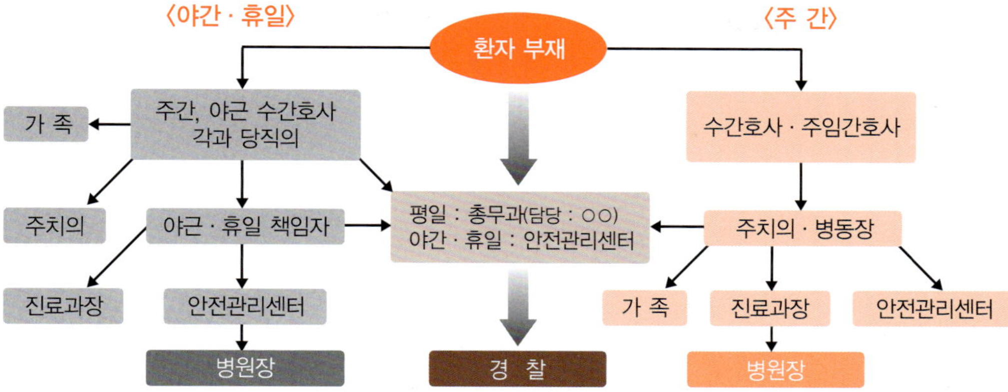

memo 치매환자를 간호할 때의 주의점

'치매'의 배경은 다양합니다.

대뇌피질병변에 의한 ① 알츠하이머형 치매 ② 뇌혈관성 치매가 대표적인데 그 밖에 픽병(Pick's disease), 정상압수두증 (normal pressure hydrocephalus), 갑상샘 등의 내분비질환이 있습니다.

알츠하이머형 치매는 서서히 진행되므로 간호 시 항상 눈을 떼지 않는 것이 중요하며 검사, 수술 등을 설명하더라도 기억장애가 있으므로 안전상 전체를 간호 관리할 필요가 있습니다.

그에 비해 뇌혈관성 치매는 뇌경색 등의 결과 연령에 상응하는 '건망증'적인 행동이 출현합니다.

이 경우 본인에게는 자기 관리능력을 유지하는 부분도 있지만 완전하지는 않습니다.

그러나 간호사가 보호 간호를 하면 자존심에 상처를 입었다고 화내는 경우가 있습니다. 검사나 치료에 대해 설명할 때에는 환자의 자존심을 건드리지 않도록 치매 정도에 맞추어 개별적인 간호와 관리를 할 필요가 있습니다.

memo 환자복의 등에 표시(개인정보)

환자가 행방불명되었을 때 환자가 쉽게 발견이 가능하도록, 환자의 연락처를 환자의 자존심에 상처주지 않으면서도 잘 벗겨지지 않게 환자의 신체에 붙이기란 매우 어려운 일입니다.

한 가지 방법으로 탈부착식 네임택 등에 표시하는 것이 있습니다. 표시할 때에는 절대적으로 환자 가족에게 양해를 구해야 합니다.

또한, 구체적인 표시 예는 ① 병원병동 전화번호 ② 병동명 ③ ○○○님 ④ '혼자 있는 것을 발견하면 연락을 부탁합니다.' 등 최소사항을 표시합니다.

어쩔 수 없는 때 등, 환자의 상태에 따라 검토할 필요가 있습니다.

사례연구 : **관리 ❶**

분실

아래의 그림을 보고 숨어 있는 위험성을 생각해 봅시다!

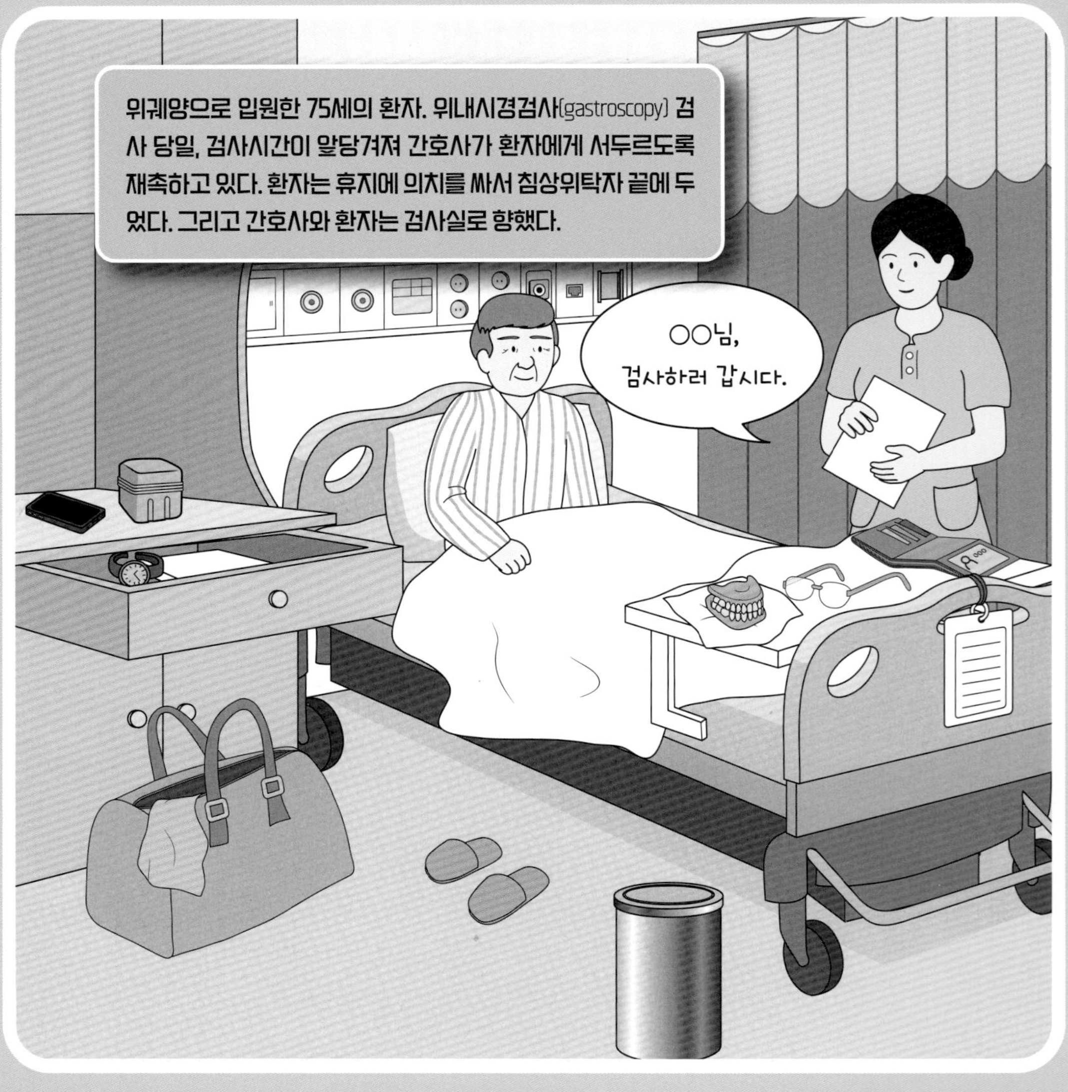
위궤양으로 입원한 75세의 환자. 위내시경검사(gastroscopy) 검사 당일, 검사시간이 앞당겨져 간호사가 환자에게 서두르도록 재촉하고 있다. 환자는 휴지에 의치를 싸서 침상위탁자 끝에 두었다. 그리고 간호사와 환자는 검사실로 향했다.
○○님,
검사하러 갑시다.

위험인자

예방책

자살·자상행위

아래의 그림을 보고 숨어 있는 위험성을 생각해 봅시다!

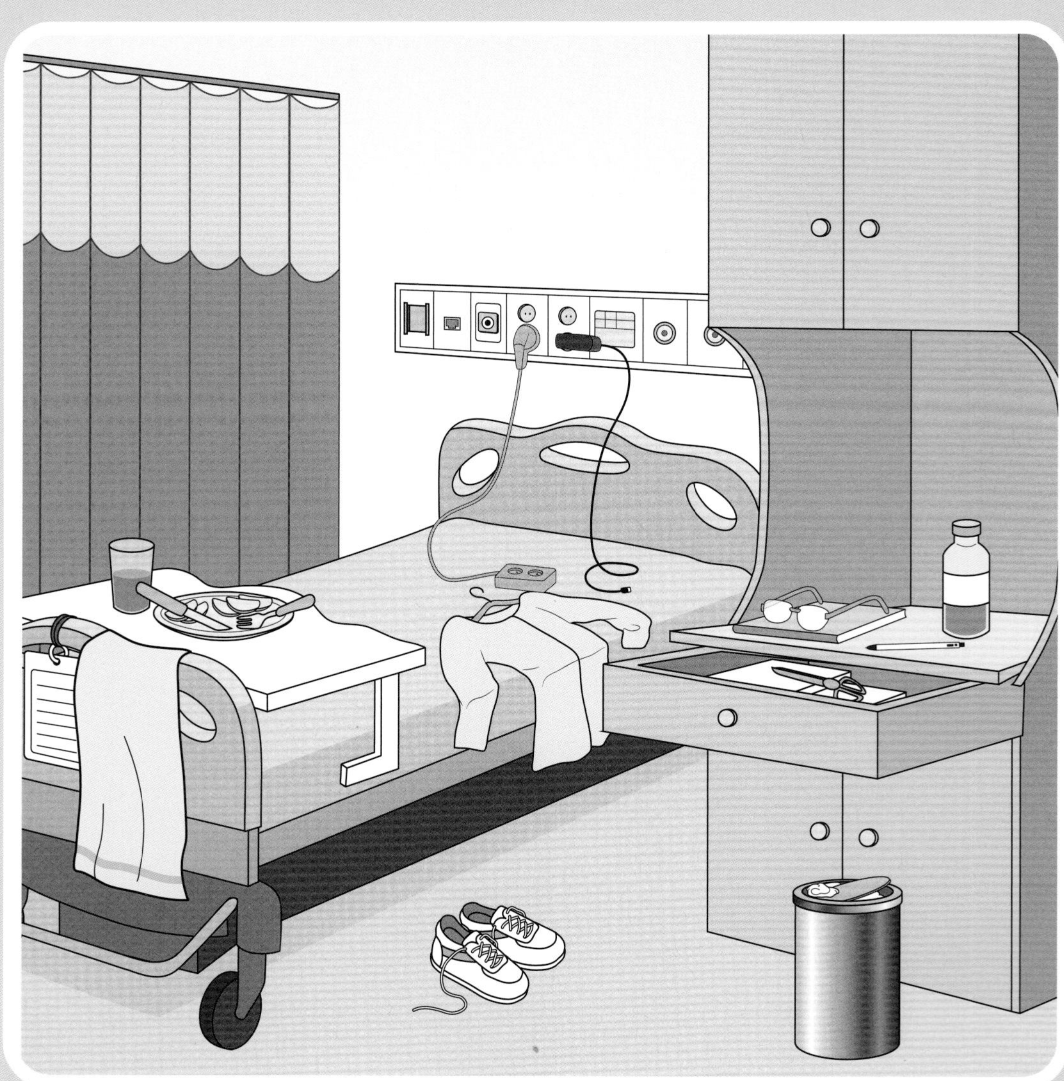

위험인자

예방책

자살

1. 정의

죽음을 초래할 의도를 가지고 자신의 생명을 끊는 경우

2. 자살의 위험 징후

1) 언어적 : 자살 등에 관련해 죽음에 관련된 말, 자기 비하적인 말 등

2) 행동적 : 수면, 식사, 감정상태에 대한 변화 **(주변정리, 대인기피, 자해 행동 등)**

3. 2022년 통계청 사망원인 통계

(단위: 인구 10만명당 명, %)

	0세	1-9세	10-19세	20-29세	30-39세	40-49세	50-59세	60-69세	70-79세	80세 이상
1위	출생전후기에 기원한 특정 병태 107.6 (47.4%)	악성신생물 2.1 (18.8%)	고의적 자해(자살) 7.2 (42.3%)	고의적 자해(자살) 21.4 (50.6%)	고의적 자해(자살) 25.3 (37.9%)	악성신생물 37 (25.8%)	악성신생물 100.6 (32.7%)	악성신생물 257.4 (38.0%)	악성신생물 632.6 (31.0%)	악성신생물 1303.1 (14.1%)
2위	선천 기형 변형 및 염색체 이상 38.9 (17.2%)	선천 기형 변형 및 염색체 이상 1.0 (9.1%)	악성신생물 2.0 (12.1%)	악성신생물 3.9 (9.1%)	악성신생물 11.1 (16.7%)	고의적 자해(자살) 28.9 (20.2%)	고의적 자해(자살) 29.0 (9.4%)	심장 질환 52.7 (7.8%)	코로나19 172.1 (8.4%)	코로나19 946.0 (10.2%)
3위	영아 돌연사 증후군 15.7 (6.9%)	코로나19 0.8 (6.8%)	운수사고 1.5 (8.9%)	운수사고 3.5 (8.4%)	심장 질환 3.8 (5.7%)	간 질환 12.4 (8.7%)	심장 질환 24.2 (7.9%)	뇌혈관 질환 42.2 (6.2%)	심장 질환 172.0 (8.4%)	심장 질환 929.5 (10.1%)
4위	가해(타살) 4.0 (1.8%)	가해(타살) 0.6 (5.2%)	코로나19 0.5 (2.8%)	심장 질환 1.2 (2.8%)	간 질환 3.2 (4.8%)	심장 질환 10.3 (7.2%)	간 질환 23.4 (7.6%)	코로나19 39.6 (5.8%)	뇌혈관 질환 146.2 (7.2%)	폐렴 885.3 (9.6%)
5위	심장 질환 2.4 (1.1%)	심장 질환 0.4 (3.9%)	선천 기형 변형 및 염색체 이상 0.4 (2.6%)	코로나19 0.8 (2.0%)	운수사고 2.8 (4.2%)	뇌혈관 질환 8.7 (6.1%)	뇌혈관 질환 18.4 (6.0%)	고의적 자해(자살) 27.0 (4.0%)	폐렴 130.3 (6.4%)	뇌혈관 질환 661.8 (7.2%)

OECD 국가 간 연간자살률 비교 시 OECD 평균 10.6명에 비해 한국은 22.6명으로 가장 높은 자살률을 보임 **(연합뉴스 20230901)**

4. 자살의 원인

1) 취약형 : 개인, 환경 등에 취약 부분들을 복합적으로 가지고 있고, 특정사건이 없어도 자살 가능성이 높은 경우

2) 사건반응형

① 충동형 : 특정 촉발사건 **(예 : 트라우마 경험 등)**

② 자연형 : 충격적 사건 경험 이후 일정기간 대안을 못 찾다가 지속적으로 좌절하며 자살 가능성이 높아지는 경우

3) 복합형 : 일반적인 경우

① 복잡하고 지속적 상황에 놓였을 때 촉발 사건을 계기로 진행됨

② 만성 스트레스를 경험한 단계이기에 자살 위험성이 고조됨

5. 자살이 주는 영향

1) 베르테르 효과

사회적으로 유명한 사람의 자살 보도가 이어진 후 심리적으로 동조하거나 모방하는 시도가 잇따르는 것

2) 자살 재시도

① 보건복지부에서 2015-2021년 '심리부검' 진행

② 심리부검 : 자살 유족의 진술과 기록으로 자살 사망자의 심리행동 양상 및 변화를 확인해 자살의 원인을 추적하는 방법

③ 그 결과 '정신질환'의 원인이 가장 큰 부분을 차지함

6. 임상에서의 자살 예방법

① 환자의 소지품 확인

② 환자에 대해 이해와 신뢰

③ 간호기록의 중요성

④ 지속적인 순회(라운딩)

⑤ 민감한 감각 필요

사례연구 : **관리 ❸**

무단이탈

아래의 그림을 보고 숨어 있는 위험성을 생각해 봅시다!

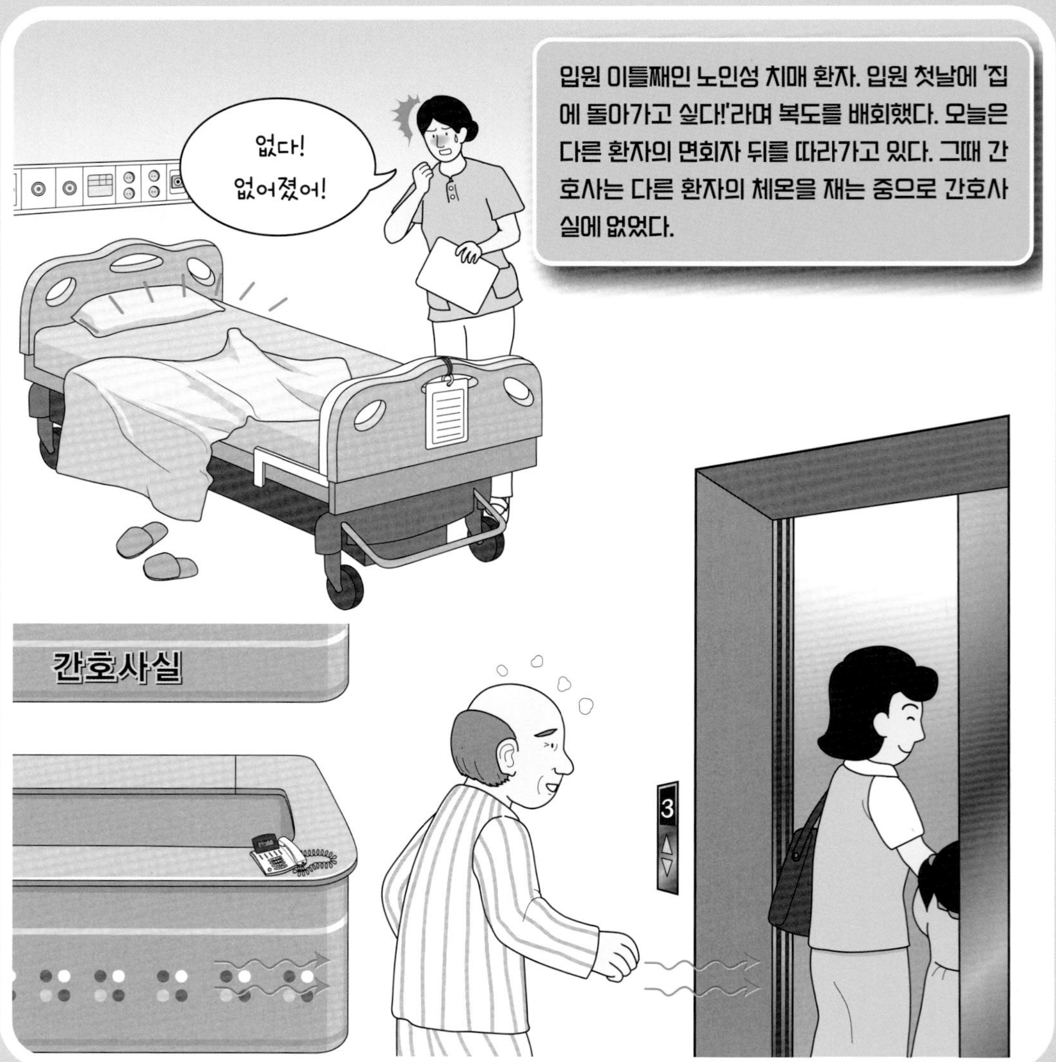

입원 이틀째인 노인성 치매 환자. 입원 첫날에 '집에 돌아가고 싶다!'라며 복도를 배회했다. 오늘은 다른 환자의 면회자 뒤를 따라가고 있다. 그때 간호사는 다른 환자의 체온을 재는 중으로 간호사실에 없었다.
없다!
없어졌어!
간호사실
3

위험인자

예방책

관 리의 정리

관 리

원 인

사 람

자살 · 자상행위
- 환자의 심리, 정신적 문제
- 질환을 비관
- 가족적 문제

무단이탈 및 이동(p.228 참조)
- 치매, 이해력 저하
- 오리엔테이션 부족
- 설명 부족
- 환경적 변화
- 환자의 성격적 문제

흡연, 음주, 화재
- 안정 지시로 움직이지 않기 위해 누워서 피우는 담배
- 담배꽁초의 처리 미비
- 화재 발생에 대한 위기감 결여
- 숨어서 피우는 담배
- 숨어서 마시는 술
- 입원생활, 공동생활의 부적응

소지품

귀중품의 파손, 도난
- 정리정돈 부족
- 귀중품에 대한 위기의식 결여
- 가치관 차이
- 주의 부족

시 설

화재
- 설비점검 부족

누전
- 기기 사용 전후의 점검

식중독 · 전염병
- 음식물 반입
- 냉장고 과신
- 손씻기 미비

예 방

사 람

자살 · 자상행위
- 환자의 언동, 표정에 주의
- 환자의 호소에 귀를 기울인다.
- 수용적 태도를 갖는다.
- 가족과의 연계를 긴밀히 한다.
- 의료진 간의 정보 교환을 긴밀히 한다.

무단이탈 및 이동(p.228 참조)
- 반복하여 설명한다.
- 정성스럽게 구체적으로 설명한다.
- 익숙한 물건, 안심할 수 있는 물건 등을 환자 주위에 둔다.
- 이동확인센서(RFID) 활용
- 행방불명 시의 보호 표시 연구
- 면회시간의 조정

흡연, 음주, 화재
- 입원 시의 오리엔테이션
- 화재 발생으로 인한 다른 환자에 미치는 영향도 포함하여 구체적인 설명과 협력 요청
- 흡연실 이용 권장
- 담배꽁초 처리 지도
- 정기적 감시
- 가족과의 정보 교환
- 수행 흡연(감시)
- 금연, 금주 권장

소지품

귀중품의 파손, 도난
- 안전금고의 철저한 이용
- 충분한 설명
- 중요한 물건을 병원에 가져오지 않도록 제한
- 정리 및 정돈
- 환경정비

시 설

화재
- 정기적인 설비점검 실시

누전
- '이상한데?' 하고 느끼는 감수성 계발

식중독 · 전염병
- 외부에서의 음식물 반입 제한
- 오리엔테이션 철저
- 감염에 대한 직원의 계몽
- 손씻기 장려

CHAPTER

08

의료사고와 법률지식

01 환자 안전법 재정이유

환자안전은 의료서비스의 핵심 가치 중 하나이다. 그러나 우리나라는 환자안전사고 예방 및 재발방지를 위한 종합적인 관리대책이 마련되어 있지 않아, 환자안전이 보장되지 않는 상황이었고, 이러한 문제를 해결하기 위해 환자안전에 대한 체계적이고 총괄적인 관리를 위한 법률이 제정되었다.

이 법률은 국가와 보건의료기관 등의 환자안전 활동에 관한 사항을 규정하고, 환자안전사고에 대한 보고체계를 마련하여 보건의료의 질 향상 및 환자안전 증진에 기여할 것으로 기대하고 있다. 이를 통해 환자들의 안전한 치료를 보장하고, 의료진의 전문성과 책임감을 강화할 수 있을 것이다.

또한, 이 법률 제정을 통해 환자안전에 대한 인식전환을 이끌어내고, 환자안전에 대한 기준과 체계를 확립함으로써 환자안전사고를 예방하고 재발을 방지할 수 있다. 이는 보건의료서비스를 이용하는 국민들의 안전한 건강증진과 국가의 보건의료서비스 발전에 큰 도움이 될 것이다.

환자 안전법 시행 (시행 2021. 1. 30.)

「환자안전법」에 따른 환자안전사고의 의무보고 대상 기관인 200병상 이상의 병원급의료기관 및 종합병원에 적용한다. 그 외 의무보고 대상이 아닌 보건의료기관에서도 의무보고 대상 환자안전사고가 발생한 경우 보고(**의무보고 혹은 자율보고 모두 가능**)할 수 있으며, 이 경우 보고 시기나 과태료 등의 규정은 적용받지 아니한다.

◈ **환자안전법 제1조**(목적)

환자안전에 필요한 사항을 규정함으로써 환자의 보호 및 의료 질 향상에 이바지함을 목적으로 함

→ "환자안전문화" 조성

환자안전법의 골격

자율보고 + 보고학습시스템

환자안전사고를 발생시켰거나 발생한 사실을 알게 된 보건의료인이나 환자 등 보건복지부령으로 정하는 사람은 보건복지부 장관에게 그 사실을 보고 할 수 있음

- 환자안전사고를 발생시킨 자가 보고한 경우 보건의료 관계법령에 따른 행정처분 감경 및 면제
  : 자율보고에 포함되어야 사항과 보고방법·절차 등은 보건복지부령으로 정함
- 자율보고의 비밀보장 & 벌칙
  : 자율보고된 정보는 보건복지부령으로 정하는 검증 후 반드시 개인식별 자료 삭제, 보고자 또는 기관의 정보를 공개할 수 없음
- 업무종사자는 직무상 비밀누설 또는 직무 외 목적으로 사용시 3년 이하 징역 또는 3천만 원이하 벌금
- 기관장이 해당기관 보고자에게 보고를 이유로 불리한 조치한 경우 2년 이하 징역 또는 2천만 원 이하 벌금

memo 환자안전 보고시스템 (http://www.kops.or.kr)

1. 환자안전 보고학습시스템에 접속. http://www.kops.or.kr
2. [로그인] 버튼을 클릭. (비회원은 로그인 하지 않아도 진행할 수 있음)
3. 메뉴에서 [보고가이드]를 클릭.
4. 보고 가이드를 확인하고, 보고 유형을 선택.
   ※ 3가지 유형:[환자보호자용], [보건의료인용], [전담인력용]
   ※ 전담인력은 [전담인력용]으로 환자안전사고 보고가 진행.
5. 본인인증 처리를 수행.
6. 환자안전사고 보고 안내사항 확인 후 [다음] 버튼을 클릭.
7. 개인정보 취급동의 및 이용약관 동의를 확인 후 [동의함] 버튼을 클릭후, [다음] 버튼을 클릭.
8. 환자안전사고 보고 정보를 입력 후, [환자안전사고 보고 임시저장] 버튼을 클릭후, 정보를 재확인 후, 제출 시 [환자안전사고 보고 제출] 버튼을 클릭.
   * 보고절차 중 일반인 (전담인력을 제외한 보고자)이 사고를 보고 할 수 있음.

환자안전사고의 개념 및 판단기준

환자안전사고의 개념

「환자안전법」상 "환자안전사고"란 「보건의료기본법」 제3조제3호의 보건의료인이 환자에게 보건의료서비스를 제공하는 과정에서 환자안전에 보건복지부령으로 정하는 위해(危害)가 발생하였거나 발생할 우려가 있는 사고로서, 사망·질환 또는 장해 등 환자의 생명·신체·정신에 대한 손상 또는 부작용을 말한다. 환자의 기저질환과 관계없이 의료서비스로 인해 발생한 사망, 주요 기능의 영구적 손실 등 심각한 신체적, 정신적 손상 등이 예기치 않게 발생한 사고를 의미한다.

◈ **환자안전법 제2조**

: 환자안전사고란 보건의료인이 환자에게 보건의료서비스를 제공과정에서의 환자안전에 보건복지부령으로 정하는 위해가 발생하였거나 발생할 우려가 있는 사고

◈ **환자안전사고의 범위**

: 보건복지부령으로 정하는 위해란 사망/질환 또는 장해 등 환자의 생명, 신체, 정신에 대한 손상 또는 부작용, 그 밖에 추가적인 치료가 필요하거나 필요할 것으로 예상되는 손상이나 질병.

의무보고 대상 판단기준

「환자안전법」 제14조제2항제1호 · 제2호 · 제4호에 따른 환자안전사고가 발생한 결과 사망 또는 「환자안전법 시행규칙」 제12조제3항 각 호에 해당하는 "심각한 신체적·정신적손상"이 발생한 경우 및 「환자안전법」 제14조제2항제3호에 따른 사고가 발생한 경우를 말한다.

의무보고 시기 판단기준

「환자안전법」 제14조제2항 및 같은 법 시행규칙 제12조제3항에 따라 환자안전사고가 발생한 경우 이를 그 의료기관의 장이 인지했다면 보건복지부장관에게 그 사실을 "지체 없이" 보고하여야 하는데, 이때 "지체 없이"는 사정이 허락하는 한 가장 신속하게 해야 한다는 뜻으로 시간적 즉시성이 요구되지만 정당하거나 합리적인 이유에 따른 지체(최대 1개월)는 허용 가능하다.

◈ 환자안전법 시행규칙

제12조(환자안전사고의 보고)

① 법 제14조제1항에서 "보건의료인이나 환자 등 보건복지부령으로 정하는 사람"이란 다음 각 호의 어느 하나에 해당하는 사람을 말한다.

1. 보건의료인
2. 보건의료기관의 장
3. 전담인력
4. 환자
5. 환자 보호자

② 법 제14조제2항 각 호 외의 부분에서 "보건복지부령으로 정하는 일정 규모 이상의 병원급의료기관"이란 병상 수가 200병상 이상인 병원급의료기관을 말한다. 다만, 종합병원인 경우에는 100병상 이상으로 한다.

③ 법 제14조제2항제1호·제2호 및 제4호에서 "심각한 신체적·정신적손상"이란다음 각 호의 어느 하나에 해당하는 경우를 말한다.

1. 1개월 이상의 의식불명
2. 「장애인복지법 시행규칙」 별표 1에 따른 장애의 정도가 심한 장애인(**자폐성장애인은 제외한다**)이 된 경우
3. 그 밖에 제1호 및 제2호에 준하는 경우로서 보건복지부장관이 심각한 신체적·정신적 손상에 해당한다고 인정하는 경우

④ 법 제14조제1항 및 제2항에 따라 환자안전사고를 보고하려는 사람은 다음 각 호의 구분에 따른 서식(**전자문서로 된 서식을 포함한다**)을 같은 법 제16조제1항에 따른 환자안전사고 보고·학습시스템(**이하 "보고학습시스템"이라 한다**)을 통하여 보건복지부장관에게 제출해야 한다.

1. 제1항제1호부터 제3호까지의 사람 : 별지 제5호서식의 환자안전사고 보고서
2. 제1항제4호 및 제5호의 사람 : 별지 제6호서식의 환자안전사고 보고서

⑤ 보건복지부장관은 필요한 경우 의료기관의 장에게 제4항에 따라 제출받은 보고서의 보완을 요청할 수 있다. 이 경우 보완을 요청받은 의료기관의 장은 특별한 사유가 없으면 요청 받은날부터 30일 이내에 보고서를 보완하여 제출해야 한다.

제14조(환자안전사고의 보고 등)

① 환자안전사고를 발생시켰거나 발생한 사실을 알게 된 또는 발생할 것이 예상된다고 판단한 보건의료인이나 환자 등 보건복지부령으로 정하는 사람은 보건복지부장관에게 그 사실을 보고할 수 있다.

② 보건복지부령으로 정하는 일정 규모 이상의 병원급의료기관에서 다음 각 호의 어느 하나에 해당하는 환자안전사고가 발생한 경우 그 의료기관의 장은 보건복지부장관에게 그 사실을 지체 없이 보고하여야 한다.

1. 「의료법」 제24조의2제1항에 따라 설명하고 동의를 받은 내용과 다른 내용의 수술, 수혈, 전신 마취로 환자가 사망하거나 심각한 신체적·정신적손상을 입은 환자안전사고가 발생한 경우
2. 진료기록과 다른 의약품이 투여되거나 용량 또는 경로가 진료기록과 다르게 투여되어 환자가 사망하거나 심각한 신체적·정신적손상을 입은 환자안전사고가 발생한 경우

3. 다른 환자나 부위의 수술로 환자안전사고가 발생한 경우

4. 의료기관 내에서 신체적 폭력으로 인해 환자가 사망하거나 심각한 신체적·정신적손상을 입은 경우

③ 제1항에 따른 보고(**이하 "자율보고"라한다**)를 환자안전사고를 발생시킨 사람이 한 경우에는 「의료법」 등 보건의료 관계 법령에 따른 행정처분을 감경하거나 면제할 수 있다.

④ 자율보고 및 제2항에 따른 보고(**이하 "의무보고"라한다**)에 포함되어야 할 사항과 보고의 방법 및 절차 등은 보건복지부령으로 정한다.

제19조(과태료)

① 다음 각 호의 어느 하나에 해당하는 자에게는 300만 원 이하의 과태료를 부과한다.

1. 제14조제2항을 위반하여 의무보고를 하지 아니하거나 거짓으로 의무보고한 의료기관의 장
2. 제14조제2항에 따른 의무보고를 방해한 자

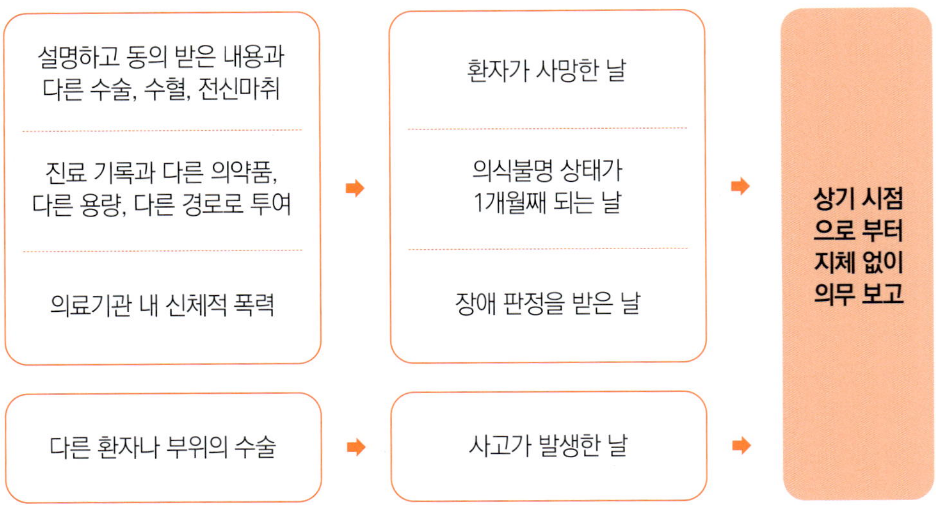
설명하고 동의 받은 내용과 다른 수술, 수혈, 전신마취
진료 기록과 다른 의약품, 다른 용량, 다른 경로로 투여
의료기관 내 신체적 폭력
환자가 사망한 날
의식불명 상태가 1개월째 되는 날
장애 판정을 받은 날
다른 환자나 부위의 수술
사고가 발생한 날
상기 시점으로 부터 지체 없이 의무 보고

「환자안전법」상 "사고발생일"이란 환자안전사고가 발생한 시점이 아닌 최종적인 위해(**사망, 심각한 신체적·정신적 손상, 다른 환자·다른 부위의 수술 등**)가 확정된 시점을 말한다. 환자에 대한 잘못된 투여로 인하여 일주일 뒤 사망하였다면 사망일을 사고발생일로 지칭한다. 다만 다른 환자나 다른 부위에 대한 수술을 시행한 경우에는 수술 시행일이 사고발생일이 된다. 특히 안전사고 중 "의식불명"은 의사의 임상적 판단하에 진단이 내려지고, 이 의식불명 상태가 1개월 이상 지속된 경우를 의미하며 이는 의식수준 5단계인 혼수(coma) 상태를 이야기 한다.

현행 법령상 의무보고 관련 주요 내용으로 국가적 차원에서 환자안전기준, 환자안전지표, 환자안전종합계획, 국가환자안전위원회를 추진하였고 일정 규모 이상의 병원급 의료기관은 환자 안전위원회를 설치, 운영 및 전담인력을 마련하게 하였다.

▶ 환자안전사고 발생 시 자율적 보고

- **보고학습시스템** : 의료기관, 환자, 보호자 등이 자율보고한 정보 및 환자안전지표 개발을 위해 수집한 자료를 조사·연구·공유하기 위한 시스템
- **환자안전기준** : 보건의료기관의 시설·장비·관리체계, 보건의료인의 환자안전을 위한 준수사항 등
- **환자안전종합계획** : 환자안전 활동을 위한 기본목표, 추진의 방향·계획·방법, 실태 파악, 관련 기술의 연구·개발, 전문인력 양성·지원, 보고학습시스템 운영·관리, 환자와 환자 보호자의 참여방안 등을 규정하는 5개년 계획

국가 환자안전 보고학습시스템에 보고할 때에는 필수항목인 사고 종류, 위해정도 및 사고 발생 후 조치사항 등을 작성하고, 사고에 대한 근본원인 분석 및 재발방지 대책 등의 추가정보를 제공해야 한다. 이를 위해서는 시간이 소요될 수 있으며, 이를 고려하여 보고 시간을 충분히 확보하고 신중하게 보고해야 한다.

의료서비스 제공과정에서 나타나는 환자안전 사고를 예방하기 위해서 환자안전기준과 환자안전 종합계획을 포함한 환자안전법과 더불어 병원과 병원내 모든 직원이 안전 기준을 이해하고 전담인력을 통한 꾸준한 교육과 안전 계획이 수립되어야 한다. 이러한 과정을 통해서 환자안전사고를 예방할 수 있다.

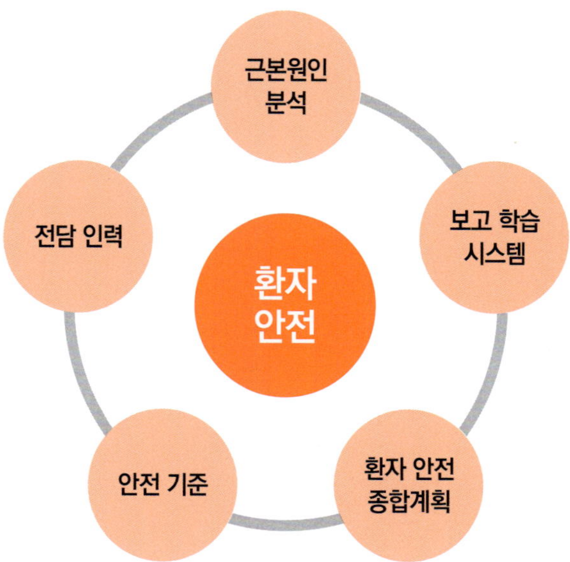

02 의료분쟁

의료사고로 환자의 안전이 위협받고 있는 상황은 우리나라도 예외가 아니어서 매년 수많은 의료사고가 발생하고 있다. 환자안전법으로 인하여 의료진이나 병원 직원이 아닌 보호자도 사고 접수가 가능해졌다.

한국소비자원에서는 소비자보호법(**현 소비자기본법**)에 따라 1999년 4월부터 의료분쟁에 대한 조정업무를 시작한 이래, 그 처리 건수가 매년 증가 하고 있어 현재는 독립된 법인인 한국의료분쟁조정중재원에서 해당 업무를 관리하고 있다.

이러한 의료사고 관련 의료분쟁은 다소간의 차이는 있지만 의학 전체 영역, 즉 내과, 외과, 성형외과, 산부인과, 정형외과, 치과, 한의학 등 진료과목 전체 영역에 걸쳐서 발생하고 있다. 그리고 이러한 의료사고가 발생하는 병원 종류에 있어서도 대학병원, 종합병원, 일반병원, 개인의원 등 성역이 없이 전체 의료기관에서 발생하고 있다는 점에서 문제의 심각성이 있다.

연도별 사고유형별 의료사고 분쟁 현황

(단위: 일)

구분	계	2018	2019	2020	2021	2022
계	7719	1669	1737	1573	1372	1368
진단지연	654	155	157	117	116	109
오진	394	72	95	90	71	66
증상악화	2629	593	550	558	478	450
효과미흡	481	84	121	92	94	90
감염	509	130	124	110	75	70
신경손상	519	108	88	113	114	96
감각이상	190	30	42	40	31	47
운동제한	146	26	22	33	26	39
부정(불)유합	70	16	18	13	16	7
약화사고	135	17	31	25	18	44
과민성반응	86	21	26	16	14	9
조영제부작용	18	2	2	5	5	4
출혈	371	70	90	80	65	66
장기손상	522	107	136	111	75	93
안전사고	177	49	46	36	43	3
악관절 장애	14	5	1	2	5	1
치아파열	84	20	13	18	14	19
부정교합	30	8	7	0	6	9
충전물 탈락	16	3	4	1	3	5
기 타	640	153	164	113	103	107

출처 : 한국의료분쟁조정중재원(2022), 2022년도 의료분쟁 조정 중재 통계 연보

(단위 : 건. %)

구분	2016년		2017년		2018년		2019년		2020년		전년대비 증감	
	보고건수	(백분율)	보고건수	(백분율)	보고건수	(백분율)	보고건수	(백분율)	보고건수	(백분율)	보고건수*	(비율)**
낙상	282	(50.1)	1,835	(47.5)	4,224	(45.7)	5,293	(44.3)	6,903.	(49.6)	1,610	(30.4)
투약	206	(36.6)	1,075	(27.8)	2,602	(28.1)	3,798	(31.8)	4,325	(31.1)	527	(13.9)
검사	15	(2.7)	275	(7.1)	533	(5.8)	715	(6.0)	475	(3.4)	−240	(−33.6)
처치/시술	8	(1.4)	56	(1.4)	102	(1.1)	121	(1.0)	160	(1.1)	39	(32.2)
진료재료오염/불량	–	(–)	84	(2.2)	433	(4.7)	217	(1.8)	154	(1.1)	−63	(−29.0)
수술	5	(0.9)	43	(1.1)	103	(1.1)	133	(1.1)	149	(1.1)	16	(12.0)
환자의자살/자해	4	(0.7)	39	(1.0)	90	(1.0)	92	(0.8)	123	(0.9)	31	(33.7)
의료장비/기구	6	(1.1)	47	(1.2)	69	(0.7)	125	(1.0)	99	(0.7)	−26	(−20.8)
감염관련	2	(0.4)	19	(0.5)	161	(1.7)	174	(1.5)	97	(0.7)	−77	(−44.3)
식사	5	(0.9)	24	(0.6)	73	(0.8)	99	(0.8)	95	(0.7)	−4	(−4.0)
수혈	2	(0.4)	22	(0.6)	36	(0.4)	33	(0.3)	29	(0.2)	−4	(−12.1)
마취	1	(0.2)	7	(0.2)	9	(0.1)	7	(0.1)	13	(0.1)	6	(85.7)
전산장애	–	(–)	1	(0.0)	5	(0.1)	3	(0.0)	5	(0.0)	2	(66.7)
분만	–(–)	–	(–)	–	(–)	2	(0.0)	–	(–)	−2	(−100.0)	
기타***	27	(4.8)	332	(8.6)	803	(8.7)	1,123	(9.4)	1,278	(9.2)	155	(13.8)
불명확	–	(–	5	(0.1)	7	(0.1)	18	(0.2)	14	(0.1)	−4	(−22.2)
Total	563	(100.0)	3,864	(100.0)	9,250	(100.0)	11,953	(100.0)	13,919	(100.0)	1,966	(16.4)

* 전년대비 증감 보고건수: 해당년도보고건수 - 전년도 보고건수
** 전년대비증감 비율: **(해당년도 보고건수 – 전년도보고건수)** + 전년도 보고건수 * 100
*** 환자확인오류, 자가발관**(기관삼관, 버액관, 유치도노관 등)**, 보간의료기관 내시설로 인해 발생한 찰과상, 달원, 목력, 화상. 욕창, 원인미상의 골절 등
※ 백분율에서 '은 보고된 사례가없는 건이며. '0.0'은 보고된 사례가있으나 건수가 적어 반올림 된 것을의미함

출처 : 김윤숙,대한간호협회 (2021.12). 환자안전사고 재발방지에 관한 연구

연도별 진료과별 의료사고 분쟁 평균 처리기간 현황

(단위: 건)

구분	2013	2014	2015	2016	2017	2018	2019	2020	2021	2022
내과	81.7	88.1	97.1	100.3	106.5	106.6	115.1	143.1	117.0	89.8
외과	84.6	92.9	93.2	93.8	107.1	107.2	106.0	118.4	97.5	101.9
재활의학과	87.3	86.6	101.3	78.3	98.3	111.4	111.0	115.5	112.3	94.5
신경과	73.7	93	100.7	95.2	94.1	106.3	110.0	125.8	99.6	97.4
응급의학과	84.6	82	87.4	100.5	99.4	105.1	91.4	115.2	101.0	97.8
흉부외과	78.5	82.4	96.6	95.3	101.2	103.4	117.1	139.6	117.5	98.2
정형외과	80.6	86.1	90.5	92.6	92.6	108.8	108.4	128.4	96.5	100.1
정신건강의학과	83	83	81.1	96.7	107.9	95.7	120.3	118.2	97.0	103.4
이비인후과	98	92.1	89.4	85.8	88.5	93.6	101.0	114.4	99.9	74.9
가정의학과	88	84.6	85.9	85.9	81.4	100.2	104.7	112.1	89.6	86.1
성형외과	75.5	79.3	89	81.4	95.3	104.8	104.2	112.3	91.7	85.5
신경외과	79.4	75.5	88.2	88.8	92.1	101.2	107.7	117.5	106.1	93.9
산부인과	84.6	88.3	83.9	95.2	80.9	91.1	95.8	118.9	96.5	101.3
영상의학과	71.8	87	77	92.4	80	112.8	95.4	115.4	116.4	80.0
마취통증의학과	81.2	77.3	81.1	76.6	96.2	104.9	110.7	108.1	90.3	85.8
소아청소년과	90.4	81	81.1	83.3	76.3	102.2	101.5	124.8	111.6	94.0
피부과	80.3	77	81.9	86	103.6	83	90.3	74.4	70.3	83.4
비뇨의학과	74.5	88.9	84.8	80.4	86.7	92.8	100.1	109.7	99.4	106.2
안과	77.5	82	80.6	84.6	82	93.2	101.2	114.8	106.7	96.9
한의과	77.6	80.2	74.7	91	80.1	92.8	101.8	107.0	97.3	77.9
치과	79.4	79.3	76.5	90.8	72.9	91.5	107.5	112.7	94.1	80.3
방사선종양학과	–	–	–	70	116	115	107.6	–	–	–
진단검사의학과	74.5	88	57	–	68	–	–	–	57.0	103.0
약제과	–	95.3	–	79	–	86.3	58.0	214.0	–	70.5
병리과	–	61	–	88	–	–	–	–	–	–
기타	48.8	40.3	58	86.3	69.3	63.4	96	119.7	104.0	58.8
계	79.7	83.3	87.6	91.3	92.4	102.7	107.3	122.7	101.3	92.8

※ 출처 : 한국의료분쟁조정중재원, (2013,2014,2015,2016,2017,2018,2019,2020,2021,2022) 의료분쟁 조정, 중재 통계연보

03 법률적 책임이란?

간호사가 업무를 해나가는 데 있어 부적절한 간호로 의료사고를 일으켰을 때에는 그 간호사에게 법적 책임을 묻게 된다. '간호사의 법적 책임'이란 임상에서 간호 수준이나 간호업무 실천규범에 위반하여 환자에게 피해를 주었을 때 그 간호사에게 부과되는 법적 규제를 말한다.

간호사에게 책임이 있는 대표적인 경우

- 간호기록부에 기록을 누락하거나 잘못 기록했을 때
- 간호절차를 지키지 않았을 때
- 고장난 기계나 부적절한 시설을 보고하지 않았을 때
- 구두지시(verbal order)를 정확하게 받지 못했을 때
- 기구나 거즈 등의 수량을 잘못 세었을 때
- 부적절하거나 미숙한 간호기술로 문제 발생시
- 부적절한 간호처치로 병원감염이 발생했을 때
- 약을 잘못 투여했을 때
- 의사소통에 문제가 있어서 환자의 반응에 적절하게 대처하지 못했을 때
- 의사의 지시에 제대로 따르지 못했을 때
- 잘못된 수혈 시
- 환자가 낙상했거나 넘어졌을 때
- 환자에게 화상을 입혔을 때
- 환자의 귀중품 관리를 잘못했을 때
- 환자의 상태 변화를 보고하지 않았을 때

의료사고가 발생하여 만일 간호사에게 업무상 주의의무의 위반(과실) 사실이 있다면 그 간호사에게는 '형사상의 책임', '민사상의 책임', '행정상의 책임'이라는 3가지 법적 책임이 발생한다.

과실의 크기나 피해의 경중에 따라 부과되는 책임의 내용이나 종류도 바뀌었다.

■ 간호사의 법적 책임 종류

법적 책임

- **형사상의 책임**
  - 업무상 과실치상죄(형법 제266조)
  - 업무상 과실치사죄(형법 제267~268조)
- **민사상의 책임**
  - 채무불이행(민법 제390조)
  - 불법행위(민법 제750~752조)
- **행정상의 책임**
  - 면허 취소(의료법 제65조)
  - 자격정지(의료법 제66조)
  - 과태료(의료법 제92조)
  - 벌칙(의료법 제88~91조)

memo 한국간호사윤리선언 (대한간호협회2006, 2. 23 제정)

우리 간호사는 인간의 존엄성과 인권을 옹호함으로써 국가와 인류 사회에 공헌하는 숭고한 사명을 부여받았다. 이에 우리는 간호를 통한 국민의 건강증진 및 안녕 추구를 삶의 본분으로 삼고 이를 실천할 것을 다음과 같이 다짐한다.

- 우리는 어떤 상황에서도 간호 전문직으로서의 명예와 품위를 유지하며, 최선의 간호로 국민건강 옹호자의 역할을 성실히 수행한다.
- 우리는 인간 존엄성에 영향을 줄 수 있는 생명과학 기술을 포함한 첨단 과학 시술의 적용에 대해 윤리적 판단을 견지하며, 부당하고 비윤리적인 의료행위에는 일체 참여하지 않는다.
- 우리는 간호의 질 향상을 위해 노력하고, 모든 보건 의료 종사자의 고유한 역할을 존중하며 국민건강을 위해 상호협력한다.
- 우리는 이 다짐을 성심으로 지켜 간호전문직으로서의 사회적 소명을 완수하기 위해 최선을 다할 것을 엄숙히 선언한다.

● 한국간호사윤리강령
● 한국간호사윤리지침

1. 형사상의 책임

형사상의 책임이란 범죄를 행한 사람이 국가로부터 처벌을 부과받는 책임을 말한다. 간호사가 통상의 업무를 행한 것에 기인하여 간호사에게 형벌이 부과되는 것은, 예를 들어 환자를 오인했거나 소독액을 접촉하는 등 상당히 명백한 부주의를 범한 경우에 한정되므로 실제로는 형벌을 부과받는 경우는 별로 없다고 할 수 있다.

환자를 사망하게 한 경우에는 '업무상 과실치사죄'라고 하여 벌금형이나 경우에 따라서는 금고형에 처하며, 상해를 입힌 경우에는 '업무상 과실치상죄'라고 하여 조금 가벼운 형에 처한다.

- **형법 제266조**(과실치상)

① 과실로 인하여 사람의 신체를 상해에 이르게 한 자는 500만 원 이하의 벌금, 구류 또는 과료에 처한다.

② 제1항의 죄는 피해자의 명시한 의사에 반하여 공소를 제기할 수 없다.

- **형법 제267조**(과실치사)

과실로 인하여 사람을 사망에 이르게 한 자는 2년 이하의 금고 또는 700만 원 이하의 벌금에 처한다.

- **형법 제268조**(업무상과실·중과실 치사상)

업무상 과실 또는 중대한 과실로 인하여 사람을 사상에 이르게 한 자는 5년 이하의 금고 또는 2천만 원 이하의 벌금에 처한다.

2. 민사상의 책임

민사상의 책임은 가해자가 피해자에게 가한 행위에 의한 손해를 금전적으로 배상해야 하는 책임을 말한다. 이것은 형사상의 책임과는 달리 간호사가 책임져야 하는 사례도 많다. 민사상의 책임 중 책임져야 하는 사례란 간호사가 가해자가 피해자에게 가한 행위에 대한 손해를 금전적으로 배상하는 것을 말하며, 간호사도 간호 수준에 미치지 못하는 간호를 해서 환자에게 피해를 주는 경우 책임을 지는 것을 말한다.

의료 수준에 대한 법원의 입장을 적극적으로 반영하면, 간호 수준도 전국 이 일률적이지 않아서 일반 개업의원에 근무하는 간호사보다 종합병원에 근무하는 간호사가, 나아가 의료 후진 지역에 근무하는 간호사보다 의료 선진지역에 근무하는 간호사가 더 높은 주의의무를 지게 된다는 사실에 주의해야 한다. 또한, 그 간호 수준은 해당 의료기관에서 독자적인 관행으로서 행해지는 것과는 다르다. 대부분의 객관적인 문헌이 지적하는 일반적인 주의의무에 미치지 못하면 아무리 간호상 관행에 따랐다고 하더라도 피해가 발생하면 배상의 책임을 면할 수 없다는 점에 주의해야 한다.

환자측이 의료기관이나 의료종사자를 고소하는 이유는 대부분 의료측의 불성실한 대응에 따른 것이며, 의료사고의 사실을 숨기거나 전모를 정직하게 환자에게 설명하지 않았던 것이 원인으로 분쟁이 확대된 경우가 많다.

■ 간호사의 법적 책임 종류

법적 책임

- **형사상의 책임**
  - 업무상 과실치상죄(형법 제266조)
  - 업무상 과실치사죄(형법 제267~268조)
- **민사상의 책임**
  - 채무불이행(민법 제390조)
  - 불법행위(민법 제750~752조)
- **행정상의 책임**
  - 면허 취소(의료법 제65조)
  - 자격정지(의료법 제66조)
  - 과태료(의료법 제92조)
  - 벌칙(의료법 제88~91조)

1) 불법행위의 책임

불법행위의 피해를 가해자의 관점에서 분류하면 '고의'에 의한 것과 '과실'에 의한 것으로 구별된다. '무의식적인' 사고(과실)라고 하더라도 그것이 간호사로서 초보적, 기본적 주의의무 위반에 의한 경우라면 간호사는 '불법 행위의 책임'을 물어 손해배상의무를 지게 된다. 지금까지는 '의사의 지시하에 간호사는 의료행위를 해왔기 때문에'라는 해석으로 간호사 자신의 과실은 별로 문제가 되지 않았다. 그러나 간호업무의 다양화와 전문화로 간호사의 진료보조업무 범위가 확대됨에 따라 간호사 자신의 업무상 법적 책임이 시대와 함께 필요해졌다고 할 수 있다.

- **민법 제750조**(불법행위의 내용)

  고의 또는 과실로 인한 위법행위로 타인에게 손해를 가한 자는 그 손해를 배상할 책임이 있다.

- **민법 제751조**(재산이외의 손해의 배상)

  ① 타인의 신체, 자유 또는 명예를 해하거나 기타 정신상 고통을 가한 자는 재산 이외의 손해에 대하여도 배상할 책임이 있다.

  ② 법원은 전항의 손해배상을 정기금채무로 지급할 것을 명할 수 있고, 그 이행을 확보하기 위하여 상당한 담보의 제공을 명할 수 있다.

- **민법 제752조**(생명침해로 인한 위자료)

  타인의 생명을 해한 자는 피해자의 직계존속, 직계비속 및 배우자에 대하여는 재산상의 손해 없는 경우에도 손해배상의 책임이 있다.

2) 채무불이행의 책임

채무불이행은 '의료인 측이 계약을 완전히 이행하지 않은 경우에 묻는 책임'이다. 주로 병원 개설자가 지게 되는 민사상의 책임이므로 간호사가 직접 책임을 지는 것과는 다르다.

일반적으로 환자가 병원의 접수창구에서 진찰을 요구한 시점에서 진료 계약이 성립된다. 진료 계약이 성립되면 병원 개설자는 환자 또는 보호자에게 의료 수준 또는 간호 수준을 충족하는 진료, 간호를 성실하게 행할 채무를 갖게 된다. 그리고 이행 보조자인 의사와 간호사의 과실로 환자가 사망하거나 상해를 입는 피해를 초래한 때에는 '채무불이행'이 성립하게 된다. 그 결과, 병원 개설자는 채무불이행의 책임자로서 환자 측이 입은 손해를 배상해야 한다.

• **민법 제390조**(채무불이행과 손해배상)

채무자가 채무의 내용에 좇은 이행을 하지 아니한 때에는 채권자는 손해배상을 청구할 수 있다. 그러나 채무자의 고의나 과실 없이 이행할 수 없게 된 때에는 그러하지 아니하다.

memo 의료수준

의료수준이란 의사가 의료행위를 행함에 있어 당연히 취득해야 하는 지식이나 기술 수준을 말합니다. 이는 평균적인 의사가 행하는 의료 관행과 반드시 일치하지는 않습니다.

법률적으로 보면 약물을 투여할 때는 설명서에 따라야 하고, 약물 투여 이외의 의료행위를 할 때에는 일상적인 진료 지침으로서 문헌상으로 공표된 가이드라인이나 객관적인 의학 문헌이 일반적으로 지적하는 주의의무에 따라야 합니다. 그것을 따르지 않아서 의료사고가 발생했을 때에는 아무리 의사들이 평균적으로 행하는 의료관행에 따랐다고 하더라도 배상 책임을 면할 수는 없습니다.

나아가 법원은 의료수준은 전국적으로 일률적으로 정해지는 것이 아니라 해당 의사의 전문분야, 의료기관의 성격, 지역의 의료 환경 특성 등을 고려하여 상대적으로 정해진다고 간주합니다. 따라서 종합병원이 일반 개업의원보다 높은 의료 수준을 요구받습니다.

확인을 게을리 한 '무의식적인 실수'와 과실의 정도

과실이란, 그 사람의 직업이나 지위, 지식 등에서 일반적으로 요구되는 주의의무에 위반하는 것을 말한다. 주의의무위반이란 ① 위험을 예견할 수 있고 **(결과 발생을 사전에 예견할 수 있는)** 또 ② 그 위험을 피할 수 있는 **(결과 발생을 사전에 피할 수 있는)** 데도 이를 예견하지 않고 그 위험한 결과의 회피를 게을리 한 것을 의미한다. 법률적으로 말하면, 그 당시의 의료 수준이나 간호 수준에 비추어 의료사고 발생을 사전에 예견할 수 있고 또 사고 발생을 사전에 피할 수 있었다고 판단된 경우에 과실이 성립하게 된다. 법원은 의사나 간호사에게 의료라는 사람의 생명 및 건강을 관리해야 하는 상황에 있는 점을 중시하여 상당히 높은 주의의무를 요구한다. 그렇게 생각하면 '무의식적인 실수'라는 단어에서 풍기는 인상과는 달리 그 과실의 정도는 절대 가볍지 않다.

사례 의사의 잘못된 처방 따른 간호사도 사고책임 있다.

의사의 착오나 실수가 의심되는 잘못된 투약 처방을 간호사가 그대로 따르다 의료사고가 발생했다면 간호사에게도 주의의무를 소홀히 한 책임을 물어야 한다는 대법원판결이 나왔다. 대법원 2부 **(주심 양승태 대법관)**는 의사의 잘못된 처방을 제대로 확인하지 않고 엉뚱한 약을 주사해서 환자를 의식불명 상태로 빠뜨린 '업무상과실치상' 혐의로 기소된 전직 간호사 김모(53)씨에 대한 상고심에서 벌금 200만원을 선고한 원심을 확정하였다.

재판부는 "당시 처방이 너무나 엉뚱한 약을 투약하라는 내용이었던 점을 감안하면 간호사가 기계적으로 처방에 따르기 전에 처방 내용을 다시 확인했어야 했다"며, 사고가 다른 사람의 과실 때문이라고 해도 "간호사가 사고를 막기 위해 주의를 제대로 기울이지 않았다는 원심 판단은 정당하다"고 밝혔다.

간호사 김씨는 지난 2000년 3월 서울의 한 병원에 근무하면서 종양 제거 수술을 받고 회복단계에 있던 환자에게, 호흡곤란을 유발하는 수술용 마취보조제**(베큐로니움브로마이드, Vecuronium Bromide)**를 투여하라는 의사의 잘못된 처방 지시에 따라 투약을 했고, 그 결과 환자를 의식불명 상태에 이르게 한 혐의로 기소됐었다. 김씨는 1심에서 금고 8월에 집행유예 2년을 선고받은 후 2심에서 벌금 200만원으로 감형되었다.

3. 행정상의 책임 2023.4.27.

의료법 일부 개정법률안[중범죄 의료인 면허 취소법] 2023.4.27.

의료인들의 사회적, 윤리적 책임감은 점점 더 중요해지고 있다. 이는 불신과 불만이 증가하면서 의료계의 규제와 투명성이 강화되고 있기 때문이다. 특히, 의료사고 발생 시 이에 대한 책임과 처리 방법이 큰 이슈가 반복되며, 사회적으로 의료인의 책임과 권한을 규제하는 목소리가 계속해서 발표되고 있다.

간호사는 환자들의 생명과 건강을 지키는 역할을 수행하는 의료진 중 하나로, 높은 직업윤리와 사회적 책임이 요구되는 직업이다. 그러나 최근에는 의료사고, 의료비 부담, 인력 부족 등으로 인한 환자들의 불신과 불만이 증가하면서, 간호사들의 역할과 책임에 대한 관심이 높아지고 있다.

이에 대한 대응책으로 국회에서는 2023년 4월 27일, 의료법 일부개정법률안을 통과시켜 의료인의 위법행위를 예방하고 안전한 의료 환경을 조성하기 위한 조치를 강화하였으며, 이는 '중범죄 의료인 면허 취소법' 구분되어진다.

이 법안은 의료인이 윤리적이거나 법적인 문제를 일으킬 경우, 보건복지부 장관 또는 시·도 지사가 면허취소나 업무정지 처분을 내리도록 하는 것을 목적으로 한다. 이는 환자의 안전을 보호하고 의료 환경을 개선하기 위한 법안으로, 의료진에게 높은 수준의 윤리적 책임을 요구하게 된다. 또한 해당 법안이 의료인들에게 큰 영향을 미치며, 의료인들은 보다 엄격한 규제와 강화된 책임을 지게 되었다. 또한 의료인들의 인권과 직업윤리 문제도 논란이 되고 있다. 예를 들어, 의사나 간호사 등 의료인들이 환자에게 거부감을 느끼는 경우가 발생할 때, 그들이 이를 처리하는 방법이 논란이 되고 있다. 이러한 문제들은 보다 엄격한 규제와 함께 의료인들의 직업윤리 교육을 강화해야 할 필요성을 보여준다.

의료인들의 책임과 권한은 환자의 생명과 건강에 직접적인 영향을 미치는 매우 중요한 문제이다. 따라서, 의료인들은 항상 환자의 안전과 건강을 최우선으로 생각하며, 이를 위해 끊임없이 노력해야 한다. 이를 위해서는 의료인들 스스로가 더 높은 직업윤리와 사회적 책임을 갖고, 보다 엄격한 규제와 함께 직업윤리 교육을 받아야 할 필요성이 있다.

다만 해당 법안에서 의료행위의 특수성을 고려하여, 업무상 과실치사상죄를 범한 경우에는 면허취소 사유에서 제외된다. 이는 의료행위가 다른 직업군에 비해 특수하며, 일부 예측 불가능한 사고가 발생할 수 있기 때문이다. 따라서 의료인들은 항상 최선을 다하며, 의료 환경과 환자의 안전을 위해 노력해야 한다.

04 의료사고가 발생하면?

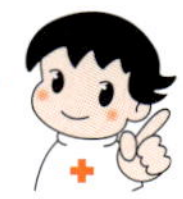

의료사고가 일어나면 그에 대해 여러 가지 대응이 필요해진다. 의료사고를 미리 예방하는 예방 매뉴얼에 대해서는 다양한 연구가 이루어지고 있다. 그러나 매뉴얼에만 너무 의존해도 위험하다. 왜냐하면, 매뉴얼에만 의존하면, 생각하고 판단하여 업무를 행하는 습성을 잃게 되어 사고를 초래할 우려가 커지기 때문이다. 막상 일어난 사고에 대한 대응에는 아직 개선의 여지가 있다고 할 수 있는데, 여기서는 사고 대응 프로그램에 대해 간단히 설명하기로 한다.

■ 의료사고 처리 절차(예 1)

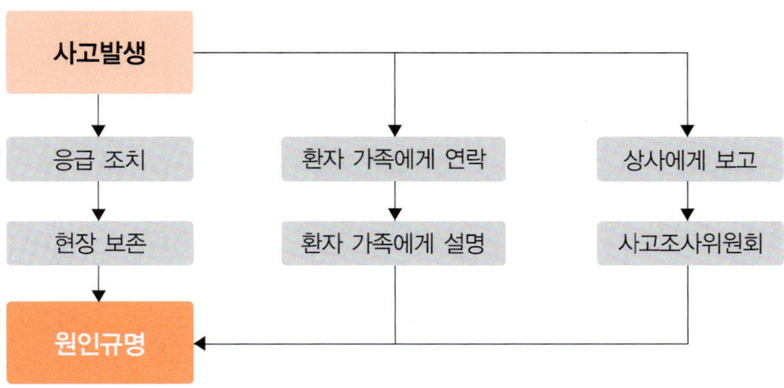

1. 사고 후의 대응 - 병원측

1) 초기단계

사고 발생의 초기 단계에는 모든 일이 중요하다. 이 단계의 대응을 소홀히 하게 되면 환자 가족에게 나쁜 인상을 줄 뿐만 아니라 소송으로 발전하기 쉽다. 내 가족처럼 성의를 갖고 대응하는 것이 가장 중요하다.

① 환자의 응급 처치: 사고 발생 후 환자의 용태가 안정될 때까지 최선을 다해 처치하는 것이 중요하다. 이때 결코 혼자서 대처해서는 않된다. 간호사 자신도 매우 놀라 평정심을 잃는 경우가 많으므로 반드시 의사나 동료 간호사에게 도움을 구하는 것이 피해회복에 최고의 지름길이다.

② 연락(가족과 상사에게): 동시에 바로 가족에게 연락하고 수간호사 등 병원 상사에게 보고한다. 가족에게 늦게 연락할수록 대응하기가 나빠진다. 상사에게 보고할 때 주의해야 할 지시에 대해 물어보도록 한다.

③ 현장 보존: 치료 기구를 마음대로 버리지 않도록 세심한 주의를 기울인다.

2) 중간단계

초기 단계의 대응이 끝나면 즉시 해결을 위한 대책을 마련해야 한다. 병원 내에 '사고 위원회'가 설치되는 경우도 많은데, 그 이외에 '법무팀이나 적정 진료위원회'에서 대응을 추진하는 의료기관도 늘고 있다. 어쨌든 환자와 환자의 가족에게 사고 원인을 규명하겠다는 약속을 하는 것이 중요하다. 사고를 전체적으로 파악하여 상세한 보고를 종합하는 중심기관(사고 위원회 또는 적정 진료위원회) 또는 중심인물(위기 관리자 등)을 정한다.

■ 의료사고 처리 절차(예 2)

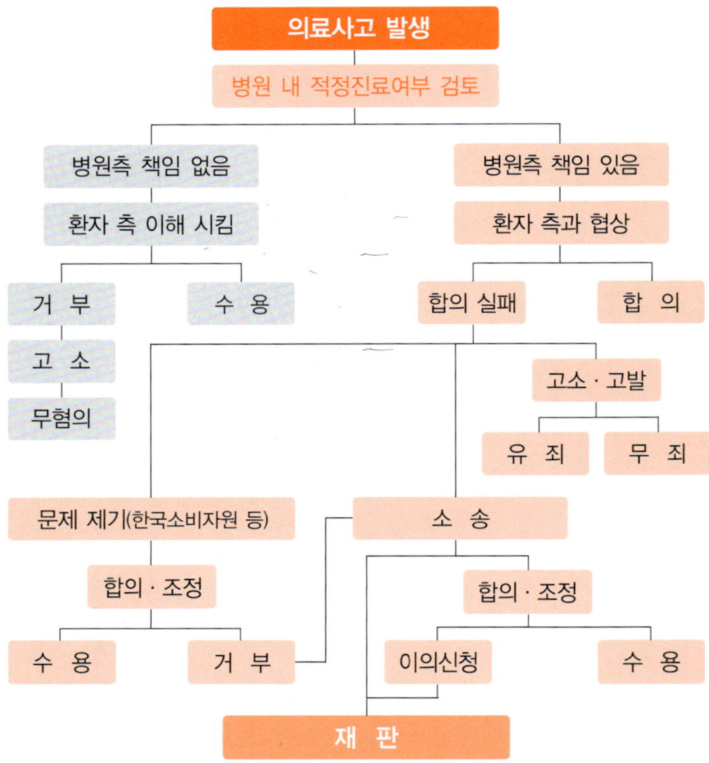

① 가족에 대한 후속조치

② 위기관리자나 사고위원회가 사고의 전체 내용을 가족에게 설명하고 원인규명을 약속한다.

③ 당사자에게 사정 청취: 사고가 일어난 당시의 상황을 당사자에게 자세히 묻는다. 환자의 용태, 투약 등의 상황, 사고가 일어난 원인 등을 기록하여 남기고 또 사실을 뒷받침하는 진료기록부, 간호기록부 등 진료에 관한 기록들을 모아둔다.

3) 최종단계

사고 대응의 최종 단계에는 사고의 전모를 상세하게 기록한 보고서를 작성해야 한다. 원인 규명뿐만 아니라 앞으로 절대 재발하지 않도록 '사고방지 책'이 될 수 있도록 기록한다.

① 사고 보고서 작성: 당사자의 과실 유무나 환자의 피해 내용 등 사고 전모에 대한 물증(**진료기록부, 간호기록부, 검사기록 등**)을 서류로 자세하게 기록해둔다. 그리고 앞으로의 사고 방지에 대한 대한 대책도 언급해 둔다.

② 가족에게 배상 : 성의를 갖고 대응해야 하지만, 사고의 과실 유무에 따라 배상 문제가 발생한다. 그때 합의 할 수 있다면 좋지만, 소송으로 발전하게 되면 법무팀에서 변호사를 선임하고 가입한 보험회사와 상담하게 된다.

③ 사고의 재발 방지 : 원내에 사고재발방지 프로그램을 만들 필요가 있다. 원인이 명확하다면 어떻게 하면 예방할 수 있는지, 어떠한 확인이 필요한지 등의 구체적 개선책이 요구된다.

memo 사고 보고 체계의 예

의료사고가 발생한 경우에는 다음과 같이 즉시 상사에게 보고한다.
① 의사(치과의사) → 의장 → 진료부장 → 부원장
② 약제사 → 주임 약제사 → 약제과장 → 부원장
③ 간호사 → 수간호사 → 간호부장 → 부원장
④ 의료기술직원 → 기사장 → 부원장
⑤ 사무직원 → 대리 → 과장 → 사무부장 또는 사무장 → 부원장

부원장은 보고받은 사항에 대해 법무팀이나 적정 진료위원회에 보고하고 동시에 사고의 중대성 등을 고려하여 병원장에게 보고할 필요가 있다고 인정할 때에는 그때마다 병원장에게 보고한다.

환자의 생사와 관련된 의료사고 등 특히 긴급한 대응이 필요할 때에는 의사, 약제사, 간호사 등은 각각 의장, 주임 약제사, 수간호사에 대한 보고를 생략하고 직접 진료부장 또는 부원장, 약물과장, 간호부장에게 보고할 수 있다.

2. 사고 후의 대응 – 환자측

의료사고가 발생하면 환자 측에서는 의사, 간호사 등 의료진에게 강한 불만을 표시하며 의료기관에 손해배상을 청구하게 되는데, 이때 가장 중요한 것이 의료사고의 원인규명을 위한 진료기록의 확보이다. 일부 병원에서 의사, 간호사 등 의료진이 방어적 차원에서 진료기록을 비공개 및 변조해 온 경우도 있기 때문에 피해자들로부터 많은 비난을 받고 있기도 한다.

의료법 제21조에서는 의료인이나 의료기관 종사자가 환자의 배우자, 직계존속·비속 또는 배우자의 직계존속이 환자 본인의 동의서와 친족관계임을 나타내는 증명서 등을 첨부, 또는 환자가 지정하는 대리인이 환자 본인의 동의서와 대리권이 있음을 증명하는 서류를 첨부하는 등 보건복지부령으로 정하는 요건을 갖추어 요청한 경우, 그 진료기록을 열람하게 하거나 그 사본을 교부하는 등 그 내용을 확인할 수 있게 하여야 한다고 규정하고 있다.

병원과 의료진 측에 순종했던 과거와는 달리, 현대에는 의학에 지식이 부족한 환자 측에서 각종 의료기록들을 수집·확보한 후, 의학전문지식을 갖춘 의료사고전문기관을 통하여, 확보된 진료기록을 정밀분석한 후 합의, 조정, 소송 및 형사고발을 하는 경우가 크게 증가하는 추세이다.

또한 환자측에서는 의료서비스 분쟁에서 소비자의 안전할 권리를 회복하는 효과적인 방안의 하나인 한국소비자원(www.kca.go.kr)에 중재를 요청하거나 소비자원 외에도 의료법에서 정한 조정절차(의료분쟁조정위원회)에 의해 피해자들이 소송비용이 많이 드는 재판을 통하지 않고도 상담과 조정을 통해, 이른바 재판 외 분쟁해결 절차(Alternative Dispute Resolution, ADR)를 통해 의료사고 문제를 해결하기도 한다. 의료분쟁조정원은 국가에서 운영하는 공공기관으로, 의료분쟁을 중재하고 조정하는 역할을 합니다. 의료기관과 환자간의 의료분쟁을 빠르고 공정하게 해결하기 위해 설립된 곳으로, 분쟁의 해결을 위해 전문가인 변호사, 의료전문가, 조정위원 등이 참여한다.

■ 의료사고 처리 절차(예 3)

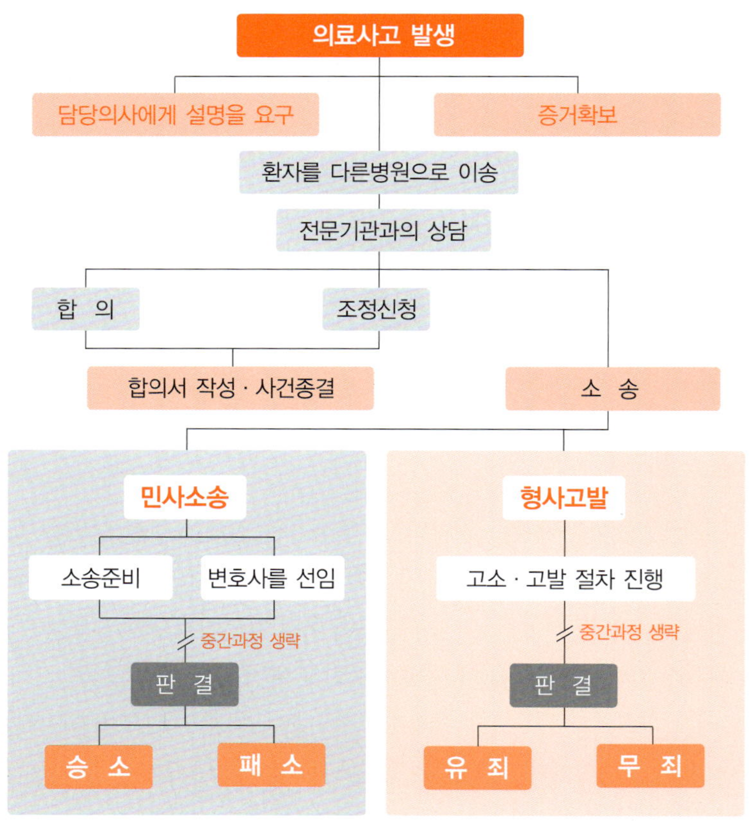

memo 간호기록부란?

간호기록은 의사가 작성하는 진료기록부와 마찬가지로 때에 따라서는 의사의 진료기록부 이상으로 재판에서는 매우 중요한 증거가 됩니다. 또한, 간호기록은 환자가 의료기관을 고소할 때의 증거가 될 뿐만 아니라, 의료기관 측이 자신들에게 과실이 없었다는 점을 입증하는 데에 매우 중요한 증거가 됩니다.

예를 들어, 입원 사례로 살펴보면 의사가 작성하는 진료기록부에는 진찰 당시의 행위만 기록되어 있습니다. 그러나 간호기록부에는 여러 명의 간호사가 교대로 24시간 계속 환자를 간호하고 그 결과를 기록한 것이므로 경과 관찰 의무를 제대로 이행했는지를 입증하는 데에 유일한 증거라고 할 수 있을 만큼, 재판에서는 중요시되고 있습니다.

따라서, 자신감과 긍지를 갖고 정확하고 상세하게 기록하도록 노력해 나가는 것이 중요합니다.

3. 의료사고 대응의 중요자료들

의료법 제22조에 따르면 "의료인은 각각 진료기록부, 조산기록부, 간호기록부, 그 밖의 진료에 관한 기록을 갖추어 두고 그 의료행위에 관한 사항과 의견을 상세히 기록하고 서명하여야 한다."고 의료인에 대한 권리와 의무가 규정되어 있으며, 이러한 진료기록들은 법원의 의료소송 재판에서도 중요한 증거자료로 사용되고 있다.

그리고 이들 진료에 관한 기록들은 의료법시행규칙 제14조에서, "다음 해당 사항을 한글과 한자로 적어야 하며, 질환명, 검사명, 약제명 등 의학용어는 외국어로 적을 수 있다."고 규정되어 있다. 또한 진료기록의 양식은 병원에 따라 다양한 형태의 양식으로 사용되고 있다.

1) 진료기록부

① 진료를 받은 자의 주소·성명·주민등록번호·병력(病歷) 및 가족력(家族歷)

② 주된 증상, 진단결과, 진료경과 및 예견

③ 치료내용(주사·투약·처치등)

④ 진료일시분(日時分)

2) 간호기록부

① 체온·맥박·호흡·혈압에 관한 사항

② 투약에 관한 사항

③ 섭취 및 배설물에 관한 사항

④ 처치와 간호에 관한 사항

3) 조산기록부

① 조산을 받은 자의 주소·성명·주민등록번호

② 생·사산별(生·死産別) 분만 횟수

③ 임신 후의 경과와 그에 대한 소견 및 보건 지도 요령

④ 임신 중 의사에 의한 건강진단의 유무(결핵·성병에 관한 검사를 포함한다.)
⑤ 분만 장소 및 분만 연월일시분(年月日時分)
⑥ 분만의 경과 및 그처치
⑦ 산아(産兒)수와 그 성별 및 생·사의 구별
⑧ 산아와 태아 부속물에 대한 소견
⑨ 임부(姙婦)·해산부(解産婦)·산욕부(産褥婦) 또는 신생아에 대한 지도 요령
⑩ 산후의 의사의 건강 진단의 필요성 유무

4) 기타 중요 의료기록

병원에 따라 다양한 형태의 양식으로 사용되고 있는 진료기록들은 위의 법적인 기록부 외에도 아래처럼 병원에 따라 여러 가지 다양한 의료기록들이 사용되기도 한다. 의료사고가 발생하면 환자 측에서는 아래 자료들 모두의 열람을 요구하게 된다.

- 간호기록지(Nursing Record)
- 검사결과기록지(Flow Sheet)
- 경과기록지(Progress Note)
- 뇌파검사보고서(Electroencephalographic Report)
- 마취기록지(Anesthesia Record)
- 문제항목지(Problem List)
- 방사선기록지(X-ray Report)
- 방사선필름(X-ray Film, C.T. Film, M.R.I Film 등)
- 병력기록지(History)
- 상담진료기록지(Consultation Record)
- 섭취및배설량기록지(Intake and Output Record)
- 수술, 마취서약서(Operation Anesthesia Consent Form)
- 수술기록지(Operation Record)
- 수술전처치및간호상태확인표
- 수술전평가지(Pre-Anesthetic Assessment)
- 수혈기록지(Transfusion Record)
- 신생아기록지(Newborn Record)
- 신체검진기록지(Physical Examination)
- 심전도검사보고서(Electrocardiographic Report)
- 응급실기록지(Emergency Room Record)

- 의사처방전(Doctor's Orders)
- 임상병리검사기록지(Laboratory Report)
- 산과기록지(Obstetric Record)
- 입퇴원기록지(Admission and Discharge Record)
- 자퇴서약서(Discharge Consent Form)
- 전원기록지(Transfer Note)
- 조직병리검사보고서(Pathology Report)
- 중환자기록지(I.C.U. Record)
- 진단요약기록지(Diagnostic Summary Index)
- 처방전(Prescription)
- 체온, 맥박, 호흡기록지(T.P.R. Chart)
- 초음파검사기록지(Ultrasonography Record)
- 통증사정기록지(Pain Assessment Sheet)
- 퇴원요약지(Discharge Summary)
- 투약기록지(Medication Record)
- 활력징후기록지(Vital sign Record)
- 회복실기록지(Recovery Room Record)
- 기타 병원자체 제작검사·진료 관련기록지

memo 진료기록보존기간

의료기관의 개설자 또는 관리자는 진료에 관한 기록을 다음 각 호에 정하는 기간 동안 보존하여야 합니다.(의료법 제22조 및 의료법시행규칙 제15조).

① 환자명부→5년
② 진료기록부→10년
③ 처방전→2년
④ 수술기록→10년
⑤ 검사소견기록→5년
⑥ 방사선사진 및 그 소견서 → 5년
⑦ 간호기록부→5년
⑧ 조산기록부→5년
⑨ 진단서 등의 부본(진단서·사망진단서 및 시체검안서 등을 따로 구분하여 보존할 것) →3년

4. 상담방법

의료사고가 증가하는 주요 원인으로는 다음의 4가지를 들 수 있다.

① 일부 의료인의 지식이나 기술 수준이 너무 떨어진 점
② 의료정보의 공개성이 높아진 점
③ 의료비 삭감에 의한 현장의 혼란
④ 간호사 업무 영역의 확대 및 다양화

하루가 다르게 발전해 가고 있는 현대 의료의 상황 속에서 의료사고 방지에 대한 대처가 이전보다 더 필요해진 것 또한 사실이다. 간호사는 의료행위의 최종 행위자가 되는 경우가 상당히 많아서 그 책임을 묻게 되는 사례도 적지 않다. 의료사고가 발생하여 간호사가 그 과실 책임을 추궁받아 배상 문제로까지 발전했다면 간호사는 어떻게 대응하면 좋을까?

1) 변호사에게 상담한다.

변호사에게 상담하는 일이 익숙하지 않아 어떻게 하면 좋을지 모르는 사람이 많을 것이다. 그 경우에는 가까운 변호사회나 자치단체의 법률 상담을 찾아 상담해 보는 것도 좋은 방법이다. 전국의 시도청 소재지나 주요 도시에는 변호사회나 지부가 있고 또 자치단체에서는 정기적으로 법률 상담을 하고 있으므로 직접 상담해 보기를 권한다. 다만, 이 법률상담은 '의뢰하기 전의 교통정리' 수준이므로 구체적으로 의뢰하려면 상담창구에서 의료 지식에 해박한 변호사를 소개받아 정식으로 상담하도록 한다.

2) 간호사를 위한 개인배상 책임보험

최근의 냉엄한 사회정세와 함께 의료계도 의료비를 삭감하는 방향으로 움직이고 있다. 그래서 임상 현장에서는 최소한의 인원에 의한 간호가 요구되고 있다. 그 반면 의료의 고도화로 간호사도 시간적으로, 기술적으로 더욱 밀도 높은 간호가 요구되고 있으며 고위험을 떠안게 되었다. 간호사는 항상 여유가 없는 상태에서 많은 업무를 수행해야 하기 때문에 의사소통의 부족이나 확인 부족으로 발생하는 '초보적 실수'도 눈에 띄게 증가하고 있다. 동시에 간호사는 최종 행위자가 되는 사례도 많아서 '책임을 지는 입장'이 되는 경우도 많아지고 있다. 이러한 상황에서 의료사고가 증가함에 따라 '간호사의 과실'을 묻는 사례도 크게 늘고 있으며 대중 매체 등의 보도를 통해 이 내용이 공개되는 경우도 많아서 의료사고에 대한 일반인 및 간호사에 대한 의식도 높아지고 있다. 이 점은 간호사도 의료팀의 일원으로 배상 책임을 개개인에게 물어야 한다고 하는 의식의 표현이기도 하다.

외국에서는 간호사를 위한 배상 책임 보험 제도가 잘 발달되어 있어 의료사고에 대비하여 해당 근무처에서 단체 가입하는 간호사도 많고, 배상금을 비롯한 다양한 보상 제도로 임의 가입도 가능

하다. 의료사고가 발생하였을 경우 약간의 부금으로 초기 대응에서 배상금 지급까지 부담해주는 제도이므로 간호사가 안심할 수 있다.

우리나라의 경우 의료사고가 발생했을 때 간호사가 환자들에게 보험으로 처리해 줄 수 있는 배상책임보험상품은 방문간호서비스를 제공하는 간호사 대상으로 처음 시작이 되었고, 의료기관에서 근무하는 간호사를 대상으로 하는 전문배상책임보험이 출시되어 혹시 발생가능한 의료사고 분쟁은 간호사전문배상책임보험으로 해결하고 간호사는 본연의 업무에 집중할 수 있는 환경을 마련하였다.

추후 대한간호협회에서는 간호사의 권익보호와 안전한 업무환경 조성을 위하여 가입 대상을 의료기관 외에서 근무하는 간호사에게도 확대해 나갈 계획이다.

memo 손해배상책임

손해배상이란 불법행위나 채무불이행 등으로 발생한 손해를 배상하는 것을 말합니다. 구체적으로는 가해자에게 금전을 지급하는 형태로 피해의 회복을 꾀하게 됩니다.

손해배상책임의 주체는 의료 실수를 한 의료종사자 본인뿐만 아니라 그 병원 개설자도 포함됩니다. 국공립병원이면 국가나 지방공공단체가 책임의 주체가 됩니다.

손해의 내용은 재산적 손실을 회복하는 것과 정신적 고통을 회복하기 위한 위자료 등 두 가지가 포함됩니다.

대한간호협회와 삼성화재보험에서 의료기관에서 근무하는 간호사를 대상으로 단체계약으로 진행하는 전문배상책임보험은 다음과 같다.

간호사를 위한 배상책임보험

- 상품명 : 간호사전문배상책임보험
- 가입대상 : 의료기관에 근무 중 인 대한간호협회 평생회원과 등록회원
- 보험료 및 보상한도

구분	보험료 (연보험료)	보상한도액 (1청구당, 연간)	공제금액 (자기부담금)
금액	16,000원	200,000,000원	1,000,000원

- 보험적용범위 : 의료법상 간호사 면허를 가진 피보험자가 의료법 제2조 제2항 제5호에 따른 간호사 업무를 수행하는 중 과실로 타인의 신체에 손해를 주어 발생한 법률상 손해배상금**(변호사 비용 등 소송비용포함)**

memo 보험에서 사용되는 단어

의미를 쉽게 이해할 수 있도록 표에 나오는 주요 단어의 의미를 해설합니다.

① 대인배상 : 다른 사람의 신체에 장애를 입혀서 법률상 손해배상책임이 발생하는 경우에 대한 보상입니다. 지급하는 것으로 손해배상금, 소송비용 등이 있습니다.

② 대물배상 : 다른 사람의 재물에 손해를 입혀서 법률상 손해배상책임이 발생하는 경우에 대한 보상입니다. 지급하는 것으로 손해배상금, 소송비용 등이 있습니다.

③ 초기대응비용 : 사고로 발전할 수 있는 일이 일어났을 때, 당장 문안을 가거나 증거를 남겨두기 위해 드는 비용 등을 보상합니다.

5. 문제해결 방법

문제해결에는 간호배상책임보험을 이용하거나 변호사에게 상담하면서 노력하면 되는데, 해결을 위한 구체적인 방법으로는 다음과 같은 방법이 있다.

1) 화해를 한다.

당사자 간에 법원을 통하지 않고 서로 이야기하고 양보하면서 해결 방향으로 가져가는 것이다. 실무상 '합의' 또는 '협의조정'이라고 불리는 방법이다.

2) 조정을 한다.

화해가 성립되지 않거나 또는 처음부터 화해가 성립될 가능성이 거의 없을 때는 민사조정법에 의거하여 법원에 조정을 신청한다. 조정위원을 두고 이야기하여 해결 방향으로 가져가는 것이다. 쌍방이 서로 양보하여 해결을 꾀하는 것이므로 재판상의 화해와 비슷하다. 또한, 그 효력은 확정판결과 같다.

- **민사조정법 제1조** : 이 법은 민사에 관한 분쟁을 간이한 절차에 따라 당사자 사이의 상호양해를 통하여 조리를 바탕으로 실정에 맞게 해결함을 목적으로 한다.
- **제2조(조정사건)** : 민사에 관한 분쟁의 당사자는 법원에 조정을 신청할 수 있다.
- **제3조(관할법원)** : 조정사건은 다음 각호의 1에 해당하는 곳을 관할하는 지방법원, 지방법원지원, 시법원(市法院) 또는 군법원(郡法院) (이하 "시·군법원"이라 한다)의 관할로 한다.

  ① 피신청인에 대한 민사소송법 제3조 내지 제6조의 규정에 의한 보통재판적(普通裁判籍) 소재지

  ② 피신청인의 사무소 또는 영업소 소재지

  ③ 피신청인의 근무지

④ 분쟁의 목적물 소재지

⑤ 손해발생지

3) 소송을 한다.

화해, 조정이 모두 성립하지 않으면 소송하여 법원이 해결한다. 의료사고소송에는 형사와 민사가 있는데, 형사재판에 회부되는 일은 드물고 대부분 민사재판을 하게 된다. 과실에 관해서는 형사, 민사 모두 기본적 개념은 같다. 그러나 책임을 묻는 주의의무 위반의 정도나 책임의 내용은 앞에서 설명한 것처럼 다르다.

memo 화해

화해란 당사자 간에 존재하는 분쟁을 양보하여 멈추도록 서로 약속하는 것으로 일종의 계약입니다. 그 근거는 '민법제 731조'에 규정되어 있습니다.

- 민법제731조
  화해는 당사자가 상호 양보하여 당사자간의 분쟁을 종지할 것을 약정함으로써 그 효력이 생긴다.

의사에게 책임이 있는 대표적인 경우

- 부적절한 진단 및 처치
- 잘못한 수술
- 투약 잘못(투약 전의 사전검사 소홀, 부적절한 약제의 선택, 부정확한 투약, 투약 후 관찰 소홀등)
- 사전 동의서를 확보하지 못했을 때
- 환자에게 설명 의무소홀
- 검사 잘못 (필요한 검사를 안 했을때, 검사판독오류 등)
- 부적절한 처치로 인한 감염 발생
- 부적절한 전원 조치
- 부적절한 퇴원 조치

memo 합의시 주의점

보험회사와 상담하지 않고 합의 등을 시도하면 보험금이 지급되지 않는 경우도 많으므로 반드시 사전에 상담할 필요가 있습니다.

05 시효라는 면책제도

의료사고로 손해를 입힌 원인이 의사 또는 간호사의 주의의무 위반에 있다고 보고, 사고와의 인과관계가 명확해지면 환자나 그 가족에게 손해배상을 청구받게 되거나 형사소송을 당하게 된다. 그러나 손해가 발생하고 일정한 기간이 지난 경우에는 시효에 의해 그 권리가 소멸되는 제도가 있다. 이러한 시효에는 민사소송에 적용되는 "소멸시효"와 형사소송에 적용되는 "공소시효"가 있다. 그러나 의료사고에서 피해자인 환자가 권리행사의 가능성을 알 때까지는 전문적인 의학 지식을 요구하는 경우가 많고, 그래서 어느 시점부터 소멸시효가 진행하는지에 대해서는 논란이 되기도 한다.

1) 소멸시효

- **불법행위인 경우**: 의료사고가 불법행위로 인해 발생했다고 해석했을 때에는 손해배상청구권은 손해 및 가해자를 알게 된 때부터 3년을 지나면 시효가 끝났다고 보고하고, 또 불법행위가 행해진 때부터 10년이 지난 때에도 마찬가지로 간주한다(민법 제766조).
- **무불이행인 경우**: 의료사고가 채무불이행으로 인해 발생했다고 해석했을 때에는 권리가 소멸되는 시효기간은 10년으로 간주한다(민법 제162조 제1항). 그리고 의사, 조산사, 간호사 및 약사의 치료, 근로 및 조제에 관한 채권은 3년간 행사하지 아니하면 소멸시효가 끝나게 된다.

2) 공소시효

의료과실의 경우 대개 업무상과실·중과실 치사상죄에 해당하므로 형법 제268조 및 형사소송법 제249조 제4항이 적용되어 5년 이하의 금고 또는 2천만 원 이하의 벌금형에 해당한다. 따라서 7년의 공소시효가 적용되므로 사고 발생일로부터 7년이 지나면 형사고소가 불가능하게 된다.

- **형법 제268조 (업무상과실·중과실 치사상)**: 업무상 과실 또는 중대한 과실로 인하여 사람을 사상에 이르게 한 자는 5년 이하의 금고 또는 2천만 원 이하의 벌금에 처한다.
- **형사소송법 제249조 제1항 제4호**: 장기 10년 미만의 징역 또는 금고에 해당하는 범죄에는 7년

memo 소멸시효

소멸시효란 사법상의 권리가 시간의 경과에 따라 사라지는 것을 말합니다. 불법행위 및 채무불이행에 따른 손해배상청구채권이 10년간 행사되지 않으면 시효에 의해 소멸합니다(민 법제162조제1항).

memo 공소시효의 기간

형사소송법제249조

① 공소시효는 다음 기간의 경과로 완성한다.

1. 사형에 해당하는 범죄에는 25년
2. 무기징역 또는 무기금고에 해당하는 범죄에는 15년
3. 장기10년 이상의 징역 또는 금고에 해당하는 범죄에는 10년
4. 장기10년 미만의 징역 또는 금고에 해당하는 범죄에는 7년
5. 장기5년 미만의 징역 또는 금고, 장기10년 이상의 자격정지 또는 벌금에 해당하는 범죄에는 5년
6. 장기5년 이상의 자격정지에 해당하는 범죄에는 3년
7. 장기5년 미만의 자격정지, 구류, 과료 또는 몰수에 해당하는 범죄에는 1년

② 공소가 제기된 범죄는 판결의 확정이 없이 공소를 제기한 때로부터 25년을 경과하면 공소시효가 완성한 것으로 간주한다.

06 사례를 통해 구체적으로 배우는 Q&A

Q 주사 사고 ①

전라도에서 생후 1년 3개월된 유아가 이질 및 중증 탈수증으로 OO 병원에 입원하여 소아과 의사는 간호사에게 염화칼륨 (Potassium Chloride, KCl) 0.5mgEq (밀리이큐빌런트)를 포도당 10cc에 혼합하여 5분 이상 천천히 혈관주사 하라는 처방지시서를 주었다. 간호사는 이 처방전에 따라 병실에 가서 이 유아 환자에게 주사하였는데 약 1분간에 걸쳐서 10cc 전량을 모두 주입하였다. 약 2cc를 주사할 때는 갑자기 소아에서 청색증 반응이 나타났는데도 간호사는 별생각 없이 처방받은 약물을 계속 주입하였고, 이 유아는 주사 후 1시간 뒤 심장 마비로 사망하고 말았다. 이 경우 책임은 주사 행위의 감독을 소홀히 했던 의사에게 있을까? 아니면 행위자인 간호사에게 있을까?

A 법원에서는 염화칼륨처럼 시간당 주입량이 일정한 기준을 넘으면 위험한 약물은 주사 속도를 일정하게 유지하기 위하여 사람의 손으로 직접 주입하는 것보다 점적 형식의 주사 방법을 택하여야 한다는 점, 염화칼륨과 같은 약물은 환자의 체질에 따른 부작용도 수반하는 경우가 있으므로 의사가 직접 주사하거나 입회하여 만약의 부작용에 신속히 대응조치를 취해야 한다는 점, 의사는 이처럼 위험한 혈관 주사를 간호사에게 주사하게 지시할 경우 각별히 주의사항을 주지시킴으로써 주사의 부작용으로 일어날지 모르는 생명의 위험을 방지할 업무상 주의의무가 있음에도 불구하고 단순하게 처방전만 주어서 주의의무를 소홀히 한 점, 간호사는 위와 같은 위험한 혈관 주사를 함에 있어서 의사의 지시대로 주사액 주입 시간을 엄수하고 또한 주사 진행 중 환자에게 이상 반응이 나

타날 때에는 즉시 주사를 중단하고 의사의 지시를 받아서 주사로 인해 환자에게 미칠지도 모를 생명의 위험을 사전에 방지할 업무상 주의의무가 있음에도 불구하고 이를 게을리한 점, 더욱이 간호사는 유아에게 약 2cc를 주사할 때 청색증 반응이 나타난 것을 발견하고도 계속하여 약 1분간에 걸쳐 위 주사액 전량을 주입함으로써 유아가 그 주사 부작용으로 인한 심장 마비로 사망에 이르게 한 점 등, 의사와 간호사 모두의 과실을 인정하고 '고의 또는 과실로 인한 위법행위로 타인에게 손해를 가한 자는 그 손해를 배상할 책임이 있다'는 '민법 제750조 **(불법행위의 내용)**' 법률 조항을 근거로 약 8,000만 원을 환자측에 배상하라는 판결을 선고하였다**(대법원 1981.6.23 선고 81다 413판결)**.

- 환자의 혈관에 직접 주사하는 혈관 주사 방법은 수액을 통한 점적 주사 방법보다 더욱 세심한 주의를 필요로 한다. 의사의 지시도 충실하게 따르지 않았고 주사 행위 과정 중에 나타나는 환자의 작은 반응을 주의 깊게 관찰하지 못했던 간호사의 잠깐의 부주의(不注意)로 미래에 대한 대한민국의 대통령 또는 UN 사무총장이 될 수도 있었던, 그래서 8,000만 원의 금전적 손해배상으로 맞바꾸기에는 너무나도 아까운 한 어린 생명이 희생되었다. 간호사는 의사를 보조하는 단순한 이행 보조자에 그치는 것이 아니라 치료의 최일선에서 함께 살아가는 사람들의 멋진 인생을 만들어주는 고귀한 존재임을 기억해야 한다.

memo 간호사 등의 정맥주사 실시에 대해

오늘날에는 동네 의원이나 개인병원뿐만 아니라 종합병원, 대학병원에서도 이 의사의 처방이나 지시 또는 위임에 의하여 간호사가 의사의 입회 없이 환자에게 채혈을 하거나 주사를 놓고 있으며, 일부 병원에서는 간호조무사도 채혈, 일반적인 주사 행위, 드레싱, 수술 준비 및 투약 업무를 수행하고 있습니다. 따라서 업무 형태상 최종 실행자가 될 간호사 및 간호조무사 여러분들의 환자에 대한 세심한 간호와 주의 깊은 관리가 요구되고 있습니다.

Q 주사 사고 ②

외국의 주사 사고 사례이다. 띠헤르페스(herpes zoster)로 진단받은 중년 환자에게 의사가 사전에 병력이나 약물 알러지의 유무를 물었지만, 특별한 대답을 얻지 못했다. 그래서 간호사에게 Salsogrelan 20cc를 정맥 주사하도록 지시했다. 간호사도 14년 근무한 숙련자였는데, 간호사가 주사를 다 놓자 환자는 갑자기 아나필락시스 쇼크(anaphylactic shock)를 일으켰다. 즉시 승압제**(혈압 상승제, pressor agent)** 투입, 인공 호흡, 산소 공급, 기관절개 등 약 2시간에 걸쳐 소생술을 시도했지만 유감스럽게도 환자는 사망했다. 의사와 간호사는 모두 기소되었는데, 어떠한 판결이 내려졌을까?

A 사람의 몸은 무척이나 신비롭기에 현대 의학 기술이 아무리 발달하더라도 이처럼 의료 사고는 생각할 수도, 상상하지도 못하는 때와 장소에서 발생하기도 한다. 의사는 환자의 특이 체질을 확

인할 의무를 게을리했고 또 간호사에게 정맥 주사를 놓도록 한 과실이 있다고 하여 기소되었지만, 법원은 이에 대해 문진 방법은 의사가 얻은 정도로 충분하다고 보고 또 환자의 특이 체질을 예견할 가능성은 상당히 어려웠던 점이나 Salsogrelan의 분량과 취급에도 실수가 없었던 점을 근거로 무죄 판결이 내려졌다. 간호사가 놓은 정맥주사의 경우도, 충분히 경험을 쌓은 간호사라면 의사의 지시에 따라 시행한 것에 과실 책임을 묻기는 불가능하다고 보아 간호사도 무죄 판결이 선고되었다.

- 경험이 미숙한 간호사는 환자의 생명을 좌우할 수 있는 정맥주사를 절대 쉽게 놓아서는 안 된다. 이 사례에서는 숙련된 간호사로 많은 경험이 있어서 의사도 안심하고 지시를 내렸던 것으로 판단된다. 그리고 아무리 경험이 풍부하고 숙련된 의사나 간호사라 하더라도 사람에게는 이 사례처럼 예측 불가능한 점이 있을 수 있음을 인정하여, 환자를 대할 때는 늘 따뜻한 마음으로 겸손하게 간호해야 한다.

memo 근친자의 위자료 청구

자신의 아이나 배우자 또는 부모의 생명을 침해받은 자는 그 가해자에게 정신적 고통을 입증하지 않아도 당연하다고 보고 그것을 금전으로 예측하여 청구할 수 있습니다 (민법 제752조).

Q 외국 주사 사고 ③

3세 환아의 눈 수술 전에 '수술 전후 처치서'가 회람되었고, 수술 120분 전에 넴뷰탈 (nembutal) 50mg를 근육 주사해 두라고 적혀 있어서 수간호사는 숙련된 간호사 '온정성'씨에게 지시했다. 그런데 '온정성'씨는 위급한 환자의 응급 처치로 바빴기 때문에 간호사 '이깜박'씨에게 그 업무를 의뢰했다. '이깜박'씨는 마취약인 넴뷰탈을 몇 번 다루어보았을 뿐 충분한 지식을 갖고 있지는 않았던 것 같았다. 게다가 근육주사임을 '온정성'씨가 말하지 않아서 '이깜박'씨는 환아에게 정맥주사하고 말았다. '이깜박'씨는 50mg이면 50cc면 되겠지 생각하고 확인도 하지 않고 주사를 계속 놓았으며, 15cc 정도 주사하던 때에 환아는 호흡곤란을 일으켜 사망했다. 어떠한 판결이 선고되었을까?

A 두 간호사는 모두 업무상 과실치사죄로 기소되어 금고 4개월(집행유예 1년)의 판결이 내려졌다. 본래, 아무리 바쁘더라도 업무를 간호사 독단으로 그것도 정확하게 전달사항도 전하지 않은 채 다른 간호사에게 의뢰한 '온정성'씨야 말로 큰 책임이 있다. '이깜박'씨도 경솔히 업무를 떠맡아 최악의 결과가 되고서야 비로소 사건의 중대성을 깨달았다. 50mg = 1cc라는 지식 혹은 마취약은 정맥 주사하지 않는다는 지식을 모르면 아직 초보 간호사라고 말할 수밖에 없다. 이 사례는 지금과 같이 다양한 의료 환경 속에서, 고도화된 간호업무를 수행해야 하는 바쁜 상황 속에 발생하기 쉬운 의료사고의 전형이라고 할 수 있다.

memo 업무상과실치사상죄

사람의 생명과 신체에 위험을 줄 우려가 있는 업무에 종사하는 사람이 그 업무를 행할 때 필요한 주의의무를 게을리했기 때문에 사람이 죽거나 (업무상 과실치사죄) 또는 다쳐서 (업무상 과실치상죄) 성립하는 범죄를 말합니다. 이들 행위는 업무상 과실에 따른 범죄를 말하며 5년 이하의 금고 또는 2000만 원 이하의 벌금을 과합니다 (형법 제268조).

memo 징역·금고·벌금

징역과 금고는 모두 교도소에 수감하여 수형자의 자유를 박탈하는 형벌입니다. 징역은 강제노동에 복역해야 합니다. 금고는 노동을 강제 받지 않지만, 희망하면 작업할 수 있습니다. 이에 비해 벌금은 재판에 패소한 측으로부터 일정한 금액을 박탈하는 형벌입니다.

Q 외국 신생아 사고 ①

한 산부인과에서 오전 3시 무렵 야근 중이던 간호사가 신생아실을 순회하다가 신생아 2명이 침상에서 호흡곤란 상태에 있는 것을 발견하고 의사에게 알렸다. 의사, 간호사들이 신생아에게 필사적으로 응급 처치를 시도했지만 사망하고 말았다. 부검이 결정되어 2명의 사인을 조사한 결과, 2명 모두 침상에 엎드려져 있어서 코와 입이 매트에 파묻혀서 질식사 했음을 알게 되었다. 이 경우 간호사에게도 책임이 있을까?

A 야간에는 간호사 1명이 당직 근무하는 너무 가혹한 체제에 대해 경찰은 '관찰의 의무'를 게을리한 병원측의 의사와 간호사 2명을 업무상 과실치사의 의심이 있는 사건으로 경찰청에 서류 송치했다. 보통 간호사 1명이 5명 이내의 환자를 간호하는데, 야근하게 되면 많은 환자를 적은 수의 간호사가 돌봐야 하는 병원이 많다. 이 사례에서는 병원 내에 40명 전후의 환자가 있었다. 당직 간호사 혼자서는 전혀 충분하다고 할 수 없다. 당직 간호사의 증원 또는 교대제로 하는 등의 적절한 체제가 없었기 때문에 야간의 신생아 관찰이 불충분하여 사고를 초래한 것이었다. 영아들이 엎드려서 자다가 질식해서 죽는 사고가 간호사고로 간주되면서 그 결과 간호사가 고소당하는 사례도 늘고 있다. 이 경우 호소할 수 있는 수단이 없는 신생아는 세심한 관찰이 필요하다. 오전 3시 무렵에 순회했다고 하는데 만약 간호사가 일찍 발견하여 엎드린 자세를 바로 변경하기만 했어도 사고는 피할 수 있었기 때문에 '관찰의 의무'를 게을리했다고 할 수 있다. 다만, 질식사 중에는 영아 돌연사에 의한 것도 포함되어 있고 그 경우는 불가항력에 의한 사건이므로 간호사의 과실책임은 묻지 않는다.

memo 영아돌연사

영아들이 엎드려 자다가 질식해서 죽는 사고가 간호사고로 파악되면서 간호사가 업무상 과실치사죄로 기소되는 예가 몇 번 있는데, 그 중에는 영아 돌연사에 의한 것도 포함되어 있어서 기소된 간호사가 무죄 판결을 받은 일도 있습니다. 영아 돌연사인지 엎드려 자다가 질식사했는지는 재판이 시작되면 전문가의 감정에 따라 재판관이 판단하게 됩니다.

Q 신생아 사고 ②

2009년에 매스컴에 보도된 안타까운 사례이다. 둘째 아이를 임신해 만삭이던 김엄마(가명)씨는 산통을 느껴서 경기도 구리시의 한 병원 산부인과에서 1992년에 아이를 낳았다. 딸이었는데, 김엄마씨는 딸의 생김새가 부모를 닮지 않았지만 친자녀가 아닐 것이라고는 전혀 의심하지 않고 정을 듬뿍 주며 건강하게 딸을 잘 키웠다. 그런데, 이렇게 애지중지 키워 고등학생이 된 딸이 가져온 신체검사 기록표를 보니 딸의 혈액형은 A형이었다. 초등학생 때, 딸이 학교 신체검사에서 A형으로 나왔을 때는 흔히 있을 수 있는 검사의 오류라며 그냥 지나쳤었는데, 자신과 남편의 혈액형은 모두 B형이기 때문에 자녀는 O형과 B형만 가능하다는 것을 알고 있는 김엄마씨는 '설마…'하며 2008년에 시내 병원에서 다시 혈액검사와 유전자 검사를 해본 결과, 딸은 그대로 A형으로서 친자 관계가 아니라는 결과가 나왔다. 도대체 신생아가 뒤바뀐 원인은 무엇이었을까?

A 16년 만에 간호사의 실수로 자신의 딸이 뒤바뀐 사실이 확인된 김엄마씨의 원인은 여러 가지로 추정되고 있다. 신생아 명찰이 붙어 있었지만 체중 측정이나 목욕할 때에 벗겨서 하다가 뒤바뀔 수도 있고, 함께 인큐베이터에 있다가 뒤바뀔 수도 있으며, 수십 명씩 뉘여 있는 신생아실 요람에 자칫 잘못 바꿔 뉘여서 뒤바뀔 수도 있다.

외국 병원에서는 A씨의 딸이 출생 당시 3,700g, B씨의 딸은 3,200g이었는데 생후 사흘째에 간호조무사가 신생아의 체중을 측정할 때 A씨의 딸 체중이 줄어있었기 때문에 B씨의 딸이라고 착각을 해서 뒤바꾼 경우도 있었다. 이 간호조무사는 신생아가 생후 1주간 정도는 체중이 준다는 지식을 몰랐던 것이다. 김엄마씨는 기른 딸이 혼란을 겪을까 봐 두려워하며, 현재 이 사실을 숨기고 살고 있다. 김엄마씨는 병원을 상대로 정신적 손해에 대한 손해배상청구 소송을 냈으며, 서울중앙지법은 "신생아를 주의 깊게 살펴 각자의 가정으로 돌려보낼 의무가 있음에도 이를 소홀히 한 과실이 병원에 있다."면서 "김엄마씨 가족에게 손해에 대한 위자료로 7000만 원을 지급하라."며 원고 승소 판결을 내렸다. 그리고 딸을 출산할 때 함께 태어난 신생아들의 병원 분만 기록 정보를 공개하라는 청구는 1심 재판부(지방법원)가 받아들이지 않았기 때문에 김엄마씨는 친딸을 못 찾을 뻔 하였으나 2심 재판부(고등법원)에서는 '필요할 경우 판사실에서 비공개로 문서를 내도록 명령할 수 있다'는 민사소송법 조항을 적용하여 병원 출산 기록의 조회를 통해 마침내 1년 후 친딸을 찾았다

그러나 생명을 존중하는 간호의 근본 이념을 잠깐 소홀히 했던 한 간호사의 작은 실수 때문에, 김엄마씨는 기른 딸 몰래 혼자 눈물을 쏟는 날도 많았고, 내 딸의 생사 여부도 알 수 없고, 어떤 부모 밑에서 어떻게 자라고 있는지도 모르면서 어떻게 남은 생을 편히 살 수 있겠느냐며, 친딸을 찾기 위해 애썼던 모성애(母性愛)와 다른 사람의 딸을 키워왔다는 정신적 충격은 이 위자료로도 보상이 될 수 없다.

- 신생아 뒤바뀜 사고를 방지하기 위하여 요즈음의 산부인과 병원에서는 신생아에게 부착하는 인식표를, 그냥 자르려면 잘리지 않고 퇴원할 때 산모와 아기를 확인한 후, 특수 도구로 자르기 때문에 자녀가 바뀌는 착오가 생길 일이 거의 없으며, 이러한 인식표는 약 10여 년 전부터 종합병원은 물론 일반 개인병원에도 전부 보급되어 사용되고 있다.

memo 위자료

이 사례로 말하면 자신의 아기가 뒤바뀐 양쪽 부모의 고통뿐만 아니라 아이 자신도 상당한 고통을 받습니다. 이 정신적 고통의 배상을 금전으로 예상한 것을 위자료라고 합니다. 다시 말해 위자료는 피해를 받은 것에 따른 정신적 고통에 대한 피해 배상금입니다.

- 민법 제751조(재산 이외의 손해의 배상)에서도 '타인의 신체, 자유 또는 명예를 해하거나 기타 정신상고통을 가한 자는 재산 이외의 손해에 대하여도 배상할 책임이 있다.'고 명시되어 있습니다.

Q 투약실수의 경우

처방전에 쓴 의사의 투약 지시를 잘못 읽은 간호사가 수액을 잘못 혼합하고 말았다. 그 의사는 평소에도 글씨가 깨끗하지 못해 읽기 어려웠고 간호사 간에 도서로 주의를 하고 있었다. 잘못 투약한 간호사는 그 글씨를 착각하여 마음대로 판단하고 의사 글씨에 주의하지 않았던 것이다. 이러한 때에는 의사와 간호사의 책임은 어떻게 될까?

A 이러한 투약 실수는 환자의 생명과 건강에 직접적으로 큰 영향을 미치기 때문에 특별한 주의가 필요하다. 혼동하기 쉬운 약품이나 각 분량의 약품 관리를 분명하게 하지 않으면 사고로 직결된다. 색상에 의한 식별이나 분량 등을 명확하게 표시하는 연구를 하면서 사고 방지에 노력하는 의식이 중요하다. 결론부터 말하면 의사, 간호사 모두에게 공동으로 불법 행위 책임을 묻게 된다.

의사에게는 평소 깨끗하지 못한 글씨가 사고를 일으킬 수 있다고 하는 자각이 부족했기 때문에 가장 무거운 책임을 묻게 된다. 또한, 간호사도 읽기 어려운 글씨를 의사에게 재확인해야 했는데 독단으로 해석하여 투약해버렸기 때문에 책임을 면할 수 없다.

memo 사용자책임

사용자 책임이란 어떤 사업 운영을 위해 타인(피용자)을 사용하는 자(사용자)는 피용자가 그 업무를 집행함에 있어 고의 또는 과실로 제삼자에게 손해를 입혔을 때 그 것을 사용자가 배상할 책임을 진다고 하는 것입니다. 병원으로 예를 들면 의사나 간호사는 피고용자, 병원 개설자(경영자)는 사용자가 됩니다. 의사나 간호사가 과실로 사고를 일으키면 병원 개설자는 사용자로서 손해 배상책임을 지게 됩니다(민법 제756조).

memo 이행보조자

이행보조자란 채무자가 그 책임을 이행하기 위해 사용하는 사람을 말합니다. 병원으로 말하면 그 병원에서 일하는 의사와 간호사가 '이행보조자'에 해당합니다. 병원 개설자는 진료 계약자로서 환자의 질병 치료에 최선을 다해야 하는 채무를 안고 있습니다. 채무자인 병원 개설자는 이행보조자인 의사나 간호사의 과실로 발생한 의료사고에 대해 채무불이행 책임을 면할 수 없습니다.

한편, 의사가 사용자로서 간호사의 불법행위에 대한 의사책임을 부담하는 경우에는 간호사의 면책 가능성이 인정되는 반면에, 계약상의 의사책임을 부담하는 경우에는 이행보조자의 고의·과실이 바로 채무자인 의사의 고의·과실로 인정되기 때문에 면책 가능성이 허용되지 않습니다.

Q 간호학생의 실습 중 발생한 사고

간호사 '온정성'씨는 병원에 실습 나온 학생 간호사의 지도를 담당하고 있었다. 어느 날 의사에게 지시 받아 '온정성'씨는 학생 간호사에게 환자의 채혈 방법을 지도하고 있었다. 학생은 긴장한 탓인지 손끝을 떨어 몇 번이나 실패하여 환자의 앞팔 안쪽에 내출혈을 일으키고 말았다. 너무 서툴러서 환자는 화를 내고 가족과 함께 항의하러 왔다. 이 경우에는 학생을 직접 지도한 '온정성'씨가 가장 큰 책임을 묻게 될까? 아니면 채혈을 지시하고 이 의료 행위를 감독하지 않았던 의사에게 가장 큰 책임이 있을까?

A 채혈 시에 일부러 환자에게 내출혈을 일으키려는 의도는 느껴지지 않으므로 법적 책임 가운데 '형사책임'은 우선 발생하지 않는다. 그렇다면 과실에 의한 '민사책임'을 묻게 되는데, 채혈을 위해 정맥을 뚫는 것은 아무리 숙련된 간호사라도 어려운 업무이다. 그런데 학생 간호사에게 시켜서 내출혈을 일으키고 그 결과 구체적인 피해가 발생했다면 손해배상의 대상이 충분히 될 수 있다고 생각된다. 학생 간호사를 감독, 지도하던 간호사와 학생 간호사에게 책임이 발생할 가능성이 매우 크다.

그러나 의사는 주사, 채혈 등 일상적인 의료 행위를 숙련된 간호사에게 지시한 경우, 의사에게는 의료 현장에 일일이 입회하여 간호사의 주사 행위를 직접 감독할 업무상 주의 의무까지도 있다고는 보기 어렵기 때문에 의사는 무죄가 될 가능성이 크다.

실제로 이와 비슷한 사례로서, 부산의 OO 병원에서는 신경외과에서 뇌실외 배액술 등의 수술을 마치고 일반 병실에 옮겨져서 대퇴부 정맥에 수액관, 머리에 뇌실외 배액관이 연결되어 간호를 받던 환자의 사례가 있다. 이 환자에게 담당 의사가 항생제와 소염진통제 등을 정맥주사 하도록 지시하였는데, 7년차 경력 간호사였던 '온마음'씨는 본인이 환자에게 직접 주사하지 않고 병원에 실습 나왔던 간호학과 3학년인 학생 간호사에게 정맥주사를 지시하였다. 그러나 그 학생 간호사는 뇌실외 배액관을 대퇴부 정맥에 연결된 정맥튜브로 착각하여 그 곳에 주사액을 주입하는 것을 발견하고는 즉시 중지시키고 '온마음' 간호사가 직접 남은 주사액을 정맥튜브에 주입하였으나 환자는 뇌압 상승에 의한 호흡중 추마비로 같은 날 사망하였다. 이 소송에서 간호사와 학생간호사에게는 모두 유죄가 선고되었지만 대법원은 의사에게는 무죄를 선고하였다 **(대법원 2003.8.19 선고 2001도 3667 판결)**.

memo 과실

과실이란 그 사람의 직업, 지위, 지식 등에서 일반적으로 요구되는 주의의무에 위반 하는 것을 말합니다.

memo 의료법

제2조

"의료인"이란 보건복지 가족부장관의 면허를 받은 의사·치과의사·한의사·조산사 및 간호사를 말합니다. 그리고 간호사는 상병자(傷病者)나 해산부의 요양을 위한 간호 또는 진료보조 및 대통령령으로 정하는 보건활동을 임무로 한다고 규정되어 있습니다.

Q 구두로 지시한 경우

의사가 야근하던 간호사에게 전화하여 수액 투여 처방을 내렸다. 간호사는 수액 투여를 의사의 처방대로 확인했다고 생각하고 수액을 종료했지만, 잠시 후에 환자의 용태가 급변해서 의사에게 긴급히 연락을 취했는데 연결되지 않았고 얼마 지나지 않아 환자는 사망하였다. 의사에게 처방받은 분량의 몇 배나 많은 양 의약물을 주입한 사실이나 중에 판명되었다.

A 우선 간호사가 유의해야 할 점으로 '의사에게 구두 처방을 받지 않는 것이 중요'하다. 물론, 매우 바쁜 의료 현장에서 그렇게 하기는 어렵다고 간호사 대부분이 대답하겠지만 구두 처방 내용이 환자의 생명과 관련된 것이라는 점도 심각하게 고려해야 한다. 의료 보조 범위가 점점 확대하는 상황에서 간호사의 의식으로서 '환자의 생명과 관련된 구두 처방은 실수가 일어나기 쉽다.'라는 점을 유의해야 한다. JCI 인증 기준에서도 의사는 절대로 전화로 투약을 명할 수 없도록 되어 있다.

그러나 의사가 없는 현장에서는 어쩔 수 없이 전화로 구두 처방이 내려지게 된다. 그런 때에는 반드시 메모하여 형태로 남겨두고 받아적은 내용을 되물어서 확인하고, 다른 간호사가 있으면 복수로 구두 지시를 받고 서로 확인하며, 간호사는 구두 지시한 의사에게 24시간 이내에 반드시 전화로 받은 투약 내용을 기록으로 남겨서 의사의 확인 사인을 받는 등의 절차가 사고 예방으로 이어진다.

이 사례에서 '과실 책임'은 간호사에게 있겠지만, 의사의 지시가 과연 얼마나 정확하게 이루어졌는지도 애매하다. 구두 처방은 말한 사람의 과실, 잘못 들은 사람의 과실 그리고 잘못해서 실행한 사람의 과실이 문제가 된다. '말했다.', '말하지 않았다.'라고 하는 탁상공론이 될 수 있다. 그러므로 앞에서 언급한 주의 **(구두 처방은 받지 않는다)**가 절대적으로 중요한 것이다.

memo 과실상쇄란?

가해자뿐만 아니라 피해자에게도 책임의 일단(과실)이 있었던 경우, 사고에 대한 손해를 가해자와 피해자가 각각 과실의 비율에 맞게 공평하게 분담하여 피해자의 인정액이 감액됩니다. 이처럼 서로의 과실 정도에 따라 손해의 부담을 공평하게 다루는 것을 '과실상쇄'라고 합니다.

Q 낙상사고 ①

병동 복도에 물같은 액체가 흘러 있었는지, 입원 환자가 거기에 미끄러져 넘어졌다. 운 나쁘게 손을 짚으려다가 골절까지 되어 환자 가족은 "병원 안에서 상처를 입다니 어처구니가 없다. 관리가 너무 소홀하다!"고 하며 분개하고 있다. 즉시 누가 그 액체를 엎질렀는지 조사했지만 알 수 없었다. 이럴 때 책임은 누가 져야 할까?

A 병원 내의 시설 안전에 대해서는 평소 충분히 주의해야 한다. 물론, 복도에 물이 흘러 있으면 어떠한 사고로 이어진다고 하는 간호사로서의 높은 의식이 필요하다. 이 경우에는 병원 측의 안전관리에 문제가 있다고 보고 배상 책임을 물을 가능성이 있다.

국공립 병원이라면 국가 배상법 제5조 '공공시설 등의 하자로 인한 책임'이 근거 법이 될 여지가 있다. 그러나 판단력이 있는 성인이라면 피해서 지나갈 수도 있고 누군가를 뒤쫓아가다가 몰랐을 수도 있다. 이처럼 환자에게도 과실이 있다면 '과실이 상쇄'된다.

Q 낙상사고 ②

위험 방지를 위해 노인 환자의 침상에 낙상 방지 난간을 간호사가 설치하려고 했지만, 노인은 "그냥도 침상에 오르내리기 어려운데 난간을 설치하면 방해가 된다"라고 주장하며 듣지 않았다. 다시 설명하고 설치하려고 했으나 듣지를 않아서 어쩔 수 없이 환자 가족에게 설득하게 하려고 말했더니 환자와 같은 말을 하며 들어주지 않았다. 어느 날 밤 그 환자는 자면서 몸을 뒤척이다가 결국 침상에서 떨어져 머리를 세게 부딪치고 말았다. 이러한 경우에도 간호사에게 책임이 있을까?

A 노인이나 아이는 침상에서의 낙상 사고가 많이 발생하고 있다. 병원이라는 낯선 곳에서 잠자고 먹고 하기 때문에 지금까지 침대에서 떨어진 적이 없던 사람이라도 낙상할 수 있음을 생각하고 주의하는 것이 좋다.

이 사례에서는 간호사가 3차례나 난간 설치를 주장했는데도 고집스럽게 거부한 것은 환자와 그 가족들이다. 이로 인해 머리에 상처를 입었지만, 간호사는 면책될 여지가 있다. 중요한 사실은 난간 설치를 몇 번이나 환자에게 재촉했다고 하는 내용을 간호기록부에 확실히 기록해 두는 것이다.

- 실제 외국의 사례에서는 3세 유아가 입원 중 안전 난간이 내려간 침상에서 떨어져 머리를 다쳐 경막하 출혈(subdural hemorrhage)로 사망한 사례가 있다. 사고가 났던 침상은 고정 장치가 잠겨 있으면 안전 난간이 내려가지 않는 구조였는데, 안전 난간의 고정 장치를 잠그기 어려워서 안전 난간을 설치할 때 고정 장치의 잠금 상태를 충분히 확인하도록 여러 차례 내부 교육도 있었다. 이러한 사정을 생각하면 사고를 방지하기 위한 간호사의 철저한 확인 의무가 있었음에도 그 실행을 게을리했기 때문에, 법원에서는 간호사에게 과실 책임을 물어서 유죄 판결을 내렸다.

Q 낙상사고 ③

32세인 '김엄마'씨는 어느 날 3살 된 딸이 아파서 딸을 데리고 병원에 갔는데 진찰 후 의사가 항생제 주사처방을 내렸다. '김엄마'씨는 대기실에 앉아 있었고 간호사가 유아를 주사실로 데려갔다. 그러나 유아를 주사실의 침상에 누여 놓고 주사기와 약을 가지러 간 사이에 침상에 있던 유아가 바닥으로 떨어져서 그만 앞유치가 부러지는 사고가 발생하였다. 이 경우 이 유아를 데리고 병원을 방문했던 보호자 책임일까? 또는 간호사 책임일까?

A 간호사가 미리 유아에게 주사할 주사기와 약을 준비한 다음 유아를 주사실로 데리고 가지 않았다는 점 및 보호자에게 도움을 요청하지 않았던 것이 사고의 발단이다. 환자가 노약자이거나 유아인 경우는 안전사고에 대한 주의가 더욱 요구되며, 간호사는 지속적으로 환자를 관리 및 감시할 의무가 있다. 그렇기에 이 경우는 간호사의 부주의로 인한 사고로 판정되므로 병원 측에 서는 유아의 유치 치료에 소요될 경비 일체를 배상해야 하며, 외상으로 인해 유치가 일찍 손상될 경우 영구치가 나오는데 여러 영향을 미칠 수 있음을 감안하고 또 이 외상으로 인하여 성장 과정 중에 또 다른 후유증이 발생할 소지도 있다는 점 등을 감안하면 추가로 향후 영구치 손상 및 이들 후유증 전체에 대한 치료비까지도 배상해야 할 것이다.

- 병원측의 금전적 배상이 있더라도 자녀의 유치가 부러지기 전의 완전한 상태로 되돌리기는 불가능하다. 환자 관리 책임이 원칙적으로는 의료진에 있다 하더라도 판단력이 떨어지는 유아나 노약자의 경우 가능하면 보호자도 반드시 전체 진료 과정에 함께 동반하는 것이 안전사고를 예방하는 데 도움이 될 때도 있다. 또한 간호사도 필요한 경우 보호자에게 도움을 청하는 것이 간호 업무의 효율성도 높이고 안전사고도 더 줄일 수 있다.

memo 주의의무

주의의무 위반의 내용은 다음의 두 가지 요건으로 성립됩니다.

① 결과 발생의 예견 의무 (위험한 결과 발생을 사전에 예견해야 하는 의무)

② 결과 발생의 회피 의무 (위험한 결과 발생을 피하도록 적절한 조처를 해야 하는 의무)

예견할 수 없는 것에 대해서는 이러한 의무가 요구되지 않지만, 결과 발생을 예견할 수 있을 때에는 사람의 생명과 건강에 관계되는 업무 성질상 간호사에게도 주의 의무가 부과됩니다.

Q 주산기의 경우

외국의 사례이다. 첫 임신으로 산부인과에 외래로 다니던 환자 Y씨는 4개월째에 들어섰지만, 절박유산(threatened abortion)의 위험이 있어서 자택에서 안정을 취하다 병원에 왔다. 대기실 의자에 천천히 앉아 잠시 기다리니 자신의 이름이 불려 '예'하고 대답했다.

한편 A 간호사에게 임신중절을 위한 사전 투약으로 근육주사를 맞은 동성동명의 X씨는 요의(micturition desire)를 느껴 화장실에 가고 없었다. B 간호사는 대답한 환자 Y씨를 수술실로 안내하여 준비했다. Y씨는 진찰을 받는다고만 생각했지만, 의사는 X씨인 줄 알고 중절처치를 하고 말았다. 임신 2개월치고는 자궁이 크다고 생각했으나, 방광 내에 소변이 고여 있기 때문이라고 단순하게 판단했던 것이다. 환자인 Y씨가 '무슨 검사입니까?'하고 물었을 때 B 간호사와 의사는 비로소 다른 사람이라는 것을 깨달았다. 그러나 Y씨는 이 처치로 이제는 출산할 수 없게 되었다. 이럴 때 누구에게 책임이 있는 것일까?

A B 간호사가 Y씨의 이름만 부르고 생년월일을 확인하지 않았던 것이 사고의 발단이다. 환자의 진료기록부를 보는 처지에 있던 B 간호사는 '동성동명의 환자가 있다.'라는 사실을 알고 있었을 것이다.

이름만 불러 다른 환자를 수술실로 데려간 것은 상당히 경솔한 행동이다. 게다가 동성동명의 X씨에게 전처치를 실시한 것은 A 간호사이므로, X씨의 얼굴을 모르는 B 간호사는 분명히 제대로 확인할 필요가 있음에도 기본적인 주의의무를 게을리했다. 또한, 의사나 B 간호사가 수술실에서 환자를 한 번 더 확인하지 않았던 데다가 환자에게 처치 내용을 전혀 전달하지 않고 X씨라고 생각하고 수술을 시작한 것도 중대한 과실이다. 게다가 의사가 Y씨의 자궁 상태에 의문을 가지면서도 '방광에 소변이 고여 있기 때문'으로 단정한 것은 의사로서의 주의의무를 게을리한 것이었다. 그래서 의사와 A, B 간호사들은 업무상 과실상해죄로 송치되었지만, 두 명의 간호사는 '의사에게 최종적인 책임이 있고 과실 정도가 가볍다.'라고 하여 불기소처분이 내려졌다. 그러나 의사는 중대한 과실이 있다고 보고 기소되었다.

Q 잘못 삼킨 경우

외국의 사례이다. 57세인 환자 '힘들어'씨는 뇌경색으로 쓰러져 생명은 건졌지만, 오른쪽 손발 마비와 언어 장애, 연하 장애를 남기고 말았다. 재활훈련 센터에서 기능 훈련을 받고 있었지만, 식사가 죽이어서 항상 '식사가 맛이 없다.'라고 말하곤 했다. 어느 날 담당 간호사 '온정성'씨가 병실을 찾아가니 문병객이 도시락을 '힘들어'씨 앞에서 먹고 있었다. 간호사를 본 방문객은 '환자에게는 안 먹일게요.'하고 말했다. '온정성'간호사는 간호부로 돌아와 잠시 있으니 간호사 호출기가 울렸다. 달려가니 '힘들어'씨가 먹은 음식이 목에 걸려 질식했던 것이다. 응급 처치를 했지만, 환자는 사망하고 말았다. 이 경우 간호사에게도 책임이 있을까?

A 문병객이 '온정성'간호사가 모르는 곳에서 식사를 주었다면 '온정성'간호사에게 책임은 없다. 그러나 '온정성'간호사도 도시락을 보았으므로 '질식할 가능성이 있으니 먹이지 마라.'라고 구체적으로 주의를 주어야 했다.

이 사례에 해당하는 '비작위'란 '작위'의 반대말로 소극적 행위를 말하며, 의료사고나 간호사고에서는 '작위'보다 오히려 '비작위'가 문제가 된다. 환자의 위험을 적극적으로 방지해야 했는데 그것을 '하지 않았던' 것이 문제가 된다. 다시 말해, '비작위'는 부주의하여 행하지 않았다고 하는 주의의무위반(과실)을 묻게 된다. 여기에서도 문병객이 '안 먹일게요.'하고 말해도 '힘들어'씨가 '먹고 싶다.'라고 하면 거절하지 못하고 줄 가능성을 충분히 예측할 수 있었을 것이다.

간호사는 병원의 식사뿐만 아니라 외부에서 반입한 음식물까지도 주의해야 한다.

Q 환자의 자해행위

전환장애(conversion disorder)로 진단되어 병원의 보호병동에 입원 중인 환자가 있었다. 이 환자는 자주 병원 직원에게 유리컵을 깨서 행패를 부리기도 하고 바둑알을 깨서 손에 상처를 내는 등 자해행위를 하여 부상을 입게 되었고, 이런 부상으로 인한 봉합 부위를 감싸기 위해 간호사는 탄력 붕대를 감아주었다.

그런데 어느 날 간호사들이 다른 환자들을 데리고 산책을 나가 버린 관계로 병실에 홀로 남은 환자는 상처에 감겨졌던 탄력 붕대를 풀어서 창문 철망에 묶고는 목을 매달아 자살을 하려다가 생명은 구조되었지만 저산소성 뇌손상을 입게 되었다. 이 경우 책임은 스스로 자신의 행위를 선택했던 환자에게 있을까? 아니면 간호사에게도 있을까?

A 이 사고에 대하여 대법원은 자살을 감행할 수도 있을 것으로 예상되는 위험한 상태에 있는 환자의 동태를 계속 주의 깊게 관찰, 감독하는 등의 조치를 취함으로써, 전환장애자인 환자의 자살 기도를 미리 방지하여야 할 주의의무가 있음에도 간호사가 이를 게을리 했던 과실이 인정된다고 판시하였고, 의사 또한 이러한 환자를 소홀히 감독한 주의의무 과실을 인정하여 병원은 환자측에 약 1억 원 정도를 배상하라고 판결하였다(**대법원 1991.5.10 선고, 91다 5396 판결**).

memo 인과관계

원인이 되는 행동이 있고 어떤 결과가 발생하였을 때 '원인과 결과'의 관계, 다시 말해 인과관계가 존재한다고 합니다. 간호사의 간호상 과실행위(원인)와 환자의 사망(결과) 사이에 원인과 결과의 관계가 있는지의 문제입니다.

memo 적극적인 행위와 같은 결과를 낳는 '비작위'

작위란 행동하는 것이고 비작위란 행동하지 않는 것입니다. 예를 들어, 적극적으로 손을 쓰지 않더라도 젖을 주지 않고 영아를 방치하면 아사시킬 수 있습니다. 이를 '비작위'에 의한 살인이라고 하며, 설령 직접 손을 쓰지 않더라도 직접 손을 써서 죽인 것과 같다고 판단될 수가 있습니다. 그러나 '일부러' 젖을 주지 않고 방치하여 사망시켰다면 법적으로 이 행위는 '적극적으로 사람을 죽이는 행위'가 됩니다.

한국간호사 윤리강령

제정 1972. 5. 12
개정 1983. 7. 21
1995. 5. 25
2006. 2. 23
2013. 7. 23
2023. 2. 28

간호의 근본이념은 인간 생명을 존중하고 인권을 지키는 것이다.

간호사의 책무는 인간 생명의 시작부터 삶과 죽음의 전 과정에서 간호 대상자의 건강을 증진하고, 질병을 예방하며, 건강을 회복하고, 고통이 경감되도록 돌보는 것이다.

간호사는 간호 대상자의 자기결정권을 존중하고, 간호 대상자 스스로 건강을 증진하는 데 필요한 지식과 정보를 획득하여 최선의 결정을 할 수 있도록 돕는다.

이에 대한간호협회는 국민의 건강과 안녕에 이바지하는 전문직종사자로서 간호사의 위상과 긍지를 높이고, 윤리 의식의 제고와 사회적 책무를 다하기 위하여 이 윤리 강령을 제정한다.

I. 간호사와 간호 대상자

1. 평등한 간호 제공

간호사는 간호 대상자의 국적, 인종, 종교, 사상, 연령, 성별, 정치적·사회적·경제적 지위, 성적 지향, 질병, 장애, 문화 등의 차이에 관계없이 평등하게 간호한다.

2. 개별적 요구 존중

간호사는 간호 대상자의 관습, 신념 및 가치관에 근거한 개인적 요구를 존중하여 간호하는 데 최선을 다한다.

3. 사생활 보호 및 비밀유지

간호사는 간호 대상자의 개인 건강 정보를 포함한 사생활을 보호하고, 비밀을 유지하며, 간호에 필요한 최소한의 정보 공유를 원칙으로 한다.

4. 알 권리 및 자기결정권 존중

간호사는 간호의 전 과정에 간호 대상자를 참여시키며, 충분한 정보 제공과 설명으로 간호 대상자가 스스로 의사 결정을 하도록 돕는다.

5. 취약한 간호 대상자 보호

간호사는 취약한 환경에 처해 있는 간호 대상자를 보호하고 돌본다.

6. 건강 환경 구현

간호사는 건강을 위협하는 사회적 유해 환경, 재해, 생태계의 오염으로부터 간호 대상자를 보호하고, 건강한 환경을 보전·유지하는 데 적극적으로 참여한다.

7. 인간의 존엄성 보호

간호사는 첨단 의과학 기술을 포함한 생명 과학 기술의 적용을 받는 간호 대상자를 돌볼 때 인간 생명의 존엄과 가치를 인식하고 간호 대상자를 보호한다.

II. 전문인으로서 간호사의 의무

8. 간호 표준 준수

간호사는 모든 업무를 대한간호협회 간호 표준에 따라 수행하고 간호에 대한 자신의 판단과 행위에 책임을 진다.

9. 교육과 연구

간호사는 간호 수준의 향상과 근거 기반 실무를 위한 교육과 훈련에 참여하고, 간호 표준 개발 및 연구에 기여한다.

10. 정책 참여

간호사는 간호 전문직의 발전과 국민 건강 증진을 위해 간호 정책 및 관련 제도의 개선 활동에 적극적으로 참여한다.

11. 정의와 신뢰의 증진

간호사는 의료자원의 분배와 간호 활동에 형평성과 공정성을 유지함으로써 사회의 공동선과 신뢰를 증진하는 데에 기여한다.

12. 안전을 위한 간호

간호사는 간호의 전 과정에서 간호 대상자의 안전을 우선시 하며, 위험을 최소화하기 위한 조치를 취해야 한다.

13. 건강 및 품위 유지

간호사는 자신의 건강을 보호하고 전문인으로서의 긍지와 품위를 유지한다.

III. 간호사와 협력자

14. 관계 윤리 준수

간호사는 동료 의료인이나 간호 관련 종사자와 협력하는 경우 상대를 존중과 신의로서 대하며, 간호 대상자 및 사회에 대한 윤리적 책임을 다한다.

15. 간호 대상자 보호

간호사는 동료 의료인이나 간호 관련 종사자에 의해 간호 대상자의 건강과 안전이 위협받는 경우, 간호 대상자를 보호하기 위한 적절한 조치를 취한다.

16. 첨단 생명 과학 기술 협력과 경계

간호사는 첨단 생명 과학 기술을 적용한 보건 의료 연구에 협력함과 동시에, 관련 윤리적 문제에 대해 경계하고 대처한다.

한국간호사 윤리지침

제정 2007. 2. 23
개정 2014. 2. 19
개정 2023. 2. 28

제1장 총칙

제1조(목적)

이 '한국 간호사 윤리 지침'(이하 '지침'이라 한다.)의 목적은 대한간호협회가 제정한 '한국 간호사 윤리 선언'과 '한국 간호사 윤리 강령'의 정신을 실천하기 위한 구체적 행동 지침을 마련함으로써 국민의 건강 및 안녕을 증진하고 인권 신장에 기여하는 데 있다.

제2조(제반 법령 준수)

이 지침은 국제적으로 공인된 간호 윤리에 관한 선언·강령·지침과 대한민국의 관련 법령, 대한민국 정부가 조인하거나 승인한 관련 조약과 국제 협약 등을 준수한다.

제2장 일반적 윤리

제3조(간호사의 사명)

간호사는 인간 생명의 존엄성을 존중하고 인권을 지키며, 간호 대상자의 건강과 안녕을 증진하는 것을 사명으로 한다.(본 지침에서 간호 대상자는 개인, 가족, 지역사회를 포함한다.)

제4조(인간 존엄성 및 인권 존중)

① 간호사는 어떠한 이유로도 인간을 수단으로 이용해서는 안 되며, 목적 자체로 대우해야 한다.
② 간호사는 인간의 윤리적, 법적 권리를 존중하고 지켜야 한다. 특히 다음 각 호의 인권을 존중해야 한다.
  1. 인간은 인간으로서 존중받으며 태어날 권리가 있다.
  2. 인간은 존엄하게 죽음을 맞이할 권리가 있다.
  3. 인간은 자신의 신체를 침해받지 않을 권리가 있다.
  4. 인간은 건강한 삶을 영위할 권리가 있다.

제5조(윤리적 간호 제공)

① 간호사는 인간 생명의 존엄과 가치, 간호 대상자의 최선의 이익을 위해 행동해야 한다.
② 간호사는 간호 대상자의 알 권리와 자기결정권을 존중하고, 간호 대상자에게 충분한 정보를 제공하여 최선의 결정을 할 수 있도록 도와야 한다.
③ 간호사는 어떠한 경우라도 간호 대상자에게 해를 끼치는 행위를 해서는 안 된다.
④ 간호사는 선의를 가지고 성실하게 간호 대상자에게 최선의 간호를 제공하도록 노력해야 한다.
⑤ 간호사는 간호 대상자에게 공정하고 공평하게 간호를 수행해야 한다.

제6조(건강 및 품위유지)

① 간호사는 민주사회의 시민으로서 갖추어야 할 품위와 명예를 지키고, 법과 사회상규가 요구하는 사항을 준수해야 한다.
② 간호사는 신체적, 정신적, 사회 심리적, 영적으로 건강한 생활을 유지해야 한다.
③ 간호사는 음주, 마약 및 향정신성 약물 사용 상태에서 간호 행위를 해서는 안 된다.

④ 간호사는 간호 행위와 일상 생활, 인터넷, 소셜 미디어 활동에서도 전문직으로서 간호사의 품위유지와 이미지 향상에 힘써야 한다.
⑤ 간호사는 교차 감염이나 의인성 질병이 발생하지 않도록 자신의 위생 관리를 철저히 해야 한다.
⑥ 간호사는 자신의 직위를 이용하여 특혜나 정당하지 않은 이익을 취하여서는 안 된다.
⑦ 간호사는 간호 대상자가 성적 접촉으로 오인하거나 유도될 수 있는 행동을 피하고 사적 관계를 형성해서는 안 된다.
⑧ 간호사는 간호직의 품위를 손상시키는 동료의 행위를 묵인해서는 안 된다.

제3장 간호 대상자에 대한 윤리

제7조(평등한 간호 제공)

① 간호사는 간호 대상자의 국적, 인종, 연령, 성별, 정치적·사회적·경제적 지위, 성적 지향 등의 차이에 관계없이 평등하게 간호해야 한다.
② 간호사는 간호 대상자의 질병과 장애의 종류와 정도 등의 차이에 관계없이 평등하게 간호해야 한다.
③ 간호사는 간호 대상자의 종교와 신념, 사상의 자유를 존중하여야 하며, 이와 관계없이 평등하게 간호해야 한다.

제8조(개별적 요구 존중)

① 간호사는 간호 대상자의 신체적, 사회적, 심리적, 영적 요구에 따라 개별적으로 간호해야 한다.
② 간호사는 간호 대상자의 관습과 문화의 다양성, 그리고 가치관에 근거한 개인의 요구를 존중하여 간호해야 한다

제9조(인격 존중과 사생활 보호)

① 간호사는 간호 대상자가 인격을 지닌 존재로 대우받는 치료 환경을 조성하고 이를 유지하도록 도와야 한다.
② 간호사는 간호 대상자와의 대화와 간호 처치 및 개인위생 시 사생활이 보호되도록 노력해야 한다.
③ 간호사는 간호 관련 종사자와 간호 학생 등이 간호 대상자의 사생활을 보호하도록 교육하고 지도해야 한다.
④ 간호사는 간호 대상자의 사생활에 대한 정보가 인터넷이나 소셜 미디어 등을 통해 유출되지 않도록 보호해야 한다.
⑤ 간호사는 유전 정보, 생체 인식 정보를 포함한 개인 건강 정보 보호 원칙을 준수하여 건강 정보의 분실, 도난, 유출, 위조, 변조, 훼손 등을 방지하며, 간호 대상자가 정보 주체로서 자신의 권리를 보호받을 수 있도록 도와야 한다.

제10조(비밀 유지)

① 간호사는 간호 대상자나 가족, 보건 의료인에게서 전달받은 사항뿐 아니라 간호사가 행한 것, 관찰한 것, 들은 것, 이해한 것 등 간호대상자에 대한 비밀을 유지해야 한다.
② 간호사가 간호 대상자에 대한 최선의 치료 및 간호를 위해 필요한 정보에 한해서만 의료진과 공유해야 한다.
③ 간호사는 인수인계와 보고 시 간호 대상자의 개인 정보가 관계자 이외의 타인에게 노출되지 않도록 주의해야 한다.
④ 간호사는 학술 집담회의 사례 발표나 학술 연구 및 조사 등에서 간호 대상자의 개인 정보를 공개해서는 안 된다.
⑤ 간호사는 간호 대상자가 자신이나 타인에게 해를 가할 우려가 있다고 판단될 때는 법령이 허용하는 범위 안에서 관계자에게 필요한 정보를 제공할 수 있다.
⑥ 간호사는 간호 대상자의 동의 없이 간호나 치료 상황을 녹음·촬영하여 공개하는 행위를 하지 않아야 하고, 그러한 상황을 묵인해서도 안 된다.
⑦ 간호사는 간호 관련 종사자 및 간호 학생 등에게 간호 대상자의 비밀을 보장하도록 교육하고 지도해야 한다.

제11조(의무 기록 관리 책임)

① 간호사는 의무 기록, 전자 의무 기록 및 건강 기록부 등 간호 대상자에 대한 기록을 신중하고 엄격하게 관리해야 한다.
② 간호사는 간호 수행 직후 사실에 근거하여 진실하고 성실하게 의무 기록을 작성해야 하며, 고의로 위조, 변조, 누락, 추가 등을 해서는 안 된다.
③ 간호사는 의무 기록 등에 대해 사실과 다른 허위 기록 및 수정을 요구받을 경우 이를 거부해야 한다.
④ 간호사는 적법한 의무 기록 규정을 준수해야 한다.

제12조(알 권리 존중)

① 간호사는 간호 대상자가 자신의 건강 상태나 자신에게 수행되는 치료와 간호에 대해 정확한 정보를 알 권리가 있음을 인정하고 이를 존중해야 한다.
② 간호사는 간호를 제공할 때 간호 대상자의 요구와 관심, 교육 정도, 연령, 심신 상태, 이해 능력 등을 고려하여 간호의 목적, 방법, 기대되는 결과와 그에 따르는 위험성 등 충분한 정보를 제공해야 한다.
③ 간호사는 간호 대상자가 간호 전문직의 권한과 책임을 벗어나는 정보를 요구할 때 관계자의 도움을 받을 수 있도록 주선해야 한다.

제13조(자기 결정권 존중)

① 간호사는 간호 대상자가 자신에게 수행되는 진료 및 간호에 대해 충분한 정보를 가지고 의사 결정에 참여할 권리를 존중해야 한다.
② 간호사는 간호 대상자가 제반 간호에 대하여 선택하거나 거부할 권리가 있음을 알려야 한다.
③ 간호사는 간호 대상자가 위해를 당하지 않고 최선의 이익이 되는 결정을 할 수 있도록 지지해야 한다.
④ 간호사는 간호 대상자가 의사 결정 능력이 없거나 부족한 경우, 의사 결정을 할 수 없는 경우, 미성년자인 경우, 기타 이에 상응하는 경우에는 법정 대리인 또는 성년후견인의 동의 과정을 확인해야 한다.
⑤ 간호사는 간호 대상자의 가족을 간호의 동반자로 인정해야 하며, 간호 대상자의 치료와 간호 등에 대해 설명하고 의사 결정을 하는 과정에서 가족의 참여를 존중해야 한다.

제14조(취약한 간호 대상자 보호)

① 간호사는 노인, 아동, 장애인, 시설 수용자, 불법 체류자, 정신질환자, 빈곤자, 다문화가족 등 자신의 권익을 위한 주장과 의사 결정이 어려운 취약한 대상자의 인권을 옹호해야 한다.
② 간호사는 취약한 환경에 처해 있는 간호 대상자들이 의료 자원의 분배나 진료 및 간호의 우선순위 결정 등에서 불공정한 대우를 받지 않도록 그들의 권익을 대변해야 한다.
③ 간호사는 취약한 환경에 처해 있는 간호 대상자가 신체적, 정신적, 성적 학대를 받지 않고 인권이 침해되지 않도록 감시하고 보호해야 한다.
④ 간호사는 취약한 환경에 처해 있는 간호 대상자를 대상으로 연구가 이루어지는 경우, 기관생명윤리위원회의 승인 여부를 확인하고, 취약한 대상자 보호를 위한 연구윤리지침 준수 여부를 감시해야 한다.

제15조(건강한 환경구현)

① 간호사는 간호 대상자의 생명과 안전을 보전하는 건강한 환경의 유지와 제도 개선을 위해 노력해야 한다.
② 간호사는 간호 대상자의 생명과 안전을 위협하는 감염이나 사고 발생 등의 위험이 있는 의료 환경을 간과해서는 안 되며, 이를 방지하기 위한 적절한 관리와 조치를 취해야 한다.
③ 간호사는 감염병이나 재해 위협, 사회적 위해 환경, 생태계의 오염 등으로부터 간호 대상자의 생명과 안전을 보호하고, 재난 발생 시 개인 또는 집단으로 구호 활동을 수행해야 한다.

제16조(인간 존엄성 보호와 생명과학 기술)

① 간호사는 급변하는 생명과학 기술의 발전에 대한 올바른 가치관을 정립하고 인간을 중심으로 하는 간호에 관심을 두어야 한다.

② 간호사는 새로운 생명과학 기술을 적용받는 간호 대상자를 돌볼 때 해당 과학 기술의 목적, 이득, 한계 등을 인식하고 간호 대상자를 보호해야 한다.
③ 간호사는 기증에 의한 인공수정, 시험관 아기, 대리출산 등 보조 생식술 사용이 윤리·도덕적으로 정당한 선택인지 확인해야 한다.
④ 간호사는 유전자 검사나 유전자 치료와 관련해서 유전정보의 복제, 편집, 유출 등이 인간 생명의 존엄성을 침해할 가능성을 인지하고 간호 대상자를 보호해야 한다.

제17조(장기 이식과 간호)

① 간호사는 잠재적 장기 기증자에게서 장기 및 조직의 이식에 대한 동의 여부를 확인하고, 기증결정자가 경제적, 사회적, 심리적 조건에 영향을 받지 않고 자유롭게 결정할 수 있도록 도와야 한다.
② 간호사는 다양한 이해관계인들과 협력적 의사소통을 통해, 관련 법령의 범위 내에서 기증자와 수혜자 모두의 권익을 위한 돌봄을 수행해야 한다.
③ 간호사는 장기 및 조직 이식 과정에서 장기 및 조직 등을 매매하거나 이러한 행위의 교사·알선·방조 사실을 알게 된 경우, 이를 관련 부서나 기관에 신고해야 한다.

제18조(연명 의료와 간호)

① 간호사는 간호 대상자의 존엄성 유지와 최선의 이익을 위한 연명 의료 결정이 될 수 있도록 간호 대상자를 지지하고 간호 대상자와 가족, 의료진과의 의사소통을 촉진해야 한다.
② 간호사는 간호 대상자의 연명 의료 결정과 이행의 과정에서 윤리적 갈등이 발생했을 때, 적절한 해결책을 마련하기 위해 병원 윤리위원회 등 자원을 연계하고 관련 활동에 참여할 수 있다.

제19조(말기 및 임종 과정의 간호)

① 간호사는 말기 및 임종 과정에 있는 간호 대상자에게 동반자 역할을 수행함으로써 인간의 존엄성을 유지할 수 있도록 돌본다.
② 간호사는 말기 및 임종 과정에 있는 간호 대상자나 가족, 대리인이 호스피스 · 완화 간호를 요구할 때 이를 제공해야 한다.
③ 간호사는 임종 과정에 있는 간호 대상자에게도 수분과 영양공급 등 생명 유지에 필요한 기본적인 간호와 적절한 돌봄을 제공해야 한다.

제4장 전문직으로서의 윤리

제20조(간호 표준 준수)

간호사는 간호 지식과 기술을 바탕으로 대한간호협회에서 인정한 간호 표준에 따라 모든 간호 업무를 수행해야 한다.

제21조(자율성과 책임)

① 간호사는 자신의 전문적인 판단과 자율적 의사 결정을 통해 간호를 수행해야 한다.
② 간호사는 자신이 수행한 간호에 대해 그 정당성을 설명하고 책임질 수 있어야 한다.

제22조(간호 업무의 위임)

① 간호사는 간호 행위를 위임할 경우 업무의 특성과 위임받는 자의 자격 및 업무능력을 고려하여야 한다.
② 간호사는 위임하는 간호 업무의 범위와 책임 소재 등을 명확히 정해야 한다.
③ 간호사는 무면허자나 무자격자에 의한 간호 행위를 묵인하거나 방조해서는 안 된다.
④ 간호사는 교육에 필요한 제한된 범위 내에서 간호사의 지도·감독 하에 간호 학생에게 간호 업무를 수행하게 할 수 있으며, 그 결과에 대해 책임져야 한다.

제23조(옹호자 역할 수행)

간호사는 보건 의료인, 가족 등의 의사 결정이 간호 대상자의 인권을 침해하거나 불이익을 초래한다고 판단될 경우, 간호 대상자의 권익을 보호해야 한다.

제24조(비윤리적 행위 거부)

간호사는 전문적 가치와 자신의 양심에 비추어 인공 임신 중절, 안락사, 뇌사와 장기 이식, 말기 및 임종 과정의 환자 치료 및 간호 등과 관련하여 윤리적으로 정당하지 않은 행위에는 참여를 거부해야 한다.

제25조(비윤리적 행위 보고)

① 간호사는 보건 의료인에게서 불법 행위 또는 윤리적으로 정당하지 않은 행위에 대한 협조 요청을 받았을 경우, 이를 거부하고 관련 부서에 보고해야 한다.
② 간호사는 보건 의료인의 부적절한 행위로 인해 간호 대상자의 안녕이 위협받거나 위협받을 우려가 있는 경우, 정해진 절차에 따라 관련 부서나 기관에 보고해야 한다.

제26조(비공인 간호 행위 금지)

간호사는 근거 중심의 간호를 수행해야 하며, 간호학계에서 공인하지 않은 간호 중재를 환자에게 적용해서는 안 된다.

제27조(간호사의 자기계발)

① 간호사는 간호 전문직에 필요한 대인 관계 및 의사소통 기술의 향상을 위해 노력해야 한다.
② 간호사는 건강전문가로서 건강 증진을 위한 실천과 모범을 보여주어야 한다.
③ 간호사는 평생 학습을 통해 직무역량을 유지하고 계발하도록 노력해야 한다.
④ 간호사는 대한간호협회, 시·도 간호사회, 의료기관, 분야별 학회, 연구회 등에서 주관하는 연수, 보수 교육에 참여하여 새로운 간호 지식과 기술을 습득하고 발전시켜야 한다.

제28조(간호 연구 활동)

① 간호사는 간호 지식 및 중재를 개발하기 위한 연구를 할 경우, 참여자의 권리, 안전과 이익을 최우선으로 고려하여, 연구 윤리 지침을 준수해야 한다.
② 간호 연구자는 연구 참여자에게 연구 목적을 충분히 설명한 후 자발적인 동의를 받아야 한다.
③ 간호 연구자는 연구 과정 및 결과와 관련해 연구 참여자의 개인 정보가 유출되지 않도록 주의해야 한다.
④ 간호 연구자는 연구 방법에 대한 지식을 갖추어 연구 과정에서 연구 참여자에게 발생할 수 있는 위해 방지 및 이의 최소화를 위해 노력해야 한다.
⑤ 간호 연구자는 연구 결과를 이론과 실무에 활용하여 간호 지식의 수준을 높이고 간호 실무의 질을 향상하도록 노력해야 한다.

제29조(전문직 단체 활동)

① 간호사는 권익 보장과 전문성 향상을 위하여 대한간호협회, 시·도 간호사회, 산하단체 등 전문직 단체 활동에 적극적으로 참여해야 한다.
② 간호사는 전문직 단체를 통하여 바람직한 간호 실무 환경을 조성하고, 사회 경제적으로 공정한 근무 조건을 갖추고 유지하기 위한 활동에 참여해야 한다.
③ 간호사가 전문직 단체 행동에 참여할 때는 간호 대상자의 안전과 이익을 먼저 고려해야 한다.

제30조(건강 정책 참여)

① 간호사는 간호 및 건강 관련 정책의 형성과정과 입법 활동에 관심을 가지고 참여해야 한다.
② 간호사는 생명 과학 기술을 이용한 치료 및 간호에 관한 정책 수립에 참여해야 한다.

③ 간호사는 국민 건강을 위한 보건 의료 환경 조성을 위하여 필요한 제도나 정책을 국가와 사회에 요구해야 한다.
④ 간호사는 국가의 보건 의료 환경에 관한 제도나 정책 수립 및 수행과정을 감시해야 한다.

제31조(정의와 신뢰의 증진)

① 간호사는 간호 활동의 공정성과 형평성을 유지하며, 공정한 보건의료체계의 유지와 사회적 공동선을 지향하는 데 기여해야 한다..
② 간호사는 간호 대상자에게 필요한 의료 자원과 사회·경제적 자원의 공정한 분배가 이루어질 수 있도록 감시한다.
③ 간호사는 국민 건강을 위한 사회적 요구에 대해 간호 전문직 가치에 부합하는 윤리적 행위를 함으로써 사회적 신뢰를 증진한다.

제5장 협력자에 대한 윤리

제32조(보건 의료인의 존중과 협력)

① 간호사는 보건 의료인으로서 고유한 역할과 직무 가치를 이해하고 존중하며, 직무상 동료 및 다른 보건 의료인과 상호협력적인 관계를 유지해야 한다.
② 간호사가 동료 및 다른 보건 의료인으로부터 업무를 위임받거나 위임할 때, 상호 협력하며 직무의 권한과 책임의 한계를 명확히 해야한다.
③ 간호사는 상호존중과 신뢰를 바탕으로 동료 및 다른 보건 의료인과 개방적이고 수평적 의사소통을 해야 한다.
④ 간호사는 동료 및 다른 보건 의료인과 상호 비방, 모함, 사생활 공개, 폭력 등의 언행을 삼가고 상호 신뢰 관계를 유지하기 위해 노력해야 한다.
⑤ 간호사는 직무수행의 과정에서 동료 및 다른 보건 의료인과 갈등이 발생했을 때, 간호 대상자의 이익과 안전을 최우선으로 두고 갈등을 해결해야 한다.

제33조(대외협력)

①간호사는 국민의 건강 요구를 충족시키기 위한 지역적·국가적·국제적 차원의 노력에 협력해야 한다.
② 간호사는 천재지변 등의 자연재난이나 사회적 재난 및 국가 위급 상황에서 간호사의 협력이 필요할 경우, 구호 활동에 참여해야 한다.
③ 간호사는 감염병 등 공중보건 위기 상황이 발생하였을 때, 지역적·국가적·국제적 방역과 검역 및 치료 활동에 협력해야 한다.

제34조(첨단 생명 과학 기술 협력과 경계)

① 간호사는 첨단 생명 과학 기술을 적용한 연구나 중재 개발 등에 협력하여 보건 의료 미래 세대를 준비해야 하며, 그 과정에서 발생할 수 있는 윤리적 문제를 경계하고 민감하게 대처해야 한다.
② 간호사는 첨단 생명 과학 기술을 적용한 연구나 중재 개발 등의 참여 과정에서 간호사의 양심, 전문직 가치와 갈등이 발생하는 경우에 문제를 제기하여야 하며, 문제가 계속되는 경우 참여를 거부해야 한다.

INDEX

색인

INDEX

ㅅ

ㅇ

ㅍ

ㅎ

A~Z

| 저자

구소연	안동과학대학교	**김인경**	송곡대학교	**박승미**	전주비전대학교
김순영	경북보건대학교	**남호희**	마산대학교	**박혜자**	구미대학교
김영경	호산대학교	**문숙자**	세한대학교	**한유정**	목포과학대학교
김윤이	한일장신대학교	**박상환**	안동과학대학교		

(가나다 순)

최신 환자안전 간호

인쇄 2024년 2월 22일
발행 2024년 3월 4일

저자 구소연 · 김순영 · 김영경 · 김윤이 · 김인경 · 남호희
문숙자 · 박상환 · 박승미 · 박혜자 · 한유정

발행인 김지연
발행처 도서출판 의학서원

등록번호 제406-00047호 / 2006. 3. 2
주소 인천광역시 연수구 송도미래로 30 송도스마트밸리 지식산업센터 D동 504호
T. 032) 816-8070(代) F. 032) 837-5808
홈페이지 www.dhsw.co.kr
e-mail bookkorea1@naver.com

정가 28,000원
ISBN 979-11-6308-074-9